Dʳ G. A[...]

PROFESSEUR A LA FACULTÉ DE MÉDECINE
DE TOULOUSE

La
GRIPPE

ou

INFLUENZA

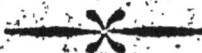

PARIS
MASSON & Cⁱᵉ, ÉDITEURS
120, boulevard Saint-Germain

TOULOUSE
CH. DIRION, LIBRAIRE-ÉDITEUR
22, rue de Metz & rue des Marchands, 33

1908

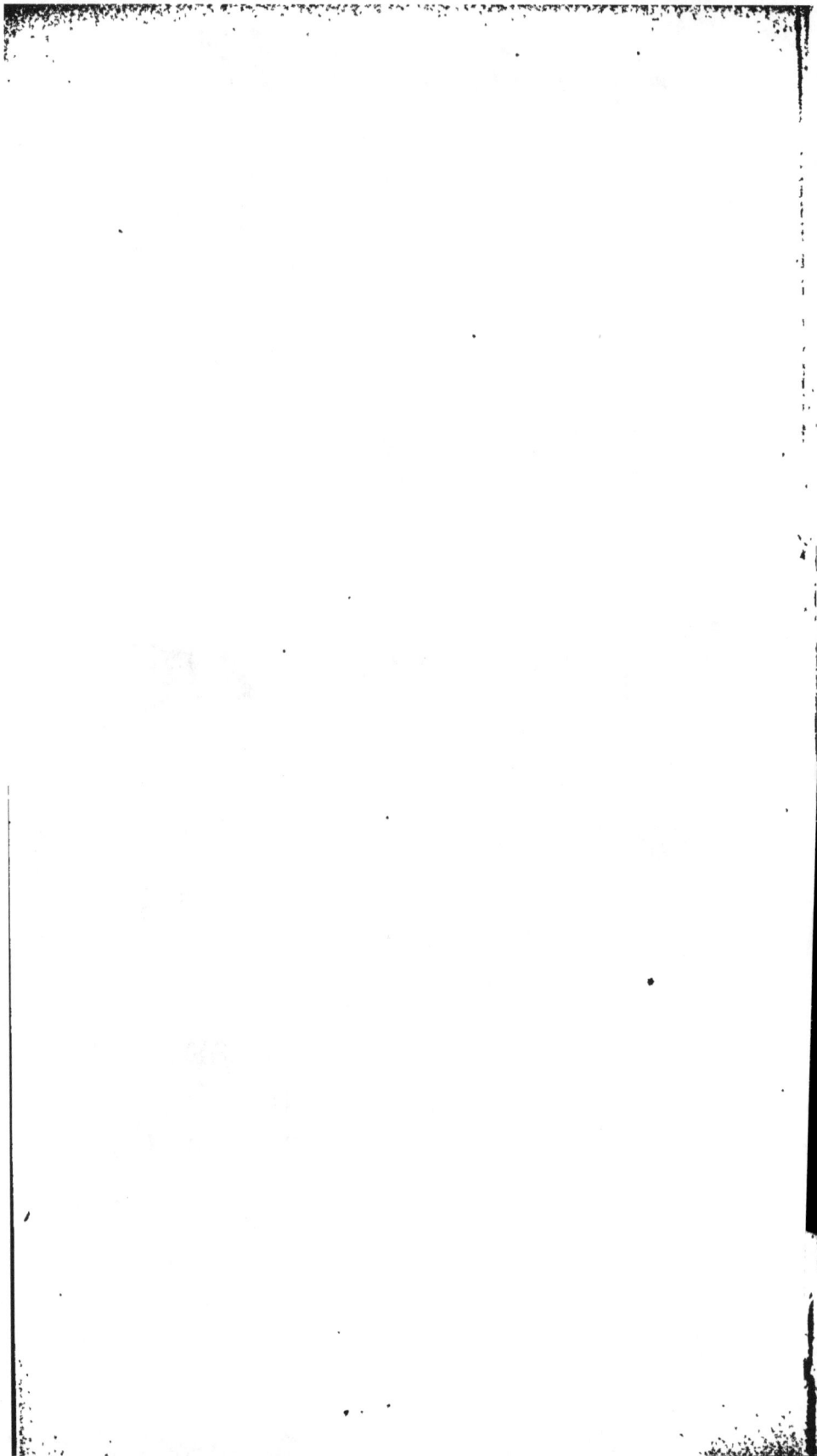

LA GRIPPE

OU

INFLUENZA

LA GRIPPE

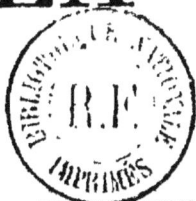

OU

INFLUENZA

PAR

Le Docteur G. ANDRÉ

PROFESSEUR A LA FACULTÉ DE MÉDECINE
DE TOULOUSE

＊

PARIS
MASSON & Cⁱᵉ, ÉDITEURS
120, boulevard Saint-Germain

TOULOUSE
CH. DIRION, LIBRAIRE-ÉDITEUR
22, rue de Metz & rue des Marchands, 33

1908

PRÉFACE

Le travail que nous présentons aujourd'hui aux suffrages des praticiens ne peut avoir qu'une prétention : celle de résumer, notamment au point de vue clinique, les nombreux documents qui ont été publiés, dans ces derniers temps, sur une maladie qui a des points de contact avec la pathologie tout entière.

Les notes que nous avions recueillies dans divers ouvrages tant anciens que modernes, dans des publications variées, des Monographies, des Leçons cliniques, les Traités de pathologie interne, des Thèses, des articles de journaux de médecine, etc., étaient destinées à préparer un certain nombre de Leçons pour notre bienveillant auditoire de la Faculté de Médecine.

Cette tâche était sans mérite ; elle n'exigeait qu'un

labeur patient et prolongé ; elle nous imposait l'obli-
gation de résumer, de coordonner, de fusionner dans
un travail d'ensemble une foule de notions dissémi-
nées dans des documents innombrables. Un effort de
ce genre nous avait tenté naguère, lorsque nous pu-
bliâmes notre **Précis sur les Maladies nerveuses**
nouvelles, *modeste travail qui venait à son heure et*
que le corps médical accueillit avec une indulgence
dont nous fûmes profondément touché. En sera-t-il
de même pour les pages que nous consacrons à la
Grippe ? *Nous n'osons pas l'espérer.*

Parmi les très nombreuses publications utilisées
par nous, il convient de citer en première ligne les
rapports tout à fait remarquables des Professeurs
Bouchard, Proust et J. Teissier, l'excellente Mono-
graphie du Dr Galliard et les articles si intéressants
de F. Widal, Netter, E. Gillet, E. Boix. Nous plaçons
aussi au premier rang les Leçons cliniques des Pro-
fesseurs Grasset, J. Teissier et Villard (de Marseille).
On consultera avec un réel intérêt le grand docu-
ment germanique, intitulé : Die influenza-epidemie
(Société de Médecine interne de Berlin). — Nous
devons rendre hommage encore aux belles études de
Potain, Peter, H. Huchard, Jaccoud, que l'on retrou-
vera éparses dans plusieurs journaux de médecine.

Signalons aussi, en nous excusant au préalable de

ne pouvoir les citer tous, les travaux de Cornil,
Raymond, Joffroy, Lemoine, Moure, Leloir, Pitres,
Mossé, Régis, Rendu, Merklen, Comby, H. Meunier,
Fiessinger, Laveran, Troisier, F. Bezançon, Faisans,
Le Gendre, Castaigne, Achard, E. Barié, G. Lyon,
A. Siredey, P. Blocq, Lermoyez, Escat (de Toulouse),
L. Bernard, R. Bernard, etc., etc.

L'insuffisance de cette liste ne saurait, en aucune
façon, froisser les auteurs qui n'y figurent pas;
leurs noms sont cités dans ce travail et nous leur
rendons, dans le cours de l'ouvrage, les hommages
auxquels ils ont droit. C'est notamment le cas d'un
grand nombre de cliniciens éminents de l'étranger.

Nous avons compulsé, cela va sans dire, de très
nombreuses Thèses, résumé une multitude d'observa-
tions, et les noms de leurs auteurs figurent très hono-
rablement dans ce petit livre qui, dans nombre de
pages, n'est en réalité qu'un répertoire clinique. A ce
propos, nous tenons à déclarer que nous avons cru
devoir donner, à l'occasion, notre note personnelle, et
cela sous forme d'observations la plupart du temps.

Depuis les premiers travaux parus sur la grippe,
bien des documents nouveaux sont venus se surajouter
aux données primitives. Chose curieuse et remarqua-
ble, les notions les plus récentes n'ont en rien dimi-
nué l'intérêt et le charme de ces publications relati-

vement anciennes; celles-ci ont conservé toute leur fraîcheur et toute leur saveur; nous en conseillons vivement la lecture.

La symptomatologie, la pathogénie, l'étiologie, la bactériologie, la thérapeutique sont restées immuables; et si l'on a dû faire quelques additions, c'est que les épidémies qui ont surgi, à certaines époques, ont, pour la plupart, présenté une physionomie spéciale au point de vue symptomatologique. Le cadre n'a pas changé; seul, le répertoire clinique, dont nous parlions tout à l'heure, s'est enrichi. C'est dans ce sens et dans cette intention que nous publions notre modeste travail.

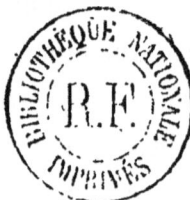

G. ANDRÉ.

LA GRIPPE

OU

INFLUENZA

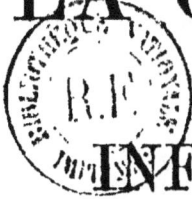

I

Définition. — Considérations générales.

La grippe, a dit le Professeur Potain (*Union
médicale,* 1898), « est une maladie fébrile, épidé-
« mique, caractérisée par un catarrhe des voies
« respiratoires, accessoirement par un catarrhe
« des voies digestives et présentant des phéno-
« mènes généraux et des troubles nerveux hors
« de proportion avec la gravité réelle de cette
« affection ».

Ce petit tableau, dans sa concision et dans sa
simplicité cliniques, nous paraît très acceptable.
A remarquer qu'il n'est pas question de la
contagion.

Suivant le Professeur Dieulafoy, « la grippe ou
« influenza est une affection épidémique, conta-
« gieuse, microbienne, qui intéresse surtout l'ap-

« pareil respiratoire et qui présente, en outre,
« une foule de localisations et de symptômes
« dont les caractères et l'intensité sont variables
« suivant les épidémies ».

Pour le Professeur J. Teissier, la grippe est
non seulement une maladie infectieuse, mais
encore une *pyrexie spécifique*. Il ne s'agit pas
d'une maladie d'ordre météorologique ou cosmi-
que, mais d'une maladie toujours adéquate à
elle-même, se reproduisant sous des manifestations variées et devant avoir un germe spécifique.

Donner de la grippe une définition claire et
concise est, en somme, chose subtile et délicate.

Le Dr Émile Boix, qui a écrit tout récemment
(*Pratique médico-chirurgicale* et *Archives générales
de Médecine*) sur cette affection des articles vraiment intéressants et originaux, propose une sorte
de définition peut-être un peu longue, mais qui
a le mérite de ne rien laisser dans l'ombre. Pour
cet auteur, la grippe ou influenza « est une *mala-
« die toxi-infectieuse générale* qui est à la fois *épi-
« démique, pandémique, endémique* et *contagieuse,*
« qui peut ne se traduire que par une sorte de
« *fièvre essentielle* à seuls symptômes généraux,
« sans aucune localisation appréciable, véritable
« *septicémie,* mais qui se manifeste le plus souvent
« sur tel ou tel organe, ou sur plusieurs à la fois,
« ou successivement ». Le Dr Boix met ensuite
en relief le caractère protéiforme de la maladie,

son polymorphisme et surtout l'intoxication immédiate plus ou moins profonde, mais durable, qu'elle provoque sur le système nerveux.

Ajoutons que, pour lui, la grippe est une maladie spécifique due à un micro-organisme jouissant, vis-à-vis des microbes saprophytes vulgaires, d'une propriété d'exaltation remarquable.

SYNONYMIE. — A travers les siècles, cette maladie a reçu des dénominations variées, tant en France qu'à l'étranger : grippe, grippette, coqueluche, coquette, générale, baraguette, petite poste, horion, tac, dando, ladendo, allure, petit courrier, cocotte, rhume épidémique, fièvre catarrhale, fièvre catarrhale épidémique, catarrhe épidémique, synoque catarrhale, bronchite épidémique, catarro russo, morbo russo (Italie), influencia russa, catarro epidemico (Espagne), epidemic catarrh (Angleterre), Epidemischer Husten, russiche Krankheit (Allemagne), Zinkinggkoorts (Hollande), Smiezyge-Douein, Snufsjuka, Snuffeber (Suède). C'était le rheuma epidemicum, de Sauvages ; le catarrhus à contagio, de Cullen ; le febris catarrhalis epidemica ou anginosa, de Huxham. C'est ce dernier qui, dit-on, aurait vulgarisé le terme d'influenza déjà inventé dans l'épidémie de Milan de 1702.

Le nom de grippe donné, croit-on, par Sauvages, vient sans doute, dit Landouzy, de Reims,

de l'expression vulgaire *agripper*, qui veutdire saisir brusquement et avec violence. Selon J. Franck,
il vient du mot polonais *chrypka,* enrouement.

Au début de ce travail, avant même d'aborder
l'historique de la maladie, et pour acquérir, si
possible, des idées arrêtées sur sa nature, se pose
une question d'une importance clinique de premier ordre et qu'il n'est point prématuré, pen-
sons-nous, de discuter avec toute l'ampleur nécessaire : Est-ce vraiment commettre une erreur
nosologique que d'assimiler la grippe à ces tra-
chéo-bronchites vulgaires qui sévissent endémi-
quement pendant l'hiver ?

F. Widal, dans son remarquable article du
Traité de Médecine, considère que c'est là un abus
du langage vulgaire et même médical. Andral
décrivait la grippe comme une variété de la
bronchite aiguë. C'est une opinion analogue que
paraît professer le Dr Fiessinger (*Revue de Médecine,*
1892). Pour lui, la grippe endémique de nos mon-
tagnes est devenue la grippe épidémique. « Tout
« au plus trouve-t-on, dit-il, un cortège plus
« dense de formes abortives et d'éruptions cuta-
« nées. » La similitude clinique s'imposerait
dans la majorité des cas ; d'ailleurs, cette grippe
endémique serait très peu contagieuse.

Voici ce que nous écrivions, nous-même, naguère, dans la *Gazette médico-chirurgicale de Toulouse :* « Les états fébriles, désignés dans nos con-

« trées sous le nom de fièvre catarrhale, peuvent
« se décomposer de la façon suivante : 1° état
« catarrhal proprement dit, ou si l'on veut, à la
« rigueur, fièvre catarrhale ; 2° fièvre éphémère
« au synoque ; 3° embarras gastrique fébrile ;
« 4° fièvre gastrique proprement dite ; 5° fièvre
« gastrique bilieuse. »

Et plus loin, reproduisant les idées du Professeur Monneret, nous ajoutions : « La *grippe*
« doit être considérée comme une forme grave
« de la fièvre catarrhale. Au début, elle affecte les
« allures d'une bronchite ou d'une broncho-
« pneumonie, ou pouvant présenter une symp-
« tomatologie variable : état d'enchifrènement
« bronchique considérable, point de côté, suffo-
« cation, crachats gommeux, fièvre vive avec
« faiblesse et fréquence modérée du pouls, état
« sudoral. Ensuite, les localisations s'affaiblis-
« sent, mais sans se terminer franchement :
« durée longue, rechutes faciles et graves... »

Beaucoup plus tard, revenu quelque peu de
cette opinion, nous crûmes devoir différencier la
grippe épidémique avec ce que l'on peut appeler
la grippe *nostras*. C'est ainsi que, dans un rapport
adressé, il y a quelques années, à l'Académie de
Médecine, sur les maladies épidémiques de l'ar-
rondissement de Toulouse, nous nous exprimions
en ces termes :

« Les manifestations cliniques de la grippe,

« dans notre région, m'ont paru différer, cette an-
« née, par certains points, de celles qui éclatèrent
« si violemment dans l'épidémie de 1889-1890.
« Je les distingue, d'après ma pratique et mes
« impressions personnelles, en formes atténuées,
« en formes sévères et en formes très graves.
« Parmi les formes bénignes, j'ai relevé des
« affections de courte durée, s'annonçant par un
« frisson initial intense et prolongé, faisant re-
« douter l'avènement d'une pneumonie et se ter-
« minant au bout de vingt-quatre ou trente-six
« heures par une abondante éruption d'herpès
« labial ou buccal.

« A signaler encore des formes apyrétiques,
« consistant surtout en courbature, douleurs
« musculaires, quelquefois en névralgies faciales
« et suivies d'une dépression générale plus ou
« moins intense avec asthénie nerveuse.

« Cette forme nerveuse m'a paru d'ailleurs
« beaucoup moins fréquente que dans l'épidémie
« de 1890. Quant aux coryzas, laryngites, tra-
« chéites, qui ont été d'une grande fréquence au
« début de l'épidémie, cela n'a pas différé des
« petites maladies similaires qui apparaissent
« tous les ans à la saison froide : c'est la grippe
« *nostras,* servant en quelque sorte de prélude à
« la grippe dite infectieuse. »

Après avoir énuméré, parmi les formes sévères
et très graves, les congestions pulmonaires, les

bronchites aiguës diffuses, souvent inquiétantes, les pneumonies lobaires, les spléno-pneumonies, les embarras gastriques infectieux, les phénomènes urémiques chez des artério-scléreux ou des goutteux, nous terminions ainsi ce paragraphe de la grippe de 1899 : « En résumé, l'infection « grippale, dans l'épidémie actuelle, s'est surtout « localisée dans les reins, fréquemment et d'une « façon intensive dans le tube digestif, enfin, « avec une sévérité relative, dans l'appareil res- « piratoire. Je n'ai pas observé, comme dans « l'épidémie de 1890, ces troubles des nerfs péri- « phériques et de la moelle, cette forme nerveuse, « en un mot, qui caractérisa la grippe à cette « époque. La contagion ne m'a pas paru non plus « sévir avec la même rigueur, et la maladie n'a « pas revêtu cette forme familiale et pandémi- « que qui fut si manifeste dans l'épidémie en « question. »

Aujourd'hui, en reproduisant ces lignes et en reportant nos souvenirs dans notre pratique passée, nous devons convenir que nous avons assisté à de nombreuses constitutions médicales de ce genre, avant la grippe de 1889-1890.

Récemment, des doutes analogues ont été émis au sein de la Société médicale des Hôpitaux de Paris (mars 1905) sur la spécificité de la grippe. Après avoir retrouvé le cocco-bacille de Pfeiffer dans l'expectoration de malades atteints de co-

queluche, de bronchite emphysémateuse, de tuberculose pulmonaire, de bronchite et de broncho-
pneumonie banale ; après avoir constaté son
absence, d'autre part, dans les cas qui, cliniquement, pouvaient être étiquetés grippe à juste
titre, le Dr F. Bezançon affirme que le problème
bactériologique de la grippe reste entier. Nous
aurons à revenir plus tard sur les savantes recherches de ce dernier auteur, mais nous tenons
dès maintenant à reproduire sa principale conclusion : « On est en droit, dit-il, de se demander
« si la grippe, ou tout au moins la variété de
« grippe qui revêt les allures de la petite épidé-
« mie qui sévit en ce moment, au lieu d'être
« considérée comme une maladie spécifique, ne
« devrait pas être rangée simplement parmi les
« affections catarrhales saisonnières, et si ce
« qu'on appelle la grippe n'est pas seulement un
« état morbide correspondant à une exaltation
« momentanée, saisonnière, de certains microbes
« commensaux de la cavité bucco-pharyngée,
« dont la virulence s'est exaltée par passages
« successifs et qui ont ainsi momentanément
« acquis une certaine tendance à faire des locali-
« sations et des déterminations similaires. »

Le Dr Ménétrier, dans une thèse classique, avait
émis déjà des idées semblables, à propos de l'ac-
croissement de virulence du pneumocoque et de
son association avec les streptocoques, les strepto-

bacilles, les tétrades et tétragènes, etc. Cette opinion, il l'avait tirée, non seulement des faits par
lui observés, mais aussi de l'histoire de la maladie et de l'étude des épidémies antérieures. La
grippe est constituée, pour lui aussi, par l'exaltation de la virulence des microbes commensaux,
et surtout par le pneumocoque. Ce dernier microbe d'ailleurs, d'après F. Bezançon, n'existerait
pas à l'état de pureté, mais toujours associé à
d'autres espèces microbiennes, le cocco-bacille
de Pfeiffer, le catarrhalis, le para-tétragène
en zooglée, etc., sur lesquels nous aurons à revenir plus tard.

Le Dr Bergé, plus absolu encore, professe que
la grippe n'existe plus à titre d'espèce morbide
digne de ce rang dans le cadre nosologique. Un
rôle des plus importants devrait être attribué,
d'après lui, à ce qu'il appelle la *rhino-pharyngo-
bronchite catarrhale aiguë*. « Cette affection, à loca-
« lisations respiratoires multiples, à éclosion
« surtout saisonnière, à contagion certaine, à dif-
« fusion variable jusqu'à l'épidémicité, à com-
« plications multiples et diverses, aurait une
« intensité non moins variable et une gamme
« de gravité s'échelonnant de la plus ridicule
« bénignité à une malignité très élevée, sui-
« vant la nature de ses agents causaux, leur
« degré de virulence, leur association, les infec-
« tions secondaires surajoutées, la qualité du

« terrain, la prédominance du siège, etc., etc. »
Voilà certainement une opinion quelque peu
intransigeante; car, en se reportant à l'extraordinaire épidémie de 1890, on sent fort bien qu'il
s'est passé là quelque chose d'insolite, de non vu,
de déconcertant pour les praticiens. Aussi le
Dr Barié, protestant au nom de la clinique pure,
trouve cet ostracisme injustifié, en reconnaissant
d'ailleurs, comme A. Siredey, que l'on abuse
singulièrement du diagnostic grippe, les gens du
monde et un grand nombre de praticiens appli-
quant ce nom aux plus simples catarrhes saison-
niers.

Pour établir cette spécificité de la grippe, des
arguments sérieux ont été mis en avant dans la
discussion remarquable que nous cherchons à
résumer. C'est ainsi que Barié, Le Gendre, A. Siredey, Lermoyez et Léon Bernard ont mis en
relief des particularités bien significatives : la
brutalité de l'invasion, l'envahissement rapide
des voies respiratoires, la soudaineté de l'apparition, le caractère que nous avons nous-même
appelé planétaire, la mortalité considérable, la
dépression nerveuse précoce, la lenteur de la
convalescence, la facilité des rechutes, etc.

Pour ce qui concerne la critique des récentes
recherches microbiennes qui paraissent plaider
en faveur d'une affection non spécialisée, banale,
et qui mettent en désaccord la clinique et le labo-

ratoire, Appert interprète les infections secondaires variables de la grippe, par les variations quantitatives et qualitatives de virulence du microbe spécifique hypothétique. Il compare volontiers ces faits à ceux que Nocard a relevés dans les affections animales groupées aujourd'hui sous le nom de septicémies hémorragiques ou *pasteurelloses ;* ces affections sont actionnées par des microbes spécifiques, bactéries ovoïdes, douées d'une virulence particulièrement variable.

Pour Léon Bernard, la notion d'épidémicité n'implique pas celle de spécificité. Peut-on incorporer dans la grippe les formes dites nerveuses ou abdominales, en l'absence d'un critérium bactériologique ou clinique?

C'est, en effet, l'absence de ce critérium bactériologique qui rendra pour longtemps encore peut-être le problème insoluble.

Après avoir mis en relief l'importance un peu trop méconnue du streptocoque dans certaines épidémies, Raymond Bernard se demande s'il ne faudrait pas admettre l'existence d'un certain nombre de microbes grippogènes. C'est ainsi que la grippe-influenza a peut-être un germe spécial, comme la coqueluche et la rougeole. A cette grippe exotique, pourrait s'opposer la grippe nostras actionnée soit par le pneumocoque, soit par le streptocoque. Le bacille de Pfeiffer, presque renié aujourd'hui, ne pourrait-il pas jouer, lui aussi, un rôle subalterne dans certaines épidémies? Il y aurait enfin les grippes indéterminées, causées par le microbe de Friedlander, les tétragènes, etc. En résumé, d'après R. Bernard, la fonction grippogène serait éventuelle et aléatoire, son déterminisme étant sans doute très compliqué.

On ne peut méconnaître, croyons-nous, les difficultés inextricables auxquelles se heurtent les cliniciens devant le tableau des grandes épidémies, en regard de celui des petites. On sent bien qu'il existe entre ces deux types des différences radicales dont la bactériologie ne nous a pas encore donné le secret. F. Bezançon explique très ingénieusement l'allure de quasi-spécificité que peuvent prendre des épidémies dues à des microbes quelconques, en invoquant certaines lois de pathologie générale, notamment la loi d'exaltation des virus par passages successifs et la loi d'accoutumance des microbes. Il y a peut-être dans cette hypothèse bien scientifique une grande part de vérité.

De cette remarquable et intéressante discussion que nous aurons d'ailleurs à épuiser dans le chapitre bactériologique, peut-on, dès maintenant, déduire quelque conclusion pratique? Nous ne le pensons pas et notre perplexité est grande, quand nous songeons à la ressemblance qui peut exister parfois entre les deux variétés de grippe, la grippe nostras et la grippe influenza. Tout récemment (27 octobre 1906), nous avons pu observer un cas bien suggestif à ce point de vue. Une dame d'une trentaine d'années, après avoir présenté du coryza, de la trachéite, de la courbature, de la fièvre, etc., bref, pour employer sa propre expression, des phénomènes de grippe vraie, fut tourmentée par des douleurs erratiques intenses, myodynies et névralgies, empêchant le sommeil et accompagnées d'une asthénie extrême ; cela dure encore et la malade est très fâcheusement impressionnée au point de vue psychique. Or, au moment où nous écrivons ces lignes, il règne dans notre région une épidémie incontestable de fièvre catarrhale, de grippe saisonnière. L'état de cette jeune malade rappelle pourtant, d'une façon saisissante, ces cas de grippe avec *algies* diverses et asthénie profonde, cas qui ont été si fréquemment observés dans la pandémie de 1889-1890. Il n'est certainement venu à l'esprit d'aucun de nos confrères d'assimiler notre petite épidémie actuelle à l'influenza.

Il existe encore dans la région, au moment où nous rédigeons ces pages (octobre 1906), des embarras gastriques intenses, des entérites aiguës qui pourraient faire penser à la grippe abdominale. On peut supposer, sans crainte de se tromper, que les recherches bactériologiques, si on daignait les pratiquer pour ces infimes manifestations, ne décèleraient guère que les microbes

vulgaires et habituels contenus dans certaines
cavités.

II

Historique.

Nous avons mis surtout à profit la remarquable
monographie sur l'affection catarrhale du Professeur Fuster, de Montpellier.

Le Compendium de Médecine donne une longue liste analytique des épidémies de grippe
dont la description a été transmise par les
auteurs. On consultera aussi avec fruit, sur ce
sujet, la thèse du Dr Cezilly (Paris, 1890).

Il n'est pas sans intérêt d'entrer dans quelques
détails sur cette question préliminaire ; le lecteur
se rendra compte ainsi de la variabilité des symptômes, des allures protéiformes de cette maladie,
allures qui expliquent les nombreuses dénominations populaires dont nous avons précédemment donné l'énumération.

L'apparition de la grippe remonterait, d'après
Hirsch, à l'année 475. Il est très malaisé de considérer, comme grippales, les affections épidémiques qui, d'après Naumann, éclatèrent en Europe,
en 870 et 1173. Les maladies catarrhales, décrites
avant le dix-septième siècle, devaient être, sans

doute, des plus variées et comprendre des associations morbides fort dissemblables, les bronchites simples et la coqueluche, par exemple. Il doit en être probablement ainsi des épidémies décrites sous le nom de grippe, par Ozanam, en 1239 et 1311 pour la France, en 1323 pour l'Italie.

L'épidémie de 1239 sévit au mois d'août. Ozanam en fait mention sur la foi de la *Chronique des Frères Mineurs*.

La même chronique cite encore celle de 1311, observée en France ; elle décima un grand nombre de personnes.

Au mois d'août 1323, d'après Buoni Segni, un vent pestilentiel fit éclore un catarrhe épidémique en Toscane et dans toute l'Italie. Schnurrer parle de l'épidémie observée en Allemagne, en 1335 ; les malades avaient de la toux et des symptômes cérébraux.

Une maladie catarrhale, décrite par Valesco, de Tarente, décima, en 1387, la population de Montpellier. Il régna une toux si générale qu'elle épargna à peine une personne sur dix ; presque tous les vieillards en moururent. En cette même année, d'après Morgagni, il exista, dans la Romagne, une toux épidémique et une fièvre lente qui ne faisaient grâce à personne, quoique tout cela fût peu meurtrier.

1403. — Voici en quels termes pittoresques Étienne Pasquier (*Recherches sur la France*,

livre IV) parle de cette épidémie : « Plus de cent
« mille personnes, à Paris, perdirent le boire, le
« manger et le reposer... On perdait tout pou-
« voir de son corps, n'osant toucher à soi de nulle
« part....., ès *Registres du Parlement*, le 26ᵉ jour
« d'avril 1403, maladie de teste et de toux qui
« courut universellement, si grande, que ce
« jour-là le greffier ne put rien enregistrer et
« fut-on contraint d'abandonner le plaidoyé..... »

1410. — Toux d'une violence extrême, exaltation de la sensibilité cutanée (Schnurrer, *Chron.
der Seuchenn*).

1411. — L'auteur précédent décrit une toux
épidémique à Paris ; cette toux, par sa violence,
détermina, paraît-il, de nombreux avortements.

1414. — Un étrange rhume qu'on nomma la
coqueluche, rapporte Mézeray, à cause du bonnet
nommé *coqueluchon,* se déclara en France et causa
la mort d'un grand nombre de vieillards. La maladie rendit la voix si enrouée que le barreau, les
chaires et les collèges en furent muets.

1420. — En 1420, relate Étienne Pasquier,
« autre maladie dont une infinité de personnes
« furent touchez, et toutes les fois et quantes que
« le malade mangeoit, il avoit une forte fièvre. Ce
« qu'il mangeoit lui sembloit amer ou puant,
« toujours trembloit, étoit si las et rompu de ses
« membres que l'on ne l'osoit toucher en quelque

« part que ce fût....., puis forte toux jour et nuit.
« La durée fut de trois semaines et aucune per-
« sonne n'en mourut..... Au moment de la gué-
« rison, hémorragies diverses.....

« En 1427, dit le même narrateur, vers la
« Saint-Rémy, y eut un autre air corrompu que
« l'on appeloit *ladendo*..... Elle commençoit aux
« reins, comme une forte gravelle, et après ve-
« noient des frissons ; plus tard, une toux si
« mauvaise que quand on estoit au sermon, on
« ne pouvoit entendre ce que le sermonneur
« disoit par la grande noize des tousseurs. »

Il est facile de reconnaître dans cette description, fort peu médicale d'ailleurs, même pour
l'époque, les vrais symptômes de la grippe.

On lit dans le *Journal d'un Bourgeois de Paris*
(édition Tuétey, 1881) : « Il y eut à Paris, en 1427,
« une très mauvaise maladie..... qu'on appelait
« la *dando,* et voici sa fréquence : ..... il fut pou,
« fust petit ou grand, femmes ou enfans, qui
« n'eust en ce temps ou assées ou frissons, ou la
« toux, qui trop duroit longuement » (page 222).

1438. — Suivant Carli, il se déclara, à Vérone,
un catarrhe épidémique qui, parcourant ensuite
toute l'Italie, fut funeste aux enfants et aux
vieillards.

1505. — Gaspard Torelli décrit en latin une
maladie qui parcourut l'Italie et l'Espagne, avec
de la fièvre, une toux rauque et incessante, avec

sécrétion nasale qui épargna peu de monde et sévit surtout chez les vieillards (*paucis pepercit*).

1510. — Epidémie catarrhale quasi-planétaire, décrite en latin par Sennert, et en français par Mézeray.

Le catarrhe de 1510, appelé, par Fernel, coryza suffocant (*gravedo anhelosa*) et aussi coqueluche, céphalalgie, catarrhe ou toux épidémique, se répandit de l'Est à l'Ouest, en Italie, en France, en Espagne. L'apparition des tumeurs parotidiennes, au dire de Haullier, annonçait une mort prochaine.

En France, où les malades se couvraient d'un coqueluchon, le peuple appela cette maladie *coqueluche*.

Mézeray affirme que ce nom lui vint de ce que cette affection enveloppait la tête, les épaules et les reins, à la manière de ce vêtement.

1557. — « Reume, dit Étienne Pasquier, qui
« fut commun à tous par le moyen duquel le nez
« distilloit sans cesse comme une fontaine, avec
« un grand mal de teste et une fièvre qui duroit
« aux uns douze et aux autres quinze heures,
« puis, soudain, sans œuvre de médecine, on étoit
« guéri..... »

Valleriola énumère, pour la même époque, les symptômes suivants bien caractéristiques : Céphalalgie gravative, dyspnée, raucité de la voix, frissons, fièvre, toux véhémente; après le septième ou le quatorzième jour, expectoration de

matières très visqueuses et difficiles à détacher.
Dans la progression de la maladie, les sujets se
plaignaient de lassitude, de perte de forces et de
l'appétit, de dégoût, d'inquiétude, de langueur et
d'insomnie. La maladie, chez les uns, se jugeait
par la diarrhée, et chez les autres par les sueurs.
Les enfants succombèrent en grand nombre.

En cette même année 1557, au mois d'octobre,
Forestus signala la grippe à Alcmaër; c'était,
dit-il, une épidémie de maux de gorge si générale, qu'elle frappa des familles entières. La
fièvre fut quelquefois continue, le plus souvent
double tierce illégitime.

Il restait, après la guérison, une extrême
atonie de l'estomac et des symptômes d'hypo-
chondrie.

Un anonyme, invoqué par Rivière, prête à
cette épidémie des couleurs plus sombres. Au
mois de juillet, d'après cet auteur, la maladie po-
pulaire, nommée *coqueluche*, se déclara à Nîmes
et fut terrible. Les malades n'échappèrent à
cette espèce de peste qu'à la faveur de sueurs fétides universelles survenues après la saignée et les
expectorants.

Avant cette grave épidémie de 1557, nous devons rappeler qu'il avait existé une affection
analogue pendant les années 1515, 1543 et 1555.
Celles de 1515 et de 1543 sont mentionnées par
Marcellus Donatus, Paradin et Trochorus. En 1555,

on vit apparaître en France une affection épidémique analogue à celle de 1510 et qui reçut encore le nom de *coqueluche.*

1580. — Relation en latin, par Salius Diversus
(*De febre pestilenti tractatus,* 1656), d'une affection
qui sévit dans toute l'Europe et même en Asie et
en Afrique. Il est question de fièvre, de céphalalgie, d'inappétence complète avec abolition du
goût, d'une sécrétion fâcheuse *(distillatio molesta)*
qui descendait dans le thorax ; il existait, en
outre, une lassitude extrême *(corporis imbecillitas).*
Le nombre des malades fut immense, et il était
difficile de rencontrer un sujet indemne de la
maladie. Bockel parle, pour la même épidémie,
de la tuméfaction des parotides et d'écoulements
purulents par les oreilles. L'épidémie fut pourtant bénigne ; à peine signala-t-on un décès sur
mille malades. La saignée eut, paraît-il, des effets
très fâcheux.

L'épidémie universelle de 1580, née de la cor-
ruption de l'air, selon Salius Diversus, offrit partout, sous des noms différents, une nature identique. Cornaro, qui a vu cette épidémie à Venise,
la qualifie de fièvre fluxionnaire, avec enrouement, sécheresse de la langue, céphalalgie, insomnie, toux, soif, dépression, nausées, lassitude
générale, vertiges, constipation.

En Portugal, Zacutus nota le bienfait des sueurs
vers le quatrième ou le cinquième jour, et la trans-

formation en fièvre mortelle lorsque cette excrétion faisait défaut.

Wier, en Hollande, qualifia cette épidémie de pestilence universelle et de prompte toux *(rapida tussis)*.

L'anonyme de Rivière observa aussi, à Nîmes, l'épidémie de 1580 ; il la considéra comme identique à celle de 1557.

Sennert décrit assez longuement l'épidémie de 1580, à propos du catarrhe et de la toux épidémique maligne ; il la considère aussi comme identique à celle de 1510 et de 1557.

1590 et **1591.** — Sansonius *(Mercurius gallobelgicus)* relate une épidémie qui régna en Italie et emporta presque tous les malades dans un délire frénétique vers le dixième jour. Les symptômes initiaux consistaient dans une fièvre très aiguë, avec toux et coryza. En 1593, une maladie analogue sévit en France et en Italie (Ozanam).

1627. — Une épidémie catarrhale se manifesta à Naples, et, de là, parcourut toute l'Italie. Elle était caractérisée par de l'enchifrènement, de la toux, de l'enrouement et des angines (Zacchia, *Quæst. Med. leg.*).

1647. — Épidémie de même nature dans toute l'Amérique du Nord (Schnurrer, *loc. cit.*).

1657-1658. — Épidémie à Londres. La description de Willis se rapporte manifestement à la grippe (coryza, toux, angine, lassitude, pros-

tration, douleurs gravatives, etc.). Elle atteignit
quelquefois, en une semaine, plus de mille personnes. L'épidémie tua beaucoup de vieillards et
de sujets faibles ou valétudinaires. Willis trouve
la cause de cette affection dans les chaleurs excessives de 1657 et le froid très rigoureux, aussi
précoce que prolongé, de l'hiver suivant (*Opera
omnia,* Amsterdam, 1692).

1663. — Une maladie catarrhale éclata subitement à Venise ; plus de soixante mille individus
furent atteints en une semaine. Il naquit, as-
sure-t-on, d'un brouillard fort épais sorti des la-
gunes de la mer Adriatique. L'été de 1669, précédé d'un printemps brumeux et de grandes variations atmosphériques, vit se produire une épidémie catarrhale en Allemagne, dans les Pays-Bas
et en Danemark. Eltmüller énumère les principaux symptômes : toux, enchifrènement, céphalalgie gravative, douleurs aux lombes et dans
tous les membres, avec fièvre plus ou moins
ardente. La maladie ne fut pas dangereuse.

1675. — Maladie incontestablement grippale
en Allemagne et en Angleterre. Sydenham a consacré un long chapitre à cette affection, et ce
qu'il observa, à Londres, concorde absolument
avec la description qu'en fit Eltmüller à Leipzig.
La maladie débutait par une douleur de tête ; la
pneumonie fut très fréquente et les saignées furent néfastes.

1679. — Cette épidémie sévit en France et en Angleterre pendant une partie de l'hiver.

1688. — La grippe parut à Dublin, d'après Thompson (*Annales de l'influenza*).

1691. — Une épidémie, décrite par Ozanam, se cantonna dans la Hongrie, la Carniole, la Styrie, la Carinthie, le Tyrol, le pays des Grisons, la Suisse et les bords du Rhin. Il signale une toux férine, des crachats hémoptoïques, sanieux et fétides, une chaleur ardente. La maladie fut sans gravité, malgré quelques symptômes inquiétants, tels que mouvements convulsifs, soporosité, délire, etc.

1693. — Sennert décrit, à Londres, une grippe plus générale. Elle parcourut l'Angleterre, l'Irlande, la France, la Hollande et les Flandres. Elle dura sept semaines, et ses symptômes disparaissaient au bout de deux ou trois jours avec l'arrivée des sueurs.

1695. — Le catarrhe épidémique reçut, à Paris, le nom de *quinte,* à cause de sa toux rebelle. Il se montra aussi à Rome, où beaucoup d'enfants succombèrent. Baglivi rapporte, à cette date, une épidémie d'apoplexie, en Italie, sous l'influence des grandes vicissitudes atmosphériques.

1699. — Fièvre catarrhale à Breslau. Elle finissait en cinq jours par une expectoration critique. A défaut de cette crise, il s'allumait une fièvre lente, périodique, à type quotidien. On constata assez souvent une grande lassitude, de l'agrypnie, de la céphalalgie gravative, du délire, des angines, des aphtes.

1702. — Baglivi a vu à Rome, en 1702, une épidémie catarrhale accompagnée de maux de tête, de morts subites et d'apoplexies.

1709. — Lancisi a laissé une bonne description de la grippe qui régna en France et en Italie. Les phénomènes dominants consistèrent en douleurs rhumatoïdes, angines et hémoptysies. Peu de malades succombèrent.

1712. — Fièvre catarrhale à Tubingue. La péripneumonie fut fréquente. A Berlin, les jeunes garçons furent particulièrement atteints. La fièvre était continue, rémittente, avec des exacerbations vespérales. Il exista des épistaxis, des parotidites et des otorrhées.

1729-1730. — Epidémie catarrhale d'une diffusion et d'une durée exceptionnelles, présentant avec celle de 1889-1890 une singulière analogie. Elle s'étendit successivement en Saxe, en Allemagne, en Suisse, en Hollande, en Angleterre, en Écosse, en France, en Italie, en Espagne, ensuite dans le nouveau continent. Pendant quatre années consécutives, cette affection continua ses ravages en présentant des symptômes variés, tels que céphalalgie, inflammation des sinus, otites, sueurs, épistaxis, expectoration abondante, catarrhe suffocant, pneumonies, vomiques, etc. On observa, en Écosse, les trois formes actuellement décrites : nerveuse, thoracique, abdominale. Les complications furent fréquentes et, comme plus tard, en 1890, les vieillards, les débiles payèrent un lourd tribut. Les cas graves s'accompagnaient de congestion cérébrale, de délire, de douleurs articulaires et de diarrhée. Des symptômes spé-ciaux furent observés, notamment des éruptions pourprées, des ophtalmies, des tumeurs « glan-duleuses » derrière les oreilles, du côté des ton-silles ou au pli de l'aine. La phtisie pulmonaire, l'hydrothorax, l'anasarque guettaient les malades échappés aux périls de l'état aigu. Deux mois avant l'apparition de l'épidémie, tous les chevaux de la ville d'Édimbourg et des environs avaient été attaqués de toux et de coryza. Huxham remar-qua qu'en Angleterre (1733) l'*influenza*, mot qu'il employa le premier dès cette époque, dégénéra parfois en phtisie mortelle. On attribua, en ce moment, une importance majeure aux variations de température qui furent très accentuées.

1732-1733. — A relever, parmi les signes ordi-naires de la fièvre catarrhale, la gingivite, les pa-rotidites, les orchites. Cette affection fut fatale aux malheureux, aux vieillards, aux enfants en bas âge, aux phtisiques, et, en général, aux sujets atteints de tares antérieures. A Édimbourg, fait important, les prisonniers, les nombreux enfants

d'un certain hôpital et les habitants des maisons
voisines furent exempts de la maladie.

1737. — Épidémie très étendue qui se montra
en Allemagne et en Angleterre. Huxham l'a étudiée à Plymouth et Macbride à Dublin. On signala
des douleurs lombaires très vives, de l'angoisse
précordiale, une fièvre ardente, des pneumonies
redoutables. La « frénésie » était un signe mortel.
A cela se joignaient parfois une angine grave
avec tuméfaction de la face, des inflammations
des glandes parotides et sous-maxillaires, un
écoulement pituitaire énorme par la bouche et
les narines. Parfois aussi apparaissaient du délire,
un rhumatisme vague, une sciatique aiguë, des
douleurs abdominales qui cédaient après une
crise diarrhéique. Les convalescents, très dé-
primés, furent en proie à l'ictère, à la phtisie, à
des douleurs articulaires ou même à des rhumatismes chroniques opiniâtres. Le printemps précédent, à la suite de grandes inondations suivies
de disette, la même affection avait sévi en Saxe.
On constata chez certains malades un délire intense, la prostration des forces et des sueurs abondantes. Le tremblement des lèvres et de la mâchoire inférieure, le hoquet, les spasmes, les
syncopes étaient les phénomènes avant-coureurs
de la mort. Les vieillards, par extraordinaire,
furent en général épargnés.

1742-1743. — Nouvelle épidémie en Hollande,

en Angleterre, en France et en Italie. La maladie reçut pour la première fois, en France, le nom de *grippe*. La saison fut très rigoureuse. En Saxe, les pleurésies, les péripneumonies, les angines furent très fréquentes et la saignée rendit, paraît-il, de grands services. A Londres, on compta, dit-on, plus de mille morts par semaine. A Paris, il en mourait quarante par jour et, aux Invalides, beaucoup de malades succombèrent à l'angine « couenneuse ». Une espèce de gale, une consomption mortelle et une toux suffocante avaient décimé les chevaux plusieurs mois avant l'explosion de la grippe.

Le médecin de l'électeur de Saxe signala la même épidémie dans toute la contrée, se manifestant par des pleurésies, des péripneumonies et des angines mortelles.

1748. — Malouin décrit la fièvre catarrhale épidémique à Paris ; elle était maligne et produisait le délire.

1753. — Pendant l'hiver, il régna en Beauce, et jusque dans les environs de Paris, une épidémie catarrhale souvent compliquée de pleurésie et de pneumonie. Cette affection, signalée par le Compendium et par le Professeur Fuster, circonscrite dans une petite région aux environs d'Étampes, ne saurait être assimilée à l'influenza. Il paraît en être de même pour la maladie qui sévit en 1756 sur le littoral de la

Manche. On peut se demander aussi, si, en raison des soubresauts des tendons et des mouvements convulsifs signalés par les écrivains de l'époque, il ne s'agissait pas de fièvre typhoïde, voire même de méningite cérébro-spinale. Les soldats de la garnison de Boulogne-sur-Mer moururent, en effet, en grand nombre, avec des phénomènes ataxiques.

1758. — D'après Whytt, cette épidémie commença en Ecosse, à l'équinoxe de septembre, et attaqua d'abord les enfants. Les symptômes, très variés, consistèrent en angines fébriles suivies plus tard de toux, en coliques et diarrhée, en douleurs dans les maxillaires. Les pneumonies succédèrent aux simples états fébriles vers la fin d'octobre. Un catarrhe parmi les chevaux précéda l'affection épidémique.

1767. — Une grippe à forme nerveuse, mais bénigne, rapportée par Villalba, parcourut l'Espagne et une partie de l'Europe; Heberden l'a décrite à Londres et en rapporte les débuts au commencement de juin, après des froids excessifs. Les symptômes étaient surtout inflammatoires. La fièvre, à allures intermittentes, cédait au quinquina. Le Pecq de la Clôture signala ce catarrhe en Normandie, à la fin de l'automne. A relever, parmi les symptômes principaux, des douleurs articulaires, de l'anorexie, de la prostration des forces, la dyspnée, une toux convulsive, une espèce de spasme général, etc. Malgré ses apparences alarmantes, la maladie resta toujours bénigne.

1769. — Une épidémie catarrhale ravagea la région de Bourbonne-les-Bains, maltraita surtout la classe pauvre et occasionna une mortalité effrayante. Le Pecq de la Clôture observa, durant cet hiver, en basse Normandie, une maladie catarrhale d'un aspect spécial avec abattement général, anxiétés, lipothymies, œdème des paupières et surtout du bras droit. Bon nombre de personnes succombaient au quatrième ou au cinquième jour.

1775. — Épidémie des plus remarquables ; la grippe parcourut l'Europe et se fit sentir sur les chevaux et sur les chiens. La forme abdominale régna presque exclusivement en Allemagne. En Angleterre, la maladie prenait souvent à son déclin les caractères d'une fièvre intermittente contre laquelle échouait le quinquina. En France, la forme encéphalique domina d'abord et céda la place aux phénomènes thoraciques avec prostration fréquente (Saillant et Perkins, cités par le Compendium). Saillant décrivit, en outre, un catarrhe épidémique qui reçut en France le nom de *générale,* et dont il attribua les graves phénomènes thoraciques aux brusqueries de la température. A Paris, les enfants furent pris de toux convulsive, de coqueluche apparemment. La ma-

ladie se localisa fréquemment sur les plèvres, les
poumons, le foie, la rate, les reins, etc. Saillant
parle, en outre, d'une forme très grave caractérisée par une prostration totale et subite, fou-
droyant en quelque sorte les malades et occa-
sionnant souvent des morts très rapides. L'épidémie ne respecta personne à Londres, et toutes
les familles, sans en excepter une, payèrent leur
tribut. Les méningites et les pleuro-pneumonies
furent très communes. La fièvre fut d'ordinaire
courte. Lorry, à ce propos, fit une remarque clinique d'une haute importance, à savoir l'*utilité de
la fièvre* qui faisait avorter les complications cérébrales.

1780. — L'épidémie fut générale et envahit
l'Allemagne, l'Angleterre, la France, l'Italie,
l'Asie et l'Amérique. Personne presque, au dire
de Borsieri, ne parvint à s'y soustraire. On remarqua, à peu près partout, la coïncidence de
cette affection, bien catarrhale d'ailleurs, avec
des fièvres intermittentes, des dysenteries et des
fièvres éruptives. On l'appela, en France, *générale,
grenade, follette, coquette.*

1782. — Cette année vit apparaître une des
épidémies de grippe les plus remarquables que
l'on ait observées et qui, par bien des points, se
rapproche de celle de 1889-1890. Elle débuta en
Russie dans les premiers jours de janvier, après
un brusque relèvement de la température. Qua-

rante mille personnes furent atteintes dans l'espace de quelques heures. Venue peut-être d'Amérique en Russie, cette affection catarrhale gagna rapidement l'Allemagne, la Hollande, la France et parcourut ainsi, dit J. Franck, non seulement l'Europe, mais encore le monde entier. Les symptômes consistèrent surtout en troubles thoraciques et cérébraux avec accompagnement de vives douleurs sternales, interscapulaires, et surtout d'une prostration extrême. Comme d'habitude, les vieillards, les phtisiques et les cardiaques furent spécialement maltraités.

A Londres et à Genève, la disposition à la sueur était remarquable ; une diaphorèse abondante, dès le début, hâtait la terminaison de la grippe, si bien que, aux dires de certains médecins anglais, on aurait pu l'appeler la *maladie suante ;* mais les sueurs spontanées ne jouissaient plus du même avantage après deux ou trois jours. L'épidémie atteignit, en Angleterre, les quatre cinquièmes de la population.

1788. — Une épidémie catarrhale éclata à Paris, vers la mi-juillet, sous les dehors d'une dysenterie meurtrière, au sein de la population des Invalides et du Gros-Caillou (Fuster). Il est vrai que cette forme s'effaçait au milieu de l'énorme proportion des manifestations réellement catarrhales répandues dans tous les quartiers de la capitale. Mais cette affection, à notre avis, ne pouvait guère être rapportée à la grippe, car elle se terminait en deux où trois jours. Peut-on la voir encore dans le catarrhe épidémique qui sévit, à cette époque, dans le canton de Rieux (Haute-Garonne)? Les symptômes énumérés font plutôt songer à la fièvre typhoïde.

1800. — Cette épidémie a été étudiée, à Paris, par Désessartz, sous les formes variées d'affections cérébrales, de la gorge, de la poitrine, des intestins. A Lyon, elle se traduisit, dans les cas graves, par des sueurs abondantes et fétides, de la fièvre et de la toux ; la crise se dénouait au moyen de l'expectoration. Certains symptômes, énumérés par Gilibert, font penser encore à la fièvre typhoïde. D'ailleurs, ceux qui succombèrent, des jeunes gens surtout, eurent pendant les derniers jours des convulsions partielles ou générales.-

1802. — Un catarrhe épidémique fut observé, en janvier, en Italie et en France, notamment à Padoue et à Paris. Ce catarrhe revêtit fréquemment les formes de la pleuropneumonie, surtout à Padoue. A Paris, les manifestations, incontestablement catarrhales, sévirent spécialement chez les ouvriers et chez les malheureux des quartiers insalubres.

1803. — Épidémie très remarquable en Russie, en France et en Italie, attaquant plus particulièrement la classe pauvre, et déterminant des troubles cérébraux, des angines, des ophtalmies, des otites, des parotidites, et, assez rarement, des phlegmasies thoraciques.

La maladie fut, en général, fort grave et peu de personnes y échappèrent. Elle fut souvent mortelle à Paris, à Niort, à Genève, à Beaucaire. Son irruption soudaine se fit, en quelques jours, sur la presque totalité des populations (Fuster). On nota, au fort de ses progrès, des apoplexies, des morts subites, des rhumatismes infectieux et des avortements. A Paris, on observa des ophtalmies, des cystites et des métrites. Le Professeur Récamier, bien plus tard, à l'occasion de la grippe de 1837, rappela devant l'Académie de Médecine l'extrême gravité de l'épidémie de 1803, dont les souvenirs étaient restés gravés dans sa mémoire.

Laënnec nous apprend que l'altération des poumons, dans la pneumonie mortelle de cette année, ne dépassait pas la période d'engouement.

Les états typhoïdes ou ataxo-adynamiques très fréquents furent combattus par les stimulants, les toniques et les antispasmodiques.

1805-1806. — L'épidémie se fit sentir à Marseille, Montpellier, Narbonne, Toulouse et d'autres localités. On signala des ophtalmies, des otites, des péripneumonies, des angines avec productions membraneuses, etc. Le typhus des camps la compliqua, particulièrement à Narbonne.

1812. — Épidémie catarrhale en Indre-et-Loire avec fièvre, bronchites, péripneumonies, rhumatismes, états gastriques.

1820-1822-1823. — Affections catarrhales à Genève et Dublin, décrites par Lombard, Marc d'Espine et Stokes.

1831. — Pendant l'été de cette année, la grippe se montra à Paris avec des allures bénignes, mais elle présenta cette particularité remarquable que, vers son déclin, des désordres abdominaux, accompagnés de crampes, constituèrent une véritable transition au choléra.

1833. — La grippe revint en France, succédant au choléra et envahissant les localités que celui-ci venait de quitter. A Paris, les quatre cinquièmes des habitants furent atteints, y compris les artistes de l'Opéra. Les symptômes dominants consistèrent en angines, bronchites, hémoptysies, pleurésies, pleuropneumonies, rhumatismes et « coqueluche ». Le nombre des cholériques, à cette époque, fit redouter le réveil de l'année précédente. Les pneumonies furent fort nombreuses et, dit Gaudet, elles ne constituaient pas des complications : elles n'étaient autre chose que la grippe elle-même élevée à sa plus haute puissance.

1837. — La célèbre épidémie de 1837 a été remarquablement étudiée par plusieurs observateurs éminents, notamment par Graves, de Dublin, et Fuster, de Montpellier.

Le Compendium donne aussi des renseignements précieux.

Cette épidémie se montra d'abord à Londres où presque toute la population fut frappée, et chez qui la mortalité considérable put être attribuée, dans la plupart des cás, au catarrhe suffocant.

« Lorsque la grippe apparaît, dit Graves, elle « fait sentir presque en même temps son in- « fluence sur tous les hommes et, dans l'espace « de quelques sémaines, elle rayonne sur toute « l'étendue d'une contrée. Telles ont été les épidé- « mies de 1837 et de 1847 (traduction Jaccoud). » D'après les rapports arrivés en Angleterre, en 1837, la maladie paraît s'être propagée, *au même moment*, dans les directions les plus opposées. Elle se montra — on le crut du moins — presque à la même heure, en janvier, au Cap et à Londres, c'est-à-dire en été pour l'Afrique du Sud, en hiver pour l'Angleterre. Deux mois auparavant, rapporte Graves, elle avait ravagé la Nouvelle-Hollande et les antipodes. L'éminent clinicien recommande de ne pas confondre l'influenza, maladie qui envahit, en peu de temps, toutes les contrées du globe, sans acception de climat ni de saison, avec les affections catarrhales qui se montrent presque toutes les années dans les climats tempérés.

A Paris, l'invasion de la grippe fut précédée,

disent les auteurs du Compendium, d'une diminution notable dans le nombre ordinaire des maladies aiguës, et par une prostration qui prolongeait singulièrement la convalescence de tous les malades. Elle se présenta, d'ailleurs, sous les trois formes classiques décrites aujourd'hui. Les pneumonies, d'après Landouzy, de Reims, furent très fréquentes. Dans la Loire-Inférieure, la maladie fut presque toujours accompagnée d'une conjonctivite légère. Dans la Vienne, apparurent des complications hémorragiques; à Lyon, tous les étrangers qui se présentaient dans la ville étaient frappés le lendemain ou le surlendemain de leur arrivée.

En 1847, d'après Graves, la grippe suivit une marche tout aussi vagabonde, parcourant les climats les plus divers, en restant constamment et partout identique à elle-même (traduction Jaccoud). Elle ne fut subordonnée ni aux changements de température, ni aux conditions barométriques. Elle ne suivit ni les côtes, ni le cours des grands fleuves, et ne dépendit point davantage de la prédominance de certains vents. Graves invoquait une influence tellurique, quelque perturbation dans les agents physiques modifiant la surface extérieure de notre planète. L'éminent clinicien ne fait pas la moindre allusion à la contagion.

D'après les tableaux dressés à cette époque, la

grippe reviendrait, en moyenne, tous les dix
ans. A propos de cette maladie, Graves émet des
réflexions dont nous pouvons aujourd'hui reconnaître toute la sagacité et toute la profondeur.
Les sujets déjà en proie à une maladie aiguë
étaient rarement attaqués, mais, à l'époque de la
convalescence, l'immunité cessant, ils rentraient
dans la loi commune. C'est la réalisation de
l'adage toujours vrai d'Hippocrate : *Duobis dolo-
ribus, simul obortis, non in eodem loco, semper
vehementior obscurat alterum.*

La grippe, à cette époque, ne fut ni aussi grave
ni aussi rapidement fatale que le choléra, mais
elle entraîna, paraît-il, une mortalité plus considérable ; cela, parce qu'elle sévissait indifférem-
ment dans toutes les classes de la société, tandis
que les ravages de la maladie asiatique sont
d'ordinaire plus limités. Graves avait parfaitement remarqué la sévérité de l'affection chez les
vieillards et les cardiaques, la fréquence de la
mort par *paralysie pulmonaire* (bronchoplégie de
Huchard), la préparation à la tuberculose. Il a
étudié particulièrement le pouls qui, d'abord
rapide et dur, devenait bientôt dépressible ; à la
fin, il était parfois plein, fort et vibrant, et cela,
chez des individus souffrant depuis des semaines
entières. Il relève la prédominance de la forme
adynamique et la légèreté réelle des symptômes
inflammatoires opposée à leur gravité apparente ;

il met en garde contre les dangers des émissions sanguines. La dyspnée était quelquefois excessive et point proportionnelle à l'étendue de l'inflammation pulmonaire.

Les lésions anatomiques, constatées par le Dr Georges Greene et rappelées par Graves, consistaient surtout dans une coloration rouge-foncé de la muqueuse bronchique et une coloration violacée du parenchyme pulmonaire avec œdème. Il existait rarement des lésions de pneumonie franche ; on voyait quelquefois des tubercules récents.

Au point de vue thérapeutique, Graves proscrivait la saignée, le tartre stibié et les vésicatoires. Il avait obtenu d'heureux effets de l'opium, des laxatifs doux, du nitrate de potasse, de l'ipéca, de la ciguë, des expectorants et des diurétiques. Il avait employé avec succès une petite médication consistant en fomentations avec de l'eau très chaude sur la région trachéale et sur la poitrine.

Après ce résumé incomplet des belles leçons de Graves sur les épidémies de 1837 et de 1847, il convient de signaler certaines particularités inhérentes à chacune d'elles.

La grippe de 1837, d'après le Professeur Fuster, a sévi au milieu de variations atmosphériques considérables, avec prédominance du froid humide.

Elle atteignit brusquement nombre de personnes qui avaient pris des précautions infinies pour y échapper, notamment à Montpellier et à Toulouse.

C'est au coin du feu, c'est dans leur lit que beaucoup d'individus furent surpris. La gravité de cette épidémie fut extraordinaire; on lui attribua, à juste titre, l'excédent de mortalité qui se produisit, pendant son règne, à Londres, Dublin, Hambourg, Paris, Limoges, Toulouse, Montpellier, Genève, etc. Le *Times* assurait, le 24 février, qu'il était mort, à Londres, depuis l'explosion de la grippe, jusqu'à mille personnes par jour.

Parmi les symptômes les plus fréquents, on rencontrait des troubles ataxo-adynamiques ou typhoïdes, certaines éruptions scarlatiniformes ou miliaires, l'urticaire, des aphtes, des douleurs névralgiques, du délire, des convulsions, des raideurs tétaniques, des méningites, l'apoplexie, des syncopes, l'aliénation mentale, des rhumatismes infectieux, des ophtalmies, des cystites, des otites, des bronchites capillaires, des pneumonies, des pleurésies, etc.

A cette époque, la méningite cérébro-spinale régna épidémiquement dans les garnisons de Bayonne, de Perpignan, de Narbonne, de la Rochelle, de Foix, etc. A cette époque aussi, l'entérite cholériforme fut fréquente à Genève, et le

rhumatisme articulaire régna à Toulouse avec
une grande intensité.

Dans la Vienne, la grippe s'accompagna très
souvent d'épistaxis et de métrorragies. Les pneumonies causèrent des ravages un peu partout ;
elles étaient précédées, pendant plusieurs jours,
par les préliminaires de la grippe, fièvre, bronchite, douleurs rhumatoïdes, etc.

Les signes stéthoscopiques siégeaient de préférence vers la base et à la partie postérieure du
poumon ; il existait un mélange confus de souffle
bronchique, de bronchophonie, de râles crépitants, ronflants et sibilants ; il y avait de la
dyspnée, de la raucité de la voix, des douleurs
costales plus ou moins vives, largement étendues
et changeantes. La physionomie était hébétée, les
traits étaient rétractés ; la peau était sèche et
brûlante ; le pouls petit, rapide, inégal et dépressible.

Nonat a constaté, en 1837, à Paris, dans les
nécropsies, indépendamment de l'hépatisation
des poumons, la présence fréquente de productions plastiques et de pseudo-membranes ramifiées dans les bronches des lobes hépatisés.

En **1847**, l'épidémie envahit surtout les régions
occidentales et méridionales de l'Europe.

On l'a signalée presque simultanément à Paris,
à Nancy, à Genève, dès les premiers jours de
décembre 1846.

La grippe n'offrit, en général, aucune gravité à Paris ni en France ; elle fut, au contraire, très grave à Londres et à Genève. Marc d'Espine la place parmi les plus fortes épidémies de ces pays, à côté de celle de 1837. Les dangers provenaient quelquefois de l'intensité de la fièvre, le plus souvent des lésions des organes respiratoires, et enfin de l'aggravation subite qu'elle faisait subir à d'anciennes affections pulmonaires, emphysème, phtisie ou à des cardiopathies antérieures.

Entre les années 1837 et 1847, Fuster relate sommairement certaines épidémies de même nature.

Marc d'Espine cite, au nombre de ces dernières, celle du mois d'août 1839 qui n'attaqua exclusivement que les enfants et qui fut très bénigne; celle des mois de mars et d'avril 1840, évoluant parallèlement avec la coqueluche et le croup; celle de 1844, en février, mars et avril.

En **1842-1843**, la grippe épidémique envahit brusquement les États de la Nouvelle-Angleterre ; il s'agissait surtout d'une forme gastrique qu'on combattit efficacement avec l'ipéca, le calomel et les purgatifs salins.

L'épidémie de 1851 régna à Paris, en mars et en avril, ainsi que dans quelques départements du Nord et de l'Ouest de la France.

Le Dr Maximin Legrand a publié un im-

portant travail sur la grippe des premiers mois
de l'année 1860, en se basant sur les observations recueillies dans le service du Professeur Piorry, à la Charité, et sur des autopsies
de pneumonie fibrineuse pratiquées à la même
époque.

La grippe de 1880-1881 fut assez caractérisée et
précéda une épidémie sévère de fièvre typhoïde.

Il faut faire une mention spéciale pour celle
de 1886, si bien étudiée, par Ménétrier, dans une
thèse aujourd'hui classique, et où il analyse les
rapports pathogéniques de la grippe et de la
pneumonie.

Cet observateur distingué admet deux variétés
de pneumonie : l'une survenant chez les sujets
grippés, l'autre chez des individus indemnes de
la maladie régnante. D'après Ménétrier et son
maître Jaccoud, les deux variétés seraient dues
au même micro-organisme, le pneumocoque de
Talamon-Fraenkel, constaté dans trente-neuf observations de pneumonie pendant une petite épidémie de grippe à Paris (1885-1886). Les complications suppuratives furent fréquentes ; dans
certains cas, il s'agissait de fausses membranes
fibrino-purulentes molles. Dans une observation,
il exista de l'hépatisation rouge et grise, avec
foyers de ramollissement purulent ; dans une
autre, il y avait une hépatisation grise totale du
poumon droit avec abcès miliaires, abcès miliai-

res aussi des deux reins, arthrite suppurée de
l'épaule droite, etc.; dans un autre cas enfin, il
s'était produit une exsudation fibrino-purulente
à la surface des deux hémisphères cérébraux.

Ces pneumonies malignes entraînaient la mort
en quarante-huit heures avec des localisations
extra-pulmonaires (pleurésie, péricardite, méningite fibrineuse, endocardite végétante, etc.).
Il se produisit, en outre, des infections complexes, dues à des associations microbiennes où
dominait le streptocoque pyogène, à côté d'un
petit nombre de pneumocoques et de staphylocoques.

III

L'Épidémie de 1889-1890.

Trois documents d'une haute importance sont
à consulter sur la marche et la physionomie de
cette étonnante épidémie : le rapport général sur
les maladies épidémiques en France, de l'année 1889, par le Professeur Ch. Bouchard ; le
rapport de mission du Professeur J. Teissier
(*l'Influenza en 1889-1890, en Russie*); le rapport
général du Professeur Proust.

La grippe de 1889 a offert des ressemblances

frappantes avec celles des siècles antérieurs, notamment, comme nous l'avons précédemment relevé, avec celles de 1762, 1782 et 1837. Elle a marché, comme toujours, du Nord au Sud et de l'Est à l'Ouest. Où a-t-elle pris naissance en 1889? On a, tour à tour, signalé la Sibérie, la Perse, le Turkestan. C'est très vraisemblablement la Russie qui a été le foyer d'origine.

D'après le Dr Heyfelder, la maladie ne s'est pas développée à Saint-Pétersbourg, mais elle y a été assurément importée. La maladie proviendrait de Bokhara où, en 1888, de mai à août, sévissait une maladie épidémique qui présentait la symptomatologie de la maladie récente, sauf une plus grande fréquence des éruptions et l'absence de manifestations catarrhales. De Bokhara, la maladie se serait propagée par deux voies, par l'Occident et par l'Orient : le 11 octobre à Saint-Pétersbourg, le 16 octobre à Tomsk et dans toute la Sibérie.

A en croire le Dr Winocouroff, les premiers cas se seraient montrés à Saint-Pétersbourg au commencement d'octobre 1889, et la propagation se serait faite avec une rapidité excessive.

Cette question de l'origine première est d'ailleurs d'une importance secondaire. J. Teissier, en consultant les registres des hôpitaux de Saint-Pétersbourg et de Moscou, a péremptoirement établi que, tous les ans, aux mêmes époques, au

printemps et à l'automne, de vrais cas de grippe
sont très nettement observés dans ces deux villes.

D'après le Professeur Heydenreich, de Nancy,
l'épidémie a procédé par groupes, frappant certaines agglomérations. Elle n'a aucun rapport ni
avec la géographie, ni avec les grands courants
atmosphériques. L'épidémie n'a pas éclaté simultanément sur toute l'Europe ; elle n'a pas marché
régulièrement de l'Est à l'Ouest. Elle a frappé successivement et rapidement d'abord les capitales ;
puis, de chaque capitale, elle a rayonné sur la
province.

J. Teissier nous apprend que la grippe aurait
revêtu dans les grands centres de la Russie des
caractères insolites, particulièrement infectieux
et singulièrement expansifs. C'est ainsi qu'affectant une marche spéciale et inattendue, elle a
envahi tout d'abord les grandes villes échelonnées
le long des principales voies ferrées, Cracovie,
Vienne, Berlin, Paris, etc.

De chacun de ces grands centres, la maladie
s'est ensuite propagée dans les villes moyennes
pour gagner enfin les petites localités. C'est donc
par les voyageurs que la grippe se disséminerait,
et ce fait est généralement accepté aujourd'hui.
Il semble pourtant, d'après Talamon, que, dans
quelques circonstances, ce mode de transmission
ait pu être rejeté, notamment pour l'épidémie de
mai 1890, en Angleterre, où, malgré l'existence

des grandes voies de communication et l'absence
de mesures d'isolement, la maladie n'a pas été
exportée sur le continent.

Le Dr Parsons, dans un rapport pour le *Local
Governement Board,* donne une description très
complète de l'épidémie d'influenza de 1890 ; nous
y relevons de très curieux renseignements. Dans
la petite île de Saint-Kilda, éloignée de 60 milles
du groupe des Hébrides et comptant quatre-
vingts habitants environ, l'arrivée d'un vaisseau
détermine d'ordinaire parmi ceux-ci une affection
analogue à l'influenza et qu'on appelle le stran-
ger's cold, c'est-à-dire le catarrhe des étrangers.
Les mêmes phénomènes se produisent, dans les
mêmes conditions d'ailleurs, dans la petite île de
Whurekaüei, située à 480 milles de la Nouvelle-
Zélande.

On a prétendu, rapporte le Dr Parsons, que
l'épidémie de 1889 avait pris son origine en
Chine lors des grandes inondations de 1888, mais
il est impossible de donner une preuve de ce fait,
les pays inondés étant très peu connus.

A propos de cette question si discutée de l'origine de la grippe, le Dr Fiessinger, d'Oyonnax,
déclare que dans cette ville la grippe infectieuse
a précédé d'un an la venue de l'influenza.

Pour Kelsch et Antony (*Archiv. de Méd. milit.,* 1891), la grippe existe toujours à l'état de
petits foyers isolés ; ces foyers se ravivant, don-

nent naissance à l'influenza. D'après eux, cette
maladie endémique est désignée dans l'ancienne
nomenclature sous les rubriques de fièvre éphémère, synoque, fièvre muqueuse, fièvre herpétique.

Le Professeur Proust (Acad. de Médecine,
19 avril 1902) affirme que l'épidémie de 1889-1890
a présenté des caractères tout à fait semblables à
ceux des épidémies précédentes dont on possède
l'histoire ; cela résulte des nombreux documents
adressés à l'Académie à ce sujet. D'après les relevés faits dans divers pays, notamment par
J. Teissier pour la Russie, par P. Roux pour
la France et par Parsons pour le monde entier,
la grippe serait venue d'Asie en Russie, de là, en
Allemagne, puis en Autriche, en France, et,
secondairement, dans les pays scandinaves, la
Belgique, la Grande-Bretagne, les rives de la
Méditerranée, pour gagner enfin l'Afrique et
l'Amérique.

La contagiosité de la grippe, selon l'opinion de
Proust, est le fait qui a le plus frappé les observateurs. Le transport par l'air ou par l'eau est
démenti par l'observation qui a montré la grippe
marchant contre le vent et remontant le cours
des fleuves ; ces mouvements de recul, ces sauts
rétrogrades ne trouvent pas leur explication en
dehors de la contagion d'homme à homme. On a
prétendu, dit encore l'éminent hygiéniste, que

l'épidémie avait été importée par des marchandises venant de Russie; mais il a été établi qu'aucun objet n'était arrivé de Russie, depuis trois ans, dans le magasin qui paraît avoir été frappé le premier à Paris.

Lancereaux estime, au contraire, que les courants atmosphériques jouent un rôle des plus importants dans la propagation de la grippe. En outre, il est à noter que c'est habituellement au moment des changements de température, au début des temps froids et sombres, précurseurs de la gelée, que la maladie fait son apparition.

Contrairement à l'opinion de Proust, J. Teissier croit à la propagation de la grippe par l'eau. Au cours de son enquête sur la marche de l'épidémie de 1890, à Saint-Pétersbourg, le savant Professeur de Lyon fut frappé de ce fait que les premiers foyers dûment constatés s'étaient développés au bord de la Néva (quartier de Vasili) et au bord de la Moïka (caserne de la Marine), dans des points où l'eau, presque stagnante, contenait des germes en très grande proportion. A Moscou, c'est sur les rives de la Moscova et de la Yazouza que la grippe s'est montrée tout d'abord et a exercé de sérieux ravages. Même fait à Varsovie, sur les bords de la Vistule, et à Kiev, sur les rives du Dniéper. J. Teissier cite plusieurs autres exemples assez démonstratifs de cette apparition de la grippe le long des cours d'eau.

Il serait vraiment intéressant de pouvoir fixer exactement la date de l'apparition du premier cas de grippe dans une localité déterminée. Ch. Bouchard, malgré l'insuffisance des documents adressés à l'Académie de Médecine, a pu, néanmoins, grouper et commenter quelques renseignements utiles. Les dates sont comprises presque toutes pour les départements, l'Algérie et la Tunisie, entre le commencement de décembre 1889 et la fin de la première semaine de janvier 1890. A Paris, la grippe fit explosion le 26 novembre 1889, mais, dès le 20 novembre, elle régnait déjà à Saint-Sever, et elle s'était d'ailleurs montrée à Rouen à la fin d'octobre.

D'après le Dr Senut, cité par Ch. Bouchard, la marche de la grippe est complètement indépendante des conditions atmosphériques ; suivant cet observateur, cette marche dans l'armée aurait été vraiment significative. Les corps d'armée du Midi ne furent atteints qu'après ceux du Nord, avec une rapidité proportionnelle à l'importance de leurs relations avec Paris et avec certains chefs-lieux. Le Dr Carlier note que les officiers et les sous-officiers, qui ont plus de facilité pour voyager et surtout pour se rendre à Paris, ont, au commencement de l'épidémie, fourni proportionnellement plus de malades que les simples soldats.

Le 14 décembre 1889, la grippe aurait été apportée au Mans par un voyageur venant de

Paris. Mais nous aurons à revenir sur ce sujet à propos de la contagion.

CONDITIONS MÉTÉOROLOGIQUES. — Les opinions sur ce point sont très divergentes. L'ozone en excès qu'on incriminait volontiers autrefois est aujourd'hui bien déchu de son importance. Hayes, dans une expédition au pôle nord, a constaté que, dans les régions polaires, l'ozone est toujours à son maximum et, cependant, les affections bronchiques et pulmonaires y sont presque inconnues. A Paris, la quantité d'ozone est inappréciable et, cependant, la grippe y est fréquente (Hahn). Seitz n'a pu observer, de 1853 à 1855, à Munich, aucune coïncidence entre la proportion d'ozone et les affections catarrhales (*Catarrh und influenza*, 1865). Nous avons recherché nous-même, en collaboration avec le Dr Picou (Congrès international d'hygiène, Paris, 1889), les rapports de l'ozone avec les bactéries de l'air, et nous avons pu démontrer que chaque minimum d'ozone correspondait à un maximum de microbes, si bien qu'il est permis de considérer ces deux facteurs comme fonction l'un de l'autre.

Le Dr Hébert, d'Audierne, cité par Ch. Bouchard, a noté avec grand soin l'état hygrométrique de l'atmosphère, la pression barométrique et la direction des vents pendant toute la durée de l'épidémie de 1889-1890. Les conclusions qu'il tire

de ses observations sont que l'humidité de l'air
a une influence fâcheuse, que les diminutions
de la pression barométrique ont coïncidé avec
l'aggravation de la grippe, et que celle-ci, dans
sa marche extensive, se dirige très bien contre
le vent. D'après cet observateur distingué, la
grippe à forme catarrhale a régné surtout quand
soufflait le vent d'est, et la forme nerveuse s'est
montrée en même temps que le vent du sud-ouest.

D'autres signalent le froid et l'humidité, les
brouillards, la diminution de l'ozone ; certains,
au contraire, n'attachent aucune importance aux
conditions météorologiques.

Le Dr Frilet a vu précisément cesser l'épidémie
de Sousse, au moment où commençaient des
pluies d'une abondance inusitée. Certains auteurs
parlent de bouleversements cosmiques ayant
provoqué dans le micro-organisme de la grippe
une virulence et une vigueur extraordinaires.
On a tour à tour incriminé les dépressions barométriques persistantes, les températures d'une
élévation insolite en hiver, l'état hygrométrique de l'air. Certains ont constaté l'influence
favorable d'un froid vif, alors que d'autres ont pu
accuser, au contraire, la rigueur de la température.

A propos de l'influence des saisons, on a dit que
la grippe apparaissait surtout en hiver ; mais on
l'a observée au printemps, en automne et quelquefois en été.

La souillure de l'eau potable peut-elle, comme pour la fièvre typhoïde, faire éclater l'influenza dans certaines régions? On aurait quelque tendance à admettre cette origine hydrique, car, dans plusieurs quartiers ou même dans quelques maisons de la contrée envahie, l'usage d'une eau potable de bonne qualité aurait conféré l'immunité à de nombreux habitants. On peut se demander si, dans ces cas, l'eau polluée n'aurait pas simplement déterminé dans l'organisme un état de réceptivité spéciale pour l'infection grippale.

L'influence des causes cosmiques reçoit un relief saisissant d'un fait cité par le Dr Duflocq et que nous considérons comme très probant. Il concerne une épidémie d'influenza qui se produisit, le 4 janvier 1890, dans un bourg de la Creuse. Après un orage violent coïncidant avec une chaleur excessive, et alors qu'il n'y avait dans cette localité que deux ouvriers grippés, venant de Paris, cent cinquante personnes furent contaminées dans l'espace de quelques heures.

L'action d'un froid vif nous paraît aussi être une cause puissante de dissémination de la grippe. C'est ainsi, notamment, que les choses se sont passées à Toulouse, en janvier 1901; à l'occasion d'un abaissement considérable de la température, de nombreux cas de grippe infectieuse éclatèrent dans cette ville. Il s'agit là, très probablement, lorsque règne une épidémie d'intensité moyenne, d'une accentuation de la réceptivité chez des individus susceptibles d'être contagionnés.

D'après certains observateurs, c'est lorsque l'air est presque saturé d'humidité qu'on voit surgir les maxima des diverses poussées épidémiques. C'est ce qui s'est vraisemblablement passé dans quelques grandes villes où la grippe naissante coïncida avec une très notable augmentation de l'humidité atmosphérique. Ces faits résultant de recherches et d'enquêtes scrupuleuses, paraissent être en désaccord avec les observations très remarquables de Louis Masson dont nous allons parler, mais ces contradictions seraient plus apparentes que réelles.

L. Masson, ingénieur très distingué, dans un mémoire publié, en 1891, par la *Revue d'Hygiène et de Police sanitaire,* s'est appliqué à analyser et à étudier, avec le plus grand soin, les caractères spéciaux des phénomènes cosmiques qui sont intervenus dans toutes les manifestations générales de la grippe épidémique. Ces importantes recherches ont été très clairement résumées, par A.-J. Martin, dans un article de la *Gazette hebdomadaire de Médecine et de Chirurgie* (juin 1891).

De novembre 1889 à février 1890, la mortalité fut exceptionnellement élevée à Paris, frappant surtout les phtisiques, les cardiaques et les individus atteints déjà d'affections cérébrales. L'épidémie se montra particulièrement sévère dans la première semaine de janvier 1890, décimant surtout les quartiers pauvres. Pendant cette période, le baromètre indiqua une pression tout à fait anormale. Il faut, paraît-il, remonter jusqu'en 1757 pour retrouver des chiffres aussi élevés ; le maximum absolu 779^m,8 fut atteint le 20 novembre 1889. Par contre, la température s'abaissa parallèlement, sans cependant atteindre une rigueur extrême.

Concernant l'humidité de l'air, le fait remarquable consista dans la petite quantité d'eau tombée pendant la période de l'épidémie ; pourtant, cette humidité fut assez considérable, car l'état hygrométrique resta constamment élevé, dépassant même 0,80 au moment du maximum de l'épidémie.

D'après L. Masson, de juin 1889 à juin 1890, la pluie fut moins abondante à Paris qu'à l'ordinaire ; il ne tomba, en effet, pendant ces douze mois, que 0^m,448 d'eau, tandis que la hauteur moyenne est de 0^m,567. Pendant la période de l'influenza, on nota comme maximum 0^m,0134 dans la quarante-huitième semaine, 0^m,0266 dans la cinquantième, et 0^m,0134 dans la quatrième semaine de janvier 1890. Les vents n'offrirent rien de particulier.

La radiation, c'est-à-dire le rapport entre les rayons lumineux reçus en un lieu et ceux qui seraient reçus si le ciel était pur de tout nuage, éprouva une baisse notable dès le début de l'ap-

parition de la grippe. Le défaut de lumière solaire
se fit sentir pendant toute la durée de cette période.

Ces renseignements comparatifs se sont re-
trouvés, avec des caractères presque identiques,
dans la plupart des stations météorologiques, et,
notamment, dans les capitales des États euro-
péens. Les courbes de Vienne pouvaient se su-
perposer à celles qui furent dressées pour Paris ;
il en fut à peu près de même à Berlin, à Bruxelles, etc. En Russie, par contre, sauf l'augmentation de l'humidité, la mortalité s'éleva alors que le
baromètre descendait. A Saint-Pétersbourg, à Moscou, à Varsovie, l'épidémie cessa avec la réappari-
tion du froid et le retour des hautes pressions. A quoi
attribuer ces différences ? se demande A.-J. Martin. Peut-être à l'endémicité de la grippe déjà signalée et bien prouvée par le Professeur J. Teissier. La grippe, ainsi acclimatée, a pu s'adapter
à des manifestations atmosphériques multiples et
préparer plus aisément de nouvelles invasions.

En face d'un problème aussi complexe, le Dr A.-J.
Martin ne se croit pas autorisé à émettre des
conclusions. Comme le savant hygiéniste, on
peut tout au moins admettre que les variations,
les modifications plus ou moins profondes du
temps, sans être capables de provoquer directement les épidémies de grippe, peuvent exercer
une influence excitatrice ou autre sur les manifestations de l'affection.

Les graphiques et les cartes dressés par L. Masson démontrent que les zones de forte mortalité ont été enserrées en quelque sorte par les élévations de pression et presque toujours, quelle qu'ait été la région, sauf la Russie. A.-J. Martin n'ose formuler aucune conclusion dans une question aussi complexe. Il serait toutefois très disposé, avec Brochin, à accorder aux vicissitudes atmosphériques, ainsi qu'aux brusques variations du temps, une influence excitatrice ou modificatrice sur la marche et les caractères de la grippe.

On connaît, par des expériences répétées de laboratoire, l'influence des agents physiques tels que la lumière, la pression atmosphérique, le froid, la chaleur, etc., sur la virulence des microbes. Il est vraisemblable que les constitutions saisonnières sont régies par les oscillations météorologiques agissant d'une façon variable sur la vitalité des micro-organismes existant dans l'air ou sur quelques-unes de nos muqueuses.

Sans compter, dirons-nous nous-même, qu'il existe encore bien des mystères, au point de vue non seulement atmosphérique, mais tellurique, pour l'explication des constitutions saisonnières. Quelle est l'action des phénomènes électriques, des variations des gaz nouveaux découverts dans l'air atmosphérique, de la lumière, etc. ? Que de

surprises, à ces divers points de vue, l'avenir ne
nous réserve-t-il pas ?

LA CONTAGION. — La question de la contagiosité
de la grippe fut très discutée au début de l'épidémie de 1889. La diffusion rapide de la maladie,
l'éclosion presque instantanée de nombreux cas
dans une région étendue, la simultanéité de troubles identiques chez tous les habitants d'une
même localité, tout cela, à cette époque, faisait
inévitablement songer aux effets d'influences
morbigènes d'ordre météorologique. Les anti-
contagionnistes, comme le fait remarquer le
Professeur Bouchard dans son rapport général,
furent en majorité. L'éminent observateur avait
lui-même repoussé autrefois la contagion de la
grippe ; l'épidémie de 1889-1890 modifia de bonne
heure son opinion. Comme il le fait remarquer,
la marche de la grippe n'excède pas la rapidité
des moyens de communication en usage de nos
jours chez les humains.

Voici quelques opinions en opposition avec la
contagiosité de la maladie, citées par Ch. Bouchard :

Malgré l'observation la plus rigoureuse, le
Dr Lhomond, de Saint-Lô, n'a pu établir la certitude de la contagion de l'influenza.

Le Dr Garnier, du Mans, a vu « la grippe attein-
« dre des personnes qui gardaient la chambre

« depuis quinze jours et n'avaient eu aucun rap-
« port suspect ». Il a observé de nombreux cas
où la contagion ne s'est pas développée et où,
quelques semaines plus tard, le mal s'est produit
spontanément. Les habitants d'une propriété,
par exemple, étaient tous frappés simultanément;
mais le village voisin, en rapports quotidiens
avec eux, n'était envahi que quinze jours après.

Le Dr G. André, professeur à l'École de Médecine de Toulouse, cité dans le rapport général,
déclarait, à cette époque, que la contagion lui paraissait très douteuse. « C'est une épidémie pla-
« nétaire, disait-il, et on ne peut s'expliquer
« l'instantanéité et la généralisation de cette
« affection qu'en supposant que notre planète
« a dû traverser quelque milieu antipathique à
« notre organisme. » Mais notre opinion ne tarda
pas à se modifier.

En décembre 1889, L. Colin déclarait devant
l'Académie de Médecine que l'épidémie naissante
n'avait rien à voir avec les communications hu-
maines. Parcourant avec la même vitesse les
mers ou les régions inhabitées, elle était comparable à ce point de vue aux agents physiques
tels que la lumière et l'électricité.

Mais il ne faut pas insister sur une illusion qui
pouvait s'expliquer dans les premiers jours de
cette extraordinaire épidémie. Les faits qui démontrent la contagion sont nombreux et indiscu-

tables. Brochin *(Dict. encyclop. Sc. médic.)* rappelle qu'une ville d'Islande, jusque-là indemne de grippe, fut atteinte brusquement par la maladie, le lendemain du jour où le percepteur des impôts, qui en était affecté, y fut entré pour opérer des recouvrements. Le Professeur Grasset rapporte que le premier cas de grippe survint à Montpellier, le 9 décembre 1889. Il s'agissait d'un malade arrivé la veille de Paris, où il avait visité les Magasins du Louvre. L'explosion de la maladie à Montpellier eut lieu le 17 décembre; depuis lors, de nombreux cas se produisirent et la propagation s'effectua rapidement, surtout là où existaient de grandes agglomérations, Crédit lyonnais, Lycée, etc. Le début brusque était caractérisé par des frissons et de la céphalalgie; puis survenaient des douleurs généralisées, de l'angine, des sueurs abondantes, etc. Dans un cas, il se produisit un érythème scarlatiniforme. Cela n'était pas sans analogie, déclare Grasset, avec la dengue.

L'éminent Professeur de Montpellier rapporte encore que, dans cette grande épidémie, aucun cas ne s'était produit à Frontignan jusqu'au jour où arriva de Paris une personne grippée; celle-ci dîna avec dix autres convives, parmi lesquels cinq contractèrent la maladie; une de ces personnes porta ensuite la grippe dans un village voisin indemne jusque-là.

F. Widal, Barth, Antony relatent des épidémies intérieures d'hôpital, survenant après l'admission de malades venus du dehors.

Un passager du paquebot *Saint-Germain* s'embarque à Santander avec la grippe qu'il a contractée à Madrid. Quatre jours plus tard, le médecin du bord est atteint ; puis la maladie se généralise frappant cent cinquante-quatre passagers sur quatre cent trente-six (Proust).

Par contre, les communautés religieuses, les prisons, les asiles d'aliénés furent souvent respectés. Sur soixante-treize phares anglais, quatre seulement eurent des malades, et le personnel (415 sujets) aurait été complètement épargné, si huit employés n'avaient visité des localités contaminées (Netter).

Le vaisseau *l'Iphigénie*, école d'application, arrivant de la Martinique sans un seul cas de grippe à bord, mouille en rade de Cadix, en janvier 1890. L'influenza sévissait en ce moment dans cette ville. *L'Iphigénie* cingla vers Barcelone quelques jours après. En arrivant dans cette dernière ville, un matelot était déjà mort de l'influenza. Vers le 20 janvier, en entrant au port de Toulon, le nombre des malades était devenu si considérable que l'équipage dut être licencié.

Dans le rapport sur la grippe de la Seine-Inférieure, rédigé par le Dr Brunon, d'après les réponses fournies par soixante-quinze médecins de ce

département à un questionnaire uniforme, le
Professeur Bouchard relève que, sur ce nombre, cinquante-huit affirmaient la contagion, huit
seulement la niaient, neuf restaient dans le
doute.

Le Dr Hébert, après avoir signalé des faits favorables à la contagion, a vu pourtant, dans deux
villages, un cas isolé se produire, sans qu'aucun
autre habitant ait été atteint ultérieurement. Le
même praticien cite encore un fait plus significatif, recueilli dans le rapport général. Il s'agit
d'un petit foyer épidémique chez les trois personnes logées dans le sémaphore de Raz-de-Sein,
sur une langue de terrain granitique, à deux kilo-
mètres de toute habitation. L'eau que buvaient
ces trois personnes était une eau de citerne très
pure. Ne peut-on pas incriminer ici certains
objets contaminés venus du dehors on ne sait
comment, ou même les germes voyageant dans
l'air, certaines poussières, etc.? Un colis déballé
et arrivant d'un pays où règne la grippe peut
fort bien être le point de départ d'une épidémie
de maison. C'est de la sorte que, sur le vaisseau-
école *la Bretagne,* la maladie put se propager en
quelques jours, frappant vingt à quarante-cinq
hommes par jour, le vaisseau en contenant
huit cent cinquante (Danguy des Déserts). Or, la
grippe avait été apportée le 10 décembre par un
des officiers du bord qui, lui-même, deux jours

auparavant, avait été atteint, après avoir déballé
deux caisses qui lui avaient été adressées par
une Maison de Paris. C'est là un bel exemple
de contagion médiate, comparable à celui d'un
distingué confrère qui contracta la grippe, un
jour ou deux après avoir reçu des lettres arrivant
d'une ville contaminée.

Ch. Bouchard avait repoussé autrefois la contagion de la grippe. « L'observation de l'épidémie
« de 1889-1890, déclare-t-il, a modifié notre opi-
« nion, et les raisons que nous avions tenues pour
« bonnes jusqu'alors nous paraissent moins so-
« lides aujourd'hui. » Comment expliquer, en
effet, en dehors de la contagion, que la grippe
naissant à Saint-Pétersbourg se soit manifestée à
Paris en si peu de temps, en respectant tout
d'abord les points intermédiaires ? Ch. Bouchard
fait observer très justement que l'apparition soudaine d'un grand nombre de cas, dans un pays,
peut s'expliquer par la très courte durée de l'incubation de la grippe, qui serait de quarante-huit
heures seulement. C'est ainsi que, huit jours
après l'arrivée d'un premier grippé dans une
grande ville, soixante-dix-huit mille personnes
environ peuvent avoir contracté la maladie par
contagion. A l'appui de ce raisonnement, on peut
invoquer l'opinion de Netter qui affirme que, dès
le début de l'influenza, avant la disparition du
catarrhe, le sujet contaminé est susceptible de

transmettre l'infection et qu'il conserve ce pouvoir au cours de la convalescence.

Un autre argument péremptoire vient à l'appui de la théorie de la contagion : c'est la proportion très faible des cas dans les prisons et les asiles d'aliénés (Talamon).

Sur les quatre cents gardiens qui habitent les bateaux-phares ou les phares fixes échelonnés sur les côtes de la Grande-Bretagne, huit seulement ont été atteints par l'influenza. (Rapport adressé au *Local Government Board*.)

Dans le rapport du Dr Brunon, nous voyons que le Dr Roullet, à Rouen, a relaté le cas d'un homme habitant une maison isolée au milieu d'une forêt et qui ne fut atteint de la grippe qu'après avoir reçu chez lui sa fille, domestique en service à la ville, qui lui revenait avec cette maladie.

Sur les neuf cents pensionnaires de la prison de Rouen, il y eut seulement quelques cas, et un seul prisonnier dut être mis à l'infirmerie. Mais s'agissait-il d'un cas de vraie grippe? car, s'il en était autrement, il y aurait là un argument en faveur des non-contagionnistes. Même objection pour le fait cité par le Dr Gondouin, d'Argentan. Ce praticien distingué affirme que les Bénédictines cloîtrées n'eurent que deux cas de grippe sur cinquante religieuses; quant à l'orphelinat, qui était sans aucune relation avec l'extérieur, il n'eut pas une seule malade.

La contagion est donc réelle, irrécusable, et, sur cette question, le débat est aujourd'hui définitivement clos. Il n'en est pas moins bien établi, par des faits incontestés, que le rôle de cette contagion est loin d'être toujours apparent, surtout quand on envisage la marche générale d'une épidémie grippale. L. Colin, qui paraît avoir sur ce point une opinion éclectique, fait observer avec raison (*Encyclopédie d'Hygiène*) que la rapidité de cette marche surpasse étrangement les moyens usuels de communication. En effet, des régions très vastes et très éloignées ont subi simultanément, en 1889, l'atteinte du fléau. La grippe a franchi l'Océan avec une rapidité déconcertante, sans l'aide des navires. Qu'une région soit très peu habitée ou qu'elle possède une population très dense, la maladie marche avec la même vitesse. L. Colin parle de bâtiments atteints en pleine mer ou en rade, sans communication avec la terre ferme; c'est ainsi que les choses se seraient passées à bord des flottes anglaise et belge pendant l'épidémie de 1780.

Ce serait donc l'atmosphère qui engendrerait les épidémies d'influenza. L. Colin ne voit, comme agent pathogène, autour de l'homme, que l'atmosphère qui, par sa mobilité, par son action générale, puisse correspondre aux allures des épidémies grippales. Quant à savoir comment s'exerce cette action, il est impossible, dans l'état actuel de la science, de pénétrer ce mystère.

La grippe est-elle transmissible de l'homme à l'animal? Les faits rapportés par le D' Aug. Ollivier tendent à admettre cette opinion. Il s'agit d'un chat qui avait avalé des morceaux de viande déjà mâchés par une malade fortement grippée. Trois ou quatre jours après, l'animal mourait après avoir présenté des phénomènes significatifs : toux, jetage, anhélation, amaigrissement notable.

En 1868, au cours d'une épidémie de grippe, un chat malade se réfugia dans une famille où vivaient déjà cinq chats bien portants et mangeant la même pâtée. Au bout de six jours, le nouveau venu succomba.

L'autopsie, pratiquée par Aug. Ollivier, révéla les lésions que l'on rencontre chez les sujets ayant succombé à la grippe et notamment des noyaux de pneumonie massive. Les cinq chats de la maison furent successivement pris de grippe et quatre moururent. L'autopsie donna les mêmes résultats.

Le D' Czokor présenta, en 1890, à la Société des Médecins de Vienne, les poumons d'un cheval mort de pneumonie infectieuse d'origine grippale. Il existait de nombreux noyaux mortifiés ayant laissé à leur place, en s'éliminant, de véritables cavernes. C'est le streptocoque qui fut rencontré dans ce cas.

La grippe se présenterait sous deux formes chez le cheval : l'une étant l'influenza ordinaire, l'autre portant le nom de pneumonie infectieuse.

En 1872, une grande épidémie d'influenza aurait sévi sur tous les chevaux de l'Amérique du Nord, sans atteindre les hommes. Netter fait remarquer que la grippe coïncide quelquefois avec des épizooties. En 1693, elle fut précédée d'une affection des chevaux caractérisée surtout par du coryza; il en fut de même en 1732, en 1767, en 1775, etc. L'identité de cette affection chevaline avec l'influenza a été très discutée par les vétérinaires. Dans l'épidémie de 1889-1890, la grippe n'a pas été signalée chez les chevaux. D'autre part, il y a eu des épizooties d'influenza sans épidémie simultanée de grippe.

MORBIDITÉ. — La diffusion de la grippe est des plus remarquables; peu de personnes sont réfractaires, aussi la morbidité est-elle considérable. Les rapporteurs cités par Ch. Bouchard sont tous unanimes sur ce point; les populations sont atteintes dans la proportion de 40 à 80 % et quelquefois davantage. Les chiffres varient d'ailleurs suivant les groupements spéciaux d'individus, comme cela résulte des documents importants contenus dans le rapport général fait à l'Académie de Médecine en 1890. Les employés de chemins

de fer sont, à ce point de vue, très intéressants,
en raison de leur contact avec un plus grand
nombre de personnes. Parmi les employés de
l'*exploitation*, dans un certain parcours du chemin de fer de l'Ouest, le Dʳ Gondouin a relevé
une morbidité de 45 %; tandis que, parmi les
employés de la *traction* (chauffeurs, mécani-
ciens, etc.), il n'y eut que 35 % de grippés, ces
derniers n'ayant pas de rapports avec les voyageurs. Quant aux employés de la voie, la morbidité atteignit à peine 9 %.

Les hommes vivant en plein air, les travail-
leurs des champs notamment, fournissent moins
de prise à la maladie ; il en serait de même pour
les soldats entraînés aux marches, contrairement
à ceux qui restent dans les chambrées (Aubert).
Les employés d'octroi seraient plus exposés que
les collégiens, par exemple (Brunon). Le Dʳ Carlier note que les officiers et les sous-officiers, qui
ont plus de facilités pour voyager, fournissent
proportionnellement plus de malades que les
simples soldats. L'influence de l'âge n'est pas
douteuse ; les enfants et les vieillards jouissent
d'une immunité relative ; mais chez ces derniers,
par contre, les manifestations sont ordinairement
très graves. L'influenza serait très rare au-dessous
d'un an.

Dans les asiles d'aliénés, le personnel serait
atteint dans de plus grandes proportions que les

5 — 5

pensionnaires. Le sexe masculin fournit un contingent supérieur à celui du sexe féminin. Les maladies chroniques constituent des causes prédisposantes.

Nous avons déjà dit que, d'après Graves, la grippe ne compliquait jamais une maladie aiguë en voie d'évolution, mais l'immunité disparaîtrait au moment de la convalescence.

On a parlé de maladies antagonistes : la scarlatine, la variole, la fièvre intermittente feraient partie de ce groupe. Cette étude demande à être reprise.

Il ne paraît pas exister, quoi qu'on ait dit, d'affinité entre la grippe et le choléra ; les deux maladies ont une marche et une étiologie toutes différentes.

Dans l'épidémie de 1889-1890, les récidives ont été notées dans 1/7º des cas. Certains sujets sont atteints deux ou trois fois ; mais la première atteinte serait la plus sérieuse.

La plupart des médecins sont d'accord sur le pouvoir qu'a la grippe de réveiller toutes les tares organiques (néphrite, dyspepsie, cardiopathie, lithiase biliaire, tuberculose locale, etc.).

L'influenza s'abat tout particulièrement sur les phtisiques, et, en temps d'épidémie, augmente notablement leur mortalité.

Les épidémies pourraient-elles subir aussi une sorte de réveil ? Ce point nous paraît bien difficile à établir ; il faut, en effet, compter avec la grippe nostras ou endémique dont l'existence a été mise en relief par d'assez nombreux auteurs et notamment par le Dr Fiessinger.

IV

Bactériologie et Anatomie pathologique.

LES MICROBES DE LA GRIPPE. — Nous passerons tout d'abord en revue les diverses recherches bactériologiques tentées par un premier groupe d'expérimentateurs ; cette énumération présente actuellement un intérêt véritable, car la notion d'un micro-organisme unique ou prépondérant perd aujourd'hui du terrain, comme on a pu le pressentir au début de ce travail. Cela résulte notamment des recherches délicates entreprises récemment dans le laboratoire du Professeur Cornil, par le Dr F. Bezançon et son interne Israëls de Jongh. Un fait capital a frappé ces deux savants : c'est, dans les circonstances où ils se trouvaient en ce moment, l'extrême rareté des cas où on rencontrait une seule espèce et le fait presque constant d'associations microbiennes. Le rôle de ces divers microbes serait d'ailleurs secondaire et, pas plus que celui de Pfeiffer, ils ne mériteraient un brevet de spécificité (Soc. médic. des Hôp., mars 1905).

Déjà, en 1883, Seifert, de Wurtzbourg, avait retrouvé, dans le mucus nasal et bronchique de malades atteints de grippe, des microcoques isolés, mais le plus souvent groupés deux à deux, parfois associés en chaînettes et mesurant de 1,5 à 2 μ de longueur et 1 μ d'épaisseur. Ces organismes étaient colorés par le violet de méthyle.

En décembre 1889, Adolph Jolles, de Vienne, rencontra dans les crachats de grippés des microcoques encapsulés ressemblant beaucoup au diplocoque pneumonique de Friedlander. Ce même micro-organisme encapsulé fut retrouvé dans les urines de ces malades. Des cultures sur plaques, servant à inoculer des tubes de gélatine, permirent d'obtenir des colonies en forme de clou, comme celle que décrit Friedlander; mais la partie saillante de la tête du clou était moins brillante et plus granuleuse. Il existerait encore quelques différences entre les cultures du diplocoque de Friedlander et celles de Jolles. L'eau de l'aqueduc de Vienne recélait cet organisme en assez grande quantité.

En 1890, Klebs, de Zurich, décrivit les hématozoaires de l'influenza. Il ne s'agissait pas de bacilles, mais d'organismes plus relevés, le *Rhyzomastigma*, de la famille des monades. Autour des globules rouges, on pouvait voir, au microscope, de petits corps doués de mouvements rapides, très brillants, et qui, par leurs dimensions, leur forme et leur mouvement, rappelaient ceux décrits précédemment par lui dans l'anémie pernicieuse vraie. Ces organismes seraient des flagellés, c'est-à-dire des protozoaires munis d'un filament. Il faut bien dire que l'existence de cet hématozoaire fut tout aussitôt révoquée en doute.

Kirchner, de Berlin, aurait rencontré, dans les sécrétions bronchiques de trente malades, une diplobactérie, d'apparence encapsulée, dont le rôle pathogène serait réel, comme l'inoculation chez le lapin semblait le démontrer.

Il faut citer encore les recherches de Finkler et de Ribbert qui attribuent les troubles de la grippe aux toxines d'un streptocoque possédant complètement les attributs du streptocoque de l'érysipèle.

Weichselbaum a rencontré dans les crachats de dix-huit malades un diplocoque encapsulé ressemblant beaucoup à celui de Talamon-Frænkel, tant sous le microscope que dans les cultures. Pourtant, cet organisme serait loin d'avoir la virulence du pneumocoque. On aurait retrouvé ce diplocoque dans l'urine provenant d'une néphrite grippale, dans le pus d'une sinusite et dans plusieurs otites.

Le Professeur Arloing a mis en évidence, par les cultures de parcelles de crachats de deux malades atteints de grippe, des cocci très fins qui, inoculés au cobaye, ont provoqué une inflammation pleurale.

Citons pour mémoire le travail de Fischel qui rencontra deux espèces de diplocoques se développant sur la gélatine.

Vaillard et Vincent (Soc. méd. des Hôp., 1890), pratiquant l'examen des viscères, du sang, etc., aussitôt que possible après la mort, des crachats et des épanchements pleuraux pendant la vie, croient avoir démontré, sans exception, la présence d'un *streptocoque* toujours identique à lui-même et bien spécifié au point de vue morphologique. Les deux savants se demandent, sans oser l'affirmer, si cet organisme est bien la cause unique de la grippe. Netter, à la même époque, put déceler la présence, dans certains cas, du pneumocoque associé au streptococcus pyogènes, dans d'autres du bacille de Friedländer à l'état de culture pure. Ces microbes, déclare-t-il, ne peuvent être considérés comme les agents pathogènes de la grippe; « le pneumocoque et le streptocoque « se rencontrent normalement dans la bouche de « sujets sains. Ils acquièrent sans doute, au cours « de la grippe, une virulence toute spéciale et en- « gendrent des infections secondaires ».

La bactérie que Babès, de Bucarest, a rencontré dans quelques cas de bronchite grippale, a été désignée par ce savant sous le nom de *bactérie du mucus*. Mais, dans le plus grand nombre de cas, c'est encore du pneumocoque qu'il s'agissait.

Le Professeur Ch. Bouchard (Acad. de Méd., 1890) a rencontré trois microbes pathogènes, deux de trop, dit-il lui-même. Il s'agit encore d'habitants naturels de nos cavités et qui, sous l'influence de la grippe, ont pu, selon son opinion, franchir les barrières qui, d'ordinaire, les empêchent de pénétrer dans nos tissus où dans le sang. L'éminent observateur a trouvé, dans les affections secondaires suscitées par la grippe, le staphylocoque pyogène (herpès labial), le pneumocoque dans certaines pneumonies et dans quelques otites, le streptocoque surtout dans le pus bronchique, dans les crachats pneumoniques, dans le liquide des pleurésies suppurées, dans la méningite, dans certaines arthrites et dans les amygdalites de la grippe. Ce streptocoque, injecté dans le tissu cellulaire de l'oreille du lapin, produit un érysipèle manifeste avec suppuration. Ce fait, qui met en relief l'érysipèle parmi les complications de la grippe, fait comprendre l'existence simultanée assez fréquente des épidémies de grippe et d'érysipèle.

Les pneumonies dites grippales seraient, d'après Ch. Bouchard, des pneumonies vulgaires et non des pneumonies spécifiques. Cela paraît certain ; néanmoins, comme l'a fait remarquer Nothnagel, la grippe et la pneumonie sont deux maladies mi-

crobiennes distinctes, mais qui voyagent fréquemment de compagnie, parce que l'une prépare les
voies de l'autre. D'ailleurs, Ch. Bouchard paraît
accepter d'une certaine façon cette opinion, car
il ajoute : « c'est la pneumonie dans la grippe ».
Elle se produit, d'après lui, parce que, sous l'action de la grippe, la phagocytose est entravée et
que les défenses de l'organisme sont amoindries.
Ces pneumonies vulgaires n'en seraient pas moins
contagieuses, en raison de l'augmentation croissante de la virulence du pneumocoque.

Cette opinion éclectique et sage de Ch. Bouchard a été récemment mise en valeur dans la
discussion soulevée à la Société médicale des
Hôpitaux (mars 1903).

En résumé, jusqu'à ce moment, nous ne voyons
point surgir le microbe propre de la grippe.
Comme le dit excellemment Netter, on trouvait,
d'après ces recherches, une explication satisfaisante des complications de la grippe ; on n'avait
pas trouvé le microbe spécifique. Mais la grippe,
après tout, est-elle nécessairement liée à un agent
spécifique ?

En 1891, le Professeur Teissier entreprit des
recherches bactériologiques, en collaboration
avec les Drs Roux et Pittion. Ces expérimentateurs auraient rencontré dans le sang et les urines des grippés un diplo-bacille encapsulé, se reproduisant très nettement par sporulation, dans

des cultures sur pommes de terre. Des inoculations intra-veineuses chez les animaux auraient
révélé des propriétés pathogènes. Ce microbe se
rencontre dans le sang, au moment des accès
fébriles, sous forme de strepto-bacille ; il présente, d'après J. Teissier, des affinités étroites
avec les micro-organismes de Jolles, Seifert et
Kirschner ; il offre aussi une certaine ressemblance avec celui que Teissier lui-même avait
trouvé dans les eaux de la Moskova, lors de sa
mission en Russie.

Teissier, Roux et Pittion attribuent à ce micro-
organisme des caractères bien particuliers. La
culture, ensemencée avec l'urine, est constituée
par des éléments lancéolés, groupés deux à deux
et présentant au microscope l'aspect extérieur du
pneumo-bacille de Friedlander, s'en distinguant
pourtant par la plus grande longueur des éléments constitutifs et par cette propriété très nette
de se mouvoir dans différents sens, souvent avec
une grande rapidité. Sous le champ du microscope, ces organismes apparaissent comme enve-
loppés d'un halo clair qui donne l'impression
d'une capsule non colorée.

C'est sur pomme de terre que les caractères des
cultures deviennent, en quelque sorte, pathogno-
moniques.

L'analogie avec les colonies du bacille d'Éberth
est frappante ; on observe, à jour frisant, sur

la ligne de strie, un léger glacis un peu humide.

Si, pendant la période d'acmé fébrile, on ensemence dans du bouillon une goutte de sang recueillie aseptiquement à l'extrémité d'un doigt, on peut constater, après trente-six à soixante heures, des éléments en chaînettes rappelant l'aspect extérieur des streptocoques. Il s'agirait, d'ailleurs, plutôt de *strepto-bacilles* que de véritables streptocoques. (Leçons du Professeur Teissier, recueillies par le Dr Frenkel.)

L'inoculation des cultures de ce micro-organisme, chez plus de trente animaux, a donné lieu à des symptômes toujours identiques : élévation brusque de la température dès les premières heures, vertiges, parésies des membres, quelquefois diarrhée intense. Après une évolution moyenne de neuf à quinze jours, la mort survenait avec des accidents de néphrite infectieuse, amaigrissement progressif, et, le plus souvent, convulsions. Ce serait bien là, d'après Teissier, une grippe expérimentale.

LE BACILLE DE PFEIFFER. — C'est en janvier 1892 que Pfeiffer découvrit un bâtonnet fin et court qu'il considéra comme le microbe spécifique de la grippe. De nombreux observateurs, entre autres Canon, Klein, Welchselbaum, Chiari, Pribram, Borchardt, Huber, Pielicke, Voges, Ki-

tasato, Pfuhl, etc., confirmèrent cette découverte.

Henri Meunier, en France, quelques années plus
tard, en 1897, isola ce bacille dans le suc pulmonaire extrait du foyer pneumonique chez des enfants, et en donna une description qui peut servir
de modèle. H. Meunier est convaincu que le microbe de Pfeiffer, au moins à une certaine époque
de la maladie, commande l'infection pulmonaire.
Ce microbe se présente sous la forme de bâtonnets très fins, très courts, et qui, par leur aspect,
méritent le nom de *cocco-bacilles*. Ce bâtonnet,
arrondi à ses extrémités, et dont la largeur égale
presque la longueur, est d'une petitesse extraordinaire ; il se colore difficilement par les couleurs
basiques d'aniline, fort bien par le liquide de
Zielh étendu, et se décolore par le Gram. On l'a
trouvé dans le muco-pus bronchique, la salive, le
suc pulmonaire, d'abord à l'état libre et formant
de véritables amas, plus tard dans l'intérieur des
éléments cellulaires. Se cultivant lentement à 37°
sur du sang de pigeon ou de lapin, le bacille de
l'influenza ne pousse pas sur les milieux ordinaires, tels que : bouillon, gélose, gélatine, sérum,
pomme de terre ; par contre, il peut être cultivé
pendant de nombreuses générations sur l'agar
nutritive additionnée d'une goutte de sang
d'homme, de lapin et surtout de pigeon. Il forme,
dans ces dernières conditions, des colonies très

petites, très fines, presque invisibles à l'œil nu,
transparentes, arrondies, sans confluence et cons-
tituées par de petits bâtonnets dont le centre est
moins coloré que les extrémités. Des passages
successifs sur du sang de pigeon aboutissent à la
production de colonies plus volumineuses.

D'après la description de H. Meunier, le cocco-
bacille de Pfeiffer est rigoureusement aérobie,
présentant dans les cultures vieilles un polymorphisme très caractérisé, sous forme de filaments
allongés et enchevêtrés ; il vieillit vite et ne repi-
que plus au bout de très peu de temps. Ce microbe
est inoffensif pour les espèces animales autres que
les singes, à moins qu'on n'injecte dans les veines
des doses massives de cultures vivantes ou stérilisées ; les animaux meurent alors par toxémie. Les
cultures pures donnent des résultats inconstants,
variables, et sont, en général, bien tolérées quand
on inocule des cultures ayant quelques jours.

M. Martin (Société de Biologie, 1900), après inoculation du bacille de Pfeiffer dans le liquide céphalo-rachidien, a vu les animaux succomber ; on
retrouve ce micro-organisme au niveau des méninges, des ventricules, etc. Par contre, inoculé
sous la peau, ce bacille ne détermine jamais la
mort chez le lapin.

Slatinéano, en 1901, mettant à profit la propriété chimiotaxique négative de l'acide lactique
pour exalter la virulence du cocco-bacille, a pu

déterminer chez les animaux un état septicémique qui provoque la mort entre six et vingt-
quatre heures. Les symptômes principaux consistent en une péritonite suraiguë et une hypothermie
qui paraît plutôt d'ordre toxique, car on ne peut
retrouver le microbe ni dans le sang, ni dans les
organes. Les animaux qui résistent pendant quelque temps à l'infection provoquée succombent au
bout de quelques jours, minés par une cachexie
profonde qui se traduit surtout par une perte
considérable de poids.

Le bacille de la grippe, qu'on rencontre surtout
dans la salive, les crachats et dans le suc pulmonaire (Meunier), a été retrouvé dans des tissus
divers, dans les séreuses, notamment par Letze-
rich, par Meunier dans un épanchement séro-
fibrineux, par Pfeiffer dans certaines collections
purulentes peu abondantes de la plèvre. Sa présence a été constatée dans le système nerveux
central chez des grippés ayant présenté des phénomènes nerveux graves, tels que symptômes de
méningite cérébro-spinale (Pfuhl et Walter), dans
le pus d'une méningite avec abcès épidural
(Haedke).

Chez trois enfants âgés respectivement de
vingt mois, seize mois et six ans, atteints l'un de
pleurésie, l'autre de méningite, le troisième
d'ostéo-périostite épiphysaire du fémur, H. Meunier (Société de Biologie, 1900) a constaté nette-

ment l'existence du cocco-bacille de Pfeiffer, et a
pu, après ensemencement, obtenir des cultures
abondantes de cette bactérie.

L'influenza-bacillus, admirablement étudié par
H. Meunier, comme nous venons de le voir, est,
en résumé, une bactérie extrêmement petite, la
plus petite des espèces connues et n'ayant d'analogue, comme dimension, que le microbe de la
septicémie de la souris. Il ressemble étonnamment au pneumocoque et se présente souvent
sous forme d'amas enchevêtrés.

Pour compléter l'étude de ce micro-organisme,
nous ajouterons que, dans les cultures à milieux
liquides, il revêt des formes allongées ; quelquefois, ce sont de véritables filaments longs et ténus,
sinueux. Sur milieux liquides, c'est le type
bâtonnet qui prédomine. Il n'a pas de mobilité
propre.

Comme Pfeiffer, H. Meunier a reconnu que
cette bactérie exigeait, pour se développer *in
vitro*, l'adjonction de sang à un milieu nutritif
ordinaire. Il est indispensable, pour constater la
présence du cocco-bacille dans les cultures, d'avoir
recours à la loupe ou même au microscope. Les
colonies n'ont aucune tendance à la confluence,
au fusionnement. A la surface de la gelée sanglante regardée par transparence, on aperçoit un
semis extrêmement fin de gouttelettes puncti-
formes, rondes, jamais confluentes, absolument

transparentes. A ces caractères, H. Meunier ajoute les suivantes : les colonies apparaissent, au microscope, sous forme de perles lumineuses arrondies, avec parfois une auréole rougeâtre. Il faut quelquefois trois jours pour que les cultures atteignent le développement définitif.

H. Meunier n'a pu déceler des propriétés agglutinantes au sérum de malades ou d'animaux atteints d'infections graves relevant du coccobacille.

Au point de vue de l'action pathogène sur les animaux, d'après le savant observateur, le coccobacille s'est montré inoffensif pour la grenouille, le pigeon, la souris, le cobaye et le chien ; il est pathogène pour le lapin, chez qui il détermine de l'hyperthermie, de l'anorexie et de l'abattement.

Jehle aurait rencontré le bacille de l'influenza dans deux cas d'endocardite, au niveau des valvules aortiques. Dans un cas, il s'agissait d'une culture pure ; dans l'autre, d'une coexistence avec le staphylocoque. D'après ces recherches, le cocco-bacille peut se propager, non seulement par les voies lymphatiques, mais encore par les vaisseaux sanguins.

Canon affirmait, avec l'approbation de Koch, avoir trouvé, dans le sang des grippés, un petit bâtonnet identique au cocco-bacille de Pfeiffer, mais ce dernier rejette formellement cette asser-

tion et assure n'avoir jamais vu ni cultivé son
microbe dans le sang. La question reste, en
somme, douteuse, car des observateurs éminents
sont arrivés à des résultats qui semblent donner
raison aux recherches de Canon; Bruschettini,
Borchardt et Klein notamment, ont trouvé ce bacille, en quantités variables, dans le sang des
grippés. Chantemesse et Cornil ont confirmé
aussi les conclusions de Canon. H. Meunier, dans
ces derniers temps, a pu isoler, dans quatre cas,
le cocco-bacille du sang de la veine et en a reconnu
positivement les caractères. Il s'agissait peut-être
du passage du microbe dans le torrent circulatoire, sans séjour proprement dit, et c'est par
hasard que, dans des circonstances données, on
peut en recueillir un petit nombre; c'est d'ailleurs
ainsi que se comportent le pneumocoque et le
streptocoque.

De tout ce qui précède, il nous paraît résulter
que l'organisme de Pfeiffer représente peut-être
l'agent spécifique de la grippe dans certaines
épidémies. Mais ce microbe ne pourrait-il pas se
rencontrer dans d'autres affections? Ne pourrait-il
pas exister normalement dans la cavité bucco-
pharyngée, comme le pneumocoque, par exemple,
en contractant parfois une extrême virulence?
Cette idée n'aurait rien que d'acceptable, si le
pseudo-bacille, que Pfeiffer a rencontré dans des
bronchites banales, n'était autre en réalité que le

vrai dont il diffère très peu, paraît-il. On s'expliquerait ainsi les variations nombreuses, au point de vue des symptômes et de la gravité des épidémies grippales, et il serait possible de relier à ces dernières les affections catarrhales saisonnières qui ont existé de tout temps.

Il y a lieu d'envisager très sérieusement la question des infections secondaires qui, dans la grippe, jouent, nous le savons déjà, un rôle si important. Le Dr Rosenthal, dans une thèse intéressante (Paris, 1900), se basant sur les recherches du Professeur Grancher et sur l'inoculation du coccobacille hémophile de Pfeiffer, ne croit pas à l'existence d'un agent spécifique. Il n'est pas, paraît-il, de caractère clinique qui permette de prévoir la présence ou l'absence de ce microbe. Dans certains cas de grippe typique, on n'a pu le déceler; on l'a rencontré, en revanche, dans des cas où l'origine grippale ne saurait être soutenue. Le cocco-bacille hémophile fait partie de la flore ordinaire des affections respiratoires. En inoculant à des lapins un mélange de bacilles de Pfeiffer et de staphylocoques, on provoque de la congestion pulmonaire. Dans quatre cas où manquait le cocco-bacille, deux étaient d'une façon indéniable des cas de grippe; dans un autre cas de congestion pulmonaire, on rencontra le coccobacille associé à l'entérocoque. En Allemagne, on objecte que ces résultats variables tiennent à ce que l'examen bactériologique est pratiqué à divers jours de la maladie. Il y aurait peut-être lieu d'invoquer la doctrine du satellitisme des cultures et les principes de l'inoculation mixte.

D'ailleurs, d'après Rosenthal, le cocco-bacille ne disparaîtrait pas au cours de l'évolution de la maladie. F. Bezançon et de Jongh, poursuivant les travaux dont nous avons déjà parlé, en comparant des préparations faites en 1898-1899, et qui fourmillaient de cocco-bacilles de Pfeiffer, avec d'autres lames plus récentes, ont pu conclure au peu d'importance de ce bacille dans l'épidémie de 1904-1905. La culture des crachats faite sur sang gélosé a confirmé nettement cette opinion ; il existait un véritable contraste entre cette pénurie du bacille de Pfeiffer et sa constance pendant l'hiver de 1898-1899. Presque toujours, il s'agissait d'associations microbiennes. Ces auteurs signalent d'abord le *pneumocoque*, souvent prédominant, le *pneumo-bacille*, un *diplo-streptocoque* analogue à l'*entérocoque*, des bacilles *pseudo-diphtériques*, et surtout deux espèces microbiennes à caractères spéciaux.

La première espèce est un diplocoque ayant de grandes ressemblances avec le gonocoque, rappelant parfois dans les crachats une préparation de pus blennorragique ; c'est un microbe aérobie, se développant à 22°, donnant sur gélose des colonies épaisses, blanchâtres, arrondies, entourées d'une collerette irrégulière et translucide, d'aspect moiré à l'examen à la loupe. Ce microbe ne semble pas pathogène pour la souris et le cobaye. Il s'agit de diplocoques non encapsulés en sérum de lapin, en grains de café, habituellement aplatis dans le sens longitudinal, fréquemment en amas, rarement en tétrades, plus souvent en réseaux, comme le staphylocoque, et se décolorant toujours nettement par la méthode de Gram. Ce microbe rentre dans le groupement encore mal délimité du *micrococcus catarrhalis* étudié par Bernheim, Ghon et Pfeiffer et rencontré par eux dans les affections dites grippales des voies respiratoires (*Bullet. Soc. médic. Hôpit.*, Paris, 1905).

La deuxième espèce est formée par des diplocoques à contours mal délimités, semblant unis les uns aux autres par une masse glaireuse, comme dans une zooglée, fond sur lequel se détachent de très gros cocci groupés en tétrades. Les caractères de culture de ce microbe sont à peu près ceux du micrococcus septicus ordinaire : colonies d'un blanc éclatant, arrondies, crémeuses sur milieu solide. Ce microbe, non pathogène pour les animaux de laboratoire, trouve difficilement sa place exacte dans la classification bactériologique. Bosc et Galavielle ont isolé d'un cas mortel de gangrène pulmonaire un tétragène en zooglées ; ce microbe pourrait être désigné provisoirement, d'après F. Bezançon et de Jongh, sous le nom de *paratétragène zoogléique*. On le retrouve dans certains cas d'angine pulta-cée, d'endocardite, de gangrène pulmonaire ; il a été observé aussi dans le liquide céphalo-rachi-dien d'un malade atteint de paraplégie consécu-tive à une infection pulmonaire.

Il a déjà été question de microbes d'infections se-condaires (pneumocoque, streptocoque, pneumo-bacille, staphylocoques), signalés par Ch. Bou-chard, Netter, Leyden, Vaillard et Vincent, Weichselbaum, Babès, Chantemesse et Widal, Hanot, Ménétrier, Jaccoud, etc. Ce sont surtout le streptocoque et le pneumocoque qu'on ren-contre le plus fréquemment dans ces infections.

Il y a quelques années, rapporte le Dʳ Ray-mond Bernard (*Bullet. Soc. méd. Hôpit.*, Pa-ris, 1905), on trouva pendant plusieurs mois du tétragène partout, surtout dans les angines bana-les, mais aussi dans des infections septicémiques graves ; puis ce micro-organisme disparut. Cette apparence de caprice, ajoute-t-il, chez les bacté-ries pathogènes, est le fait de leurs exigences biologiques.

Le streptocoque est, d'après Hanot (*Bullet. Soc. méd. Hôpit.*, 1893), le véritable familier du microbe spécifique de la grippe. A l'aide de ce dernier, il peut acquérir une virulence extraordinaire, tantôt réalisant pour son compte l'infection gé-nérale ou septicémie streptococcique, tantôt

créant des infections locales pleurales, pulmonaires, méningées, etc., tantôt enfin jouant le
simple rôle d'agent pyogène. Dans bien des cas,
ajoute-t-il, il se substitue au microbe spécifique
et commande seul à la fois la symptomatologie et
le pronostic de l'affection.

Le Dr Achalme (Thèse Paris, 1892) avait déjà
mis en lumière, en ce qui concerne le streptocoque, l'importance du processus des associations
microbiennes. Le Professeur Bouchard, lui aussi,
avait déjà, plusieurs mois auparavant, mis en relief cette symbiose créant des complications secondaires variées, troubles surajoutés dus aux
microbes les plus différents auxquels celui de la
grippe ouvre la porte et donne passagèrement
une exaltation spéciale. Achalme a rencontré,
pendant l'épidémie de 1889-1890, le bacille que
Kirchner considérait comme le véritable agent
pathogène de la grippe; plus tard, il ne l'a plus
constaté dans ses ensemencements, et sa fragi-
lité vitale l'a empêché de l'expérimenter sur les
animaux. Le Professeur Roger avait déjà démontré que le banal *bacillus prodigiosus,* injecté à un
animal, en même temps qu'un streptocoque atté-
nué, déterminait une septicémie streptococcique
mortelle. Une observation de Hanot, au point de
vue du rôle du streptocoque dans les complications grippales, est très significative ; il s'agissait
d'une grippe à forme typhoïde avec détermina-

tions articulaires et péri-articulaires (pseudo-rhumatisme généralisé), puis de suppuration de
l'articulation scapulo-humérale, avec irruption
ultérieure de pus dans les gaines musculaires
avoisinantes, enfin, d'un vaste abcès de la région
sacrée. Laveran avait, lui aussi, à cette époque,
signalé des suppurations très rapides et très graves dues à une infection secondaire par le streptocoque.

L'opinion de Finkler se rapproche beaucoup de
la précédente ; cet observateur n'attribue plus une
action prépondérante au streptocoque, et ce microbe s'associerait par symbiose au cocco-bacille
de Pfeiffer pour engendrer les broncho-pneumonies grippales.

Le cocco-bacille, pénétrant dans les voies respiratoires, serait, d'après quelques auteurs, un
auxiliaire puissant pour certains microbes déjà
installés dans la muqueuse bronchique.

Les délicates recherches de H. Meunier dans
la grippe infantile (*Archiv. gén. de Méd.*, février
et mars 1897) tendent à attribuer au bacille de
Pfeiffer un rôle de premier ordre dans la genèse
des lésions propres à cette affection. Sans le secours d'autres bactéries, il pourrait créer des
foyers broncho-pneumoniques et des pleurésies
pseudo-membraneuses ; contrairement à l'opinion générale, cet observateur distingué croit
possible la diffusion du cocco-bacille dans la cir-

culation générale. Après avoir isolé ce bacille dans le suc pulmonaire, dix fois sur onze ponctions, il se trouva que, neuf fois sur dix, il était le seul agent pathogène, proportion d'autant plus surprenante qu'une ponction pulmonaire est très hasardeuse et peut fort bien ne ramener aucun micro-organisme, alors qu'il en existe indubitablement à côté. Il est certain pour lui, qu'à un moment donné, le bacille de Pfeiffer est un premier plan ; il est le premier occupant ; il prépare les voies au streptocoque et au pneumocoque qui se mettent alors à pulluler, provoquant les infections qui leur sont propres et finissent par rester maîtres du terrain. Aussi, dans les autopsies, ne rencontre-t-on guère que la flore pathogène banale. Ces microbes vulgaires pourraient-ils eux-mêmes entrer en scène les premiers, précédant ainsi l'action du bacille spécifique ? Cette hypothèse se concilie mal avec les faits connus jusqu'à présent.

Le Dr Grassberger, dans des expériences élégantes, a révélé un fait important que H. Meunier est venu confirmer à son tour (Société de Biologie, juin 1892) ; c'est ce que ce dernier appelle le satellitisme des colonies du bacille de Pfeiffer dans les cultures mixtes. Une culture pure du cocco-bacille contenant un peu de sang est reçue à la surface d'une plaque de gélose ; on ensemence ensuite le centre de cette plaque avec

une culture de staphylocoque ; on voit alors, au
bout de vingt-quatre heures, apparaître, autour
de ces dernières colonies, une auréole plus ou
moins étendue de colonies de bacilles de Pfeiffer.
Ce dernier bacille, grâce au voisinage du staphylocoque, donne lieu à des colonies géantes et
acquiert une vigueur insolite qui lui permet de
supporter une longue série d'ensemencements
successifs. On peut supposer, comme Grassberger,
que les substances solubles sécrétées par le staphylocoque, agissant sur la matière colorante du
sang de la plaque, la rendent plus assimilable
pour le bacille de l'influenza ; celui-ci, grâce à ce
mode de nutrition, pourrait acquérir une vitalité
plus grande. Cela ne peut-il pas se réaliser dans
l'organisme par le développement de certains
microbes adjuvants ? Encore une hypothèse séduisante, mais un peu risquée peut-être à l'heure
actuelle. Ce qui est certain, c'est que le streptocoque, par exemple, peut acquérir, en présence
du cocco-bacille, un maximum de virulence et
créer parfois une infection généralisée.

Ce problème pathogénique si difficile à résoudre, et pourtant d'un intérêt social si considérable, doit être examiné sur toutes ses faces, et le
lecteur ne saurait nous reprocher d'appeler à
notre aide tous les documents de quelque importance, provenant des discussions des Sociétés
savantes ou émanant de personnalités éminentes.

Des documents de cette nature ont précisément surgi dans ces derniers temps. Notre ami, le Dr Raymond Bernard, professeur-agrégé au Val-de-Grâce, dont nous avons déjà résumé les séduisantes et ingénieuses théories, au point de vue qui nous occupe, a publié en 1902, dans les *Archives générales de Médecine,* quelques pages remarquables, que nous résumons, sur une épidémie de grippe *streptococcique* au 52e régiment d'Infanterie à Lyon, en 1898.

Dans l'hiver de 1898, hiver d'ailleurs assez clément, de graves affections des voies respiratoires furent traitées à l'hôpital Desgenettes. Il s'agissait de foyers de congestion pulmonaire, d'épanchements pleuraux donnant lieu à une dyspnée intense, de douleurs vives et surtout d'une altération profonde et rapide de l'état général. Les broncho-pneumonies, les empyèmes s'accompagnaient d'une adynamie profonde et paraissaient être la conséquence d'une infection aussi violente qu'inusitée dans les services de chirurgie. Il ne pouvait d'ailleurs s'agir d'infection locale née sur place ; la totalité des malades provenait du 52e régiment d'Infanterie, régiment qui fournissait en même temps un contingent d'otites et de mastoïdites tout à fait insolite. On avait, en résumé, l'impression d'une influence étiologique spéciale, d'une constitution médicale particulière. D'ailleurs, cette impression d'unité pathogénique pa-

raissait légitimée par l'existence d'un même
agent pathogène, du streptocoque dans les exsudats des pleurésies purulentes, dans le pus des
phlegmons et des otites. Fait important, l'état
sanitaire de la garnison de Lyon était normal, et
la ville elle-même avait une constitution médicale satisfaisante.

Peut-on réellement appliquer à cette petite épidémie la dénomination de grippe? Les accidents
en question ne ressemblent guère à une affection
pandémique telle que l'influenza, et il nous paraît
quelque peu excessif d'admettre une grippe streptococcique. Cela aurait pu, à la rigueur, constituer
une variété de grippe, si celle-ci avait régné épidémiquement à cette époque dans toute la région.
Or, si dans les faits de Verneuil et de Bonnemaison déjà cités, cette combinaison paraissait
exister, il n'en est pas de même dans ceux de
R. Bernard.

Voici maintenant des données en apparence
plus probantes :

C'est encore dans les *Archives générales de Médecine* (1905) que nous trouvons, sous la signature des Drs Nobécourt et Paisseau, la relation
d'une épidémie hospitalière où le rôle du bacille
de Pfeiffer fut incontestable. Ces cliniciens distingués ont émis une opinion formelle devant les
incertitudes ou même les négations des Drs Bezançon et Israëls de Jongh. Comme nous les avions

déjà et comme on le rappelle dans le travail des *Archives*, une épidémie récente de grippe, à Paris, avait été remarquable par la pluralité des germes trouvés dans les crachats. D'autre part, on avait signalé l'absence du cocco-bacille, et cette absence, notée à la même époque dans l'épidémie de Vienne, pouvait permettre de nier la spécificité du microbe de Pfeiffer; cette opinion se trouvait renforcée encore par ce fait que le germe en question avait pu être retrouvé, en dehors de toute épidémie de grippe, dans l'expectoration de malades atteints de coqueluche, de bronchite vulgaire ou de broncho-pneumonies banales (Rosenthal, Elmossian, etc.).

Les recherches bactériologiques des Drs Nobécourt et Paisseau, au cours d'une épidémie grippale ayant régné à l'Hospice des Enfants-Assistés, de novembre 1904 à mars 1905, ont été très significatives ; il s'agissait bien du bacille de Pfeiffer.

Le début de la maladie, sa diffusion rapide, l'intensité de la fièvre, la prédominance des phénomènes généraux, tout cela faisait inévitablement songer à la grippe. Or, dans ces circonstances, les exsudats pleuraux recueillis pendant la vie, ainsi que ceux des foyers pulmonaires après autopsie, renfermaient le cocco-bacille pur ou associé au streptocoque. Ce microbe se montra d'ailleurs exceptionnellement virulent pour la souris. Dans des conditions aussi nettes, les Drs Nobé-

court et Paisseau se croient en droit de se ranger
à l'opinion de cliniciens, tels que Hutinel, Barié,
Le Gendre, Siredey et Comby qui, au nom de la
clinique même, restent fidèles à la conception
nosologique de la grippe-maladie.

Le Dr Émile Boix, dans un mémoire rempli de
verve et de bon sens clinique publié également
dans les *Archives générales de Médecine* (1905),
semble répondre aux questions posées par les
Drs Nobécourt et Paisseau, dont il ne connut
d'ailleurs le travail qu'après avoir rédigé le sien.

Ce travail est intitulé : *La grippe existe-t-elle?*

Le Dr Boix, un peu surpris de voir cette existence remise en question à la Société médicale
des Hôpitaux de Paris, a cru devoir protester, en
passant, comme il le dit, au crible de la critique,
les assertions émises devant cette Société savante
par des cliniciens et des bactériologistes de haute
valeur. Le cocco-bacille ne serait pas, dit-on, le
microbe spécifique de la grippe. Cette maladie
n'existerait pas à titre d'espèce morbide digne
de ce nom dans le cadre nosologique, d'après
le Dr F. Bezançon. La grippe engendrée par l'exaltation momentanée de divers microbes, le catarrhalis, le paratétragène, le cocco-bacille de Pfeiffer,
lui-même, ne serait plus qu'une affection catarrhale *saisonnière*. Il s'agirait, en somme, comme
le croit Ménétrier, d'une virulence insolite de
microbes commensaux de l'organisme, virulence

accrue probablement sous l'influence de conditions cosmiques. Le Dr Boix répudie formellement cette conception qui fait de la grippe une
rhino-pharyngo-bronchite catarrhale banale, et,
dans une argumentation à la fois brillante et
serrée, il attaque successivement les dogmes
nouveaux formulés par les éminents observateurs
déjà cités. La grippe, dit-on aujourd'hui, n'a pas
de microbe spécifique ; mais, en admettant que
le germe réel n'ait même pas été entrevu, ne
peut-on pas objecter que nombre de maladies
spécifiques, telles que la rougeole, la variole, la
scarlatine, la rage, etc., ont jusqu'ici déjoué tous
les efforts des bactériologistes ? Avant la découverte du bacille de Lœfler, a-t-on songé à révo-
quer en doute la spécificité de la diphtérie ?

La grippe, dit-on encore, n'a pas de caractères cliniques suffisants pour la différencier des vulgaires
affections catarrhales saisonnières. Le Dr Boix ré-
pond très heureusement en mettant en relief les
points principaux qui, d'après lui, donnent à la
grippe son incontestable personnalité. Il met en
avant la question de l'*épidémicité* dont l'évidence
s'impose. Jamais les pandémies soudaines de l'influenza n'ont été imitées par les microbes les plus
virulents, tels que le streptocoque, par exemple. Le
brillant argumentateur, après avoir épuisé cette
question, se croit en droit d'affirmer que l'épidémicité reste un des grands caractères de la grippe.

Sans insister sur la *contagiosité* qui, pour nous, ne peut être mise en doute, le Dr Boix insiste sur les symptômes culminants de la grippe. Parmi eux, il en relève un qui, à son sens, est la maladie même : *c'est l'intoxication immédiate plus ou moins profonde, mais durable, du système nerveux.* Nous ne pouvons pas, à notre grand regret, suivre l'auteur dans son exposé d'une netteté saisissante, le cadre de cet ouvrage ne nous le permettant pas. Certains admettront peut-être avec lui qu'il est peu clinique de nier l'autonomie de la grippe, sous prétexte qu'elle est protéiforme, car il faudrait alors, affirme-t-il, démembrer la fièvre typhoïde, la scarlatine, l'impaludisme, la tuberculose, qui peuvent revêtir des formes cliniques si variées.

Pour le Dr Boix, le microbe de l'influenza, quel qu'il soit, est un microbe dont la toxine, *mutatis mutandis,* peut être comparée à celle de la diphtérie ; ce serait, paraît-il, le cas du bacille de Pfeiffer.

A la fin de son travail, après des considérations d'ordre expérimental, l'auteur croit avoir le droit de repousser les conclusions trop hâtives apportées à la Société médicale des Hôpitaux par d'éminents bactériologues. Pour lui, la grippe est indéniablement une maladie spécifique.

Tel est aujourd'hui l'état de la question sur la bactériologie de la grippe. Quelles conclusions

peut-on en tirer ? Il nous semble que bien des
points obscurs existent encore au moment où
nous écrivons ces lignes. On peut pourtant, à
notre avis, dégager de toutes ces recherches et de
toutes ces discussions, si remarquables d'ailleurs
à tous égards, quelques données à peu près indiscutables. La grippe-influenza, avec son épidémicité, sa diffusibilité, sa gravité enfin, paraît bien
avoir une existence réelle, mais elle n'a certainement pas la marche cyclique, pas plus que la
symptomatologie univoque et le déterminisme
microbien des maladies infectieuses, en général.
Il est possible que le bacille de Pfeiffer joue un
rôle prédominant dans certaines épidémies, et
qu'il laboure, comme on l'a dit, pour les autres
microbes pathogènes. Mais on l'a vu pulluler
dans des infections broncho-pulmonaires banales,
comme celles qui sont sous la dépendance de
certaines constitutions saisonnières catarrhales,
connues depuis des siècles; on l'a vu, dans ces
conditions, exercer ses ravages en compagnie
d'autres bactéries malfaisantes. Sa spécificité ne
nous paraît pas démontrée.

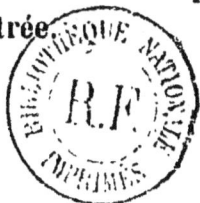

7

V

Lésions anatomo-pathologiques.

Il ne peut guère être question d'anatomie pathologique proprement dite dans la grippe, la multiplicité et la variabilité même des symptômes,
suivant les épidémies, rendant ce genre de recherches à peu près illusoire. La symptomatologie
propre de la grippe, exempte de complications,
consiste en troubles respiratoires et gastriques
qui n'ont rien de caractéristique et ne comportent pas d'autopsie. Quant aux complications,
pneumonies, méningites, myocardites, néphrites,
péritonites, lésions oculaires, auriculaires, etc.,
les altérations qui leur sont inhérentes sont souvent d'ordre banal. C'est, en somme, dans les
voies respiratoires que se rencontrent les principales lésions de la grippe. Du côté de la muqueuse
pituitaire, du pharynx, du larynx, de l'oreille, les
spécialistes ont pu déceler des modifications diverses, présentant certaines nuances ou quelques
particularités.

L'*épistaxis,* dans la grippe, symptôme précoce
et de fréquence variable, s'accompagne d'une
congestion avec tuméfaction de la muqueuse
pituitaire. Le Dr L. Ballin a décrit une épidémie

de grippe, avec coryza infectieux, dans un asile d'enfants. L'examen des sécrétions nasales chez vingt nourrissons fit découvrir onze fois le bacille diphtérique. Dans deux cas, les inoculations montrèrent qu'il s'agissait de bacilles pseudo-diphtériques; d'ailleurs, l'absence du bacille fut constatée chez les parents, frères et sœurs. Il s'agissait donc de l'influence du séjour dans une salle commune où régnait la grippe.

Le Dr Belin a relaté, chez un malade atteint de grippe, l'existence de sinusite frontale et ethmoïdale, avec abcès du cerveau consécutif. Cartaz a signalé des rhinorrées et des suppurations des sinus.

D'après Weichselbaum, les *sinus* frontaux et maxillaires sont fréquemment envahis par une inflammation parfois infiltrée d'œdème ou ecchymosée, quelquefois par une sécrétion purulente ou muco-purulente. La sinusite maxillaire peut s'accompagner, dans certains cas, de méningite. Le Dr Wilh Roth, de Vienne, a cité vingt-cinq cas d'inflammation des cavités accessoires de la face, constitués cinq fois par la sinusite frontale, vingt fois par l'inflammation de l'antre d'Hygmore.

Du côté du larynx, on peut trouver des lésions inflammatoires plus ou moins prononcées de la muqueuse. Cartaz a signalé l'œdème laryngé; Réthi, un abcès de l'épiglotte et des ulcérations de la muqueuse; ce même auteur cite deux cas

7 — 7

de périchondrite ayant entraîné la paralysie des abducteurs.

La muqueuse de la trachée et des bronches présente fréquemment un exsudat muco-purulent, plus ou moins épais, dans lequel on peut retrouver le cocco-bacille de Pfeiffer. La bronchite peut être fétide (Chantemesse). Peter insiste sur la purulence de la bronchite grippale. Nonat a constaté, en 1837, à Paris, dans les nécropsies de pneumonies grippales, la présence fréquente de productions plastiques et pseudo-membraneuses ramifiées dans les bronches des lobes hépatisés. Dans trois autopsies, J. Comby, à Gardon-Lagache, n'a trouvé que des traces d'inflammation bronchique (rougeur, gonflement, muco-pus); il n'existait pas trace d'hépatisation. Ce médecin distingué avait noté la présence du pneumocoque à l'état de pureté sur les crachats recueillis pendant la vie.

Les *lésions pulmonaires* sont très variables. La congestion, si fréquente, échappe naturellement à la description. La pneumonie lobaire se présente souvent avec des caractères particuliers. On a signalé l'aspect plus homogène de la coupe, sur laquelle les granulations manquent ou sont peu marquées; on a noté aussi l'apparition précoce de l'hépatisation jaune ou de l'infiltration purulente. Ménétrier a décrit dans une observation une hépatisation rouge et grise avec foyers de ramollissement purulent. Dans un autre cas, il existait une hépatisation grise totale du poumon droit avec petits abcès miliaires. Laveran a vu cinq cas de pneumonie grippale avec pleurésie suppurée.

Des localisations extra-pulmonaires accompagnent parfois la pneumonie lobaire : pleurésie, péricardite, méningite fibrineuse, endocardite végétante (Ménétrier). Dans une observation remarquable de Jaccoud, le foyer primitif, qui était la suppuration du poumon survenue à la fin de l'hépatisation grise, était devenu le point de départ d'une infection pyohémique générale, avec endocardite végétante, abcès miliaires du rein, épanchement purulent dans le genou droit et fusée purulente du brachial antérieur. Le streptocoque avait été l'agent de cette infection.

Lancereaux (*Archiv. de Méd.*, 1886) a décrit plusieurs cas de pyohémie à la suite de la grippe, compliquée ou non de pneumonie ; les microorganismes pathogènes étaient, soit le pneumocoque seul, soit le streptocoque associé ou non au staphylocoque. Nous ferons remarquer que tous ces cas de pneumonies lobaires grippales compliquées ont été signalés avant la grande épidémie de 1889-1890.

Frænkel cite cinq cas de gangrène pulmonaire consécutive à de petits abcès formés au centre de lobules d'un poumon atteint de pneumonie : il existait à la fois du streptocoque et du bacille de Pfeiffer. Dans un cas de Jürgensen, après une pneumonie mortelle, l'autopsie décela un abcès sous-diaphragmatique derrière la rate et le lobe gauche du foie, abcès un peu plus volumineux que le poing, sans lésion du péritoine.

Le Dʳ Ch. Garnier (*Bullet. Soc. médic. Hôpit.*, 1900) a étudié les rapports de la pneumonie grippale et de la phtisie caséeuse. Les foyers pneumoniques, provoqués par le pneumocoque, le streptocoque et le staphylocoque, furent plus tard envahis par le bacille de Koch.

Dans le service du Professeur Bernheim, à Nancy, un jeune garçon de seize ans, atteint de pneumonie droite, en pleine épidémie d'influenza, présenta le cocco-bacille dans les crachats. Au bout de quinze jours, hépatisation rapide du sommet à la totalité du poumon et existence de pneumocoques associés à de nombreux bacilles tuberculeux. A l'autopsie, le poumon droit présentait l'aspect typique de la pneumonie caséeuse. La pneumonie grippale, primitivement fibrineuse, avait été transformée par la suite en pneumonie caséeuse, la grippe ayant vraisemblablement avivé un foyer de tuberculose latente.

Pfeiffer, cité par Huchard (*Journ. des Pratic.*, 1896), attache une grande importance à l'infiltration des cloisons alvéolaires par les cellules embryonnaires, pour expliquer la lenteur de la résolution et la fréquence des scléroses consécutives ; cette infiltration serait plus spécialement l'œuvre du bacille de l'influenza. Il s'agissait peut-être de pneumonies pseudo-lobaires.

D'après Jaccoud, la pneumonie fibrineuse grippale présente, en général, quelques caractères spéciaux, tant au point de vue clinique qu'au point de vue anatomo-pathologique. Les foyers d'hépatisation sont peu étendus, mais multiples ; cette pneumonie, étant essentiellement mobile, envahit progressivement les différents points du poumon. C'est la pneumonie *migrans* de G. Sée.

La *broncho-pneumonie* est une complication fréquente et grave de la grippe, avec tendance à la suppuration et à la gangrène. Elle est désignée par Finkler sous le nom de pneumonie cellulaire ; cet observateur invoque, comme Pfeiffer pour la pneumonie lobaire, l'infiltration du tissu interalvéolaire par des cellules embryonnaires. Les lésions ont été décrites par Beck, Pfeiffer et Weichselbaum ; elles consistent en une accumulation de cellules embryonnaires dans les bronchioles et dans les alvéoles ; les cloisons interalvéolaires sont infiltrées aussi, et les alvéoles peuvent être remplis de cellules desquamées, mêlées à un exsudat fibrineux. Ici, le pneumocoque et le streptocoque n'interviendraient pas ; le cocco-bacille serait seul en cause et créerait une tendance marquée à l'induration. Il faut faire observer que la grippe peut

se compliquer de broncho-pneumonies dues aux
agents habituels. Henri Meunier, que nous nous
plaisons à citer, a décrit (*Arch. gén. de Méd.*,
1897) dix cas de broncho-pneumonies infantiles
dues au bacille de Pfeiffer ; les lésions constatées
à l'autopsie étaient différentes, suivant les petits
malades. Nous y relevons l'hépatisation avec
exsudat pleurétique abondant et cultures poly-
microbiennes ; foyers disséminés avec présence
de pus dans les petites bronches ; broncho-
pneumonie mamelonnée, dilatation bronchique
en certaines zones, gros ganglions caséeux du
hile, etc.

Kundrat, dans huit autopsies, a rencontré des
foyers extraordinairement volumineux contenant
du pus dans leur partie centrale. Dans un cas de
Verneuil, une broncho-pneumonie grippale était
compliquée d'endocardite végétante, de diarrhée
putride et d'abcès sous-pectoral ; il existait du
pneumocoque et surtout du streptocoque. La surface de section des noyaux hépatisés, d'après
Finkler qui a pratiqué plusieurs autopsies, est
unie, parfois un peu granitée. Ce n'est pas précisément de l'hépatisation, c'est de la splénisation.

Duponchel rapporte que, dans un cas où, pendant la vie, l'auscultation avait fait songer à une
pneumonie lobaire, Gaucher trouva les caractères
anatomiques de la broncho-pneumonie.

Très fréquemment, d'après Kundrat, la bron-

chite grippale s'est accompagnée d'une pneumonie lobulaire un peu spéciale, comme nous venons
de le dire; outre ces foyers volumineux, dont
nous avons parlé, il a existé, dans certains cas,
de la nécrose par suite de thromboses artérielles,
nécroses s'étendant parfois à la plèvre et provoquant des épanchements séreux abondants.

Kahler, dans deux cas, a constaté un abcès
pulmonaire développé au centre d'une masse de
tissu de splénisation.

La *pleurésie grippale* a été fréquemment observée dans l'épidémie de 1889-1890. Elle est quelquefois sèche et fait penser à tort à la tuberculose; le plus souvent, il existe un épanchement,
soit séro-fibrineux, soit purulent.

Morel-Lavallée a décrit, sans s'étayer, que nous
sachions, sur des autopsies, un processus de
pleuro-cellulite diffuse subaiguë. Les altérations
phlegmasiques s'étendraient sur la totalité des
deux séreuses, mais avec maxima demi-circulai-
res et sinusoïdaux. Le même auteur laisse entendre qu'il peut exister, par continuité, des lésions
inflammatoires dans le tissu cellulaire sous-
pleural.

Les microbes ordinaires sont le pneumocoque
et le streptocoque pyogène; on y a constaté le
bacille encapsulé; il est douteux que le bacille
de Pfeiffer puisse à lui seul créer un épanchement
purulent. La pleurésie peut coexister avec d'au-

tres manifestations broncho-pulmonaires (fluxion
de poitrine de Dieulafoy), ou bien survenir, soit
après une pneumonie lobaire, soit après une
broncho-pneumonie (voir Thèse Brocard, Paris,
1890). Laveran a observé cinq cas de pneumonie
grippale avec pleurésie suppurée ayant nécessité
l'intervention. Des faits de ce genre ont été cités
par Rendu, Netter, Vincent et Vaillard.

Letulle (*Bull. Soc. méd. Hôp.*, 1890) a relaté
l'observation d'une pleurésie interlobaire gauche
causée par le bacille encapsulé de Friedlander.
Le même auteur a recueilli trois autres observations de pleurésies suppurées méta-grippales.
A. Frænkel (Soc. méd., Berlin, 1897), à propos
des complications de l'influenza, déclare qu'on a
observé des cas de pleurésie purulente ou de
pleurésie putride survenant à la suite de gangrène pulmonaire.

Dans un cas intéressant (*Bull. méd.*, 1891), cité
par Duponchel, alors que les phénomènes observés à l'auscultation ne pouvaient y faire songer,
il se produisit soudainement une vomique résultant d'une pleurésie interlobaire insoupçonnée.

Même après l'opération de l'empyème, dans
certaines pleurésies purulentes grippales, il peut
s'établir une fistule avec suppuration se prolongeant pendant deux ou trois ans et nécessitant la
thoracoplastie (Verneuil).

L'exsudat a paru, dans certains cas, s'effectuer

en dehors et au delà de la cavité pleurale, dans
le tissu cellulaire sous-pleural ou para-pleural.
Cette notion nouvelle de la cellulite n'a pas encore, que nous sachions, de justification anatomo-
pathologique.

TUBE GASTRO-INTESTINAL. — Les lésions sont
d'ordinaire légères, superficielles, congestives
ou ulcéreuses.

Le Dʳ Hugenschmidt, de Paris, a étudié les
complications buccales et dentaires de la grippe
et cite les travaux de Bucquoy, Comby, Gaucher,
Widal, Leyden et Ewald. Les lésions les plus
fréquemment observées ont été les suivantes :
périostites alvéolo-dentaires suppurées, stoma-
tites ulcéreuses étendues, ulcérations irrégulières sur les piliers pharyngiens, gingivites,
ulcérations géométriques, circulaires, du type
aphteux, etc.

D'après le Dʳ Shelly, un signe constant de l'influenza consisterait en une éruption vésiculeuse
du voile du palais, pathognomonique, caractérisée par de petites élevures translucides ressemblant à des grains de sagou. Le Dʳ Kolipinsky, de
Washington, a décrit un signe analogue consistant en petites élevures convexes, transparentes,
ou d'un bleu nacré, reposant sur un fond rouge,
au niveau du voile du palais. Le Dʳ Frank, de
Brunswick, a signalé une tuméfaction des papil-

les de la portion antérieure de la langue, dès le
deuxième ou le troisième jour. Un autre signe
objectif latent d'une grande importance consisterait, d'après Chryssovergis, de Beyrouth, en un
érythème simple ou parsemé de fines granulations acuminées siégeant encore sur le voile du
palais; dans quelques cas, il existerait des plaques rouges, à contours irréguliers, suivies parfois d'exulcérations et de fausses membranes
diphtéroïdes.

L'auteur aurait, en outre, observé chez certains
malades, tantôt de la gingivite, tantôt une rougeur vive avec tuméfaction du bord libre et de
la face postérieure des lèvres. Les ulcérations
superficielles succédant aux plaques érythémateuses étaient douloureuses. La langue se montra, dans quelques cas, rouge et desquamée,
parfois tuméfiée au niveau des papilles, avec
apparition aussi de plaques rouges. Trois échantillons de mucus prélevés dans le pharynx de
trois malades renfermaient une assez grande
quantité de bacilles de Pfeiffer.

Dans l'épidémie étudiée par Chryssovergis,
les symptômes grippaux se localisèrent sur le
gros intestin, donnant lieu à de la contracture,
ainsi qu'à des douleurs plus ou moins violentes au niveau de la fosse iliaque gauche.
Dans certains cas, cette douleur, siégeant à la
fosse iliaque droite, simula la colique appendi-

culaire. Des symptômes dysentériformes avec épreintes, tenesme et selles glaireuses furent constatés dans la moitié des cas. D'après l'auteur, un élément congestif d'une grande mobilité constitua le substratum anatomique essentiel de cette variété de grippe (*Semaine médicale*, juin 1903).

Lemoine, de Lille, a décrit aussi une stomatite grippale avec aphtes nombreux et petites ulcérations des lèvres, de la langue et de la face interne des joues.

Les *parotidites* suppurées avaient été déjà signalées par Stoll et Heberdeen en 1775; on les a vues se produire en 1889-1890, accompagnant quelquefois d'autres complications suppuratives dues au streptocoque. Lemoine a cité trois observations concernant des soldats et où la parotidite a apparu associée à l'érysipèle, à l'angine et à la pneumonie. Dans un cas (Thèse Jarres, Paris, 1890), la même complication coexistait avec des infarctus suppurés d'un poumon causés par le staphylococcus pyogenes aureus. Lemoine (*Revue de Méd.*, 1890) a encore relevé, dans quatre observations, un gonflement de la région parotidienne rappelant les oreillons et précédant trois fois un érysipèle surgissant dans la convalescence de la grippe. Flessinger, en 1889, a vu six fois survenir une tuméfaction parotidienne dans le cours de la grippe, et considère ce phé-

nomène comme une décharge bacillaire sur la
parotide.

L'*angine* représente un des foyers primitifs de
l'infection grippale. Cette détermination pharyngée est bien connue, au point de vue de son rôle
infectant, depuis les travaux de Bouchard, Landouzy et Kannemberg. Les anfractuosités de
l'amygdale sont peuplées de micro-organismes et
la grippe a pour action d'entraver la phagocytose.
C'est une angine diffuse, à peu près identique
à l'angine catarrhale diffuse idiopathique. Les
deux amygdales palatines, l'amygdale pharyngée
et l'amygdale linguale peuvent être infectées
secondairement et être envahies par une inflammation phlegmoneuse. Les infections pyogènes
streptococciques qui peuvent avoir leur point de
départ dans ce foyer sont : les péri-amygdalites
phlegmoneuses, les adéno-phlegmons rétro-pharyngiens et cervicaux, quelquefois le phlegmon
diffus du pharynx et le phlegmon diffus du plancher lingual (angine de Ludwig).

Le Dr Franke donne comme signe pathognomonique une rougeur intense limitée aux piliers
antérieurs du voile du palais ; c'est une bande
de 2 à 7 millimètres, irradiant quelquefois en
éventail et interrompue au niveau de la luette.
D'après le Dr Chryssovergis, la forme colique de
la grippe serait révélée par un érythème palato-
pharyngé, comme nous venons de le voir.

La pharyngite grippale, d'après Leyden, se distinguerait spécialement par une tuméfaction diffuse, hémorragique de toute la muqueuse.

La pharyngite érythémateuse fait rarement défaut chez les enfants et accompagne l'état saburral. Barthélémy (*Arch. gén. de Méd.*, 1890) a vu quelquefois un rash scarlatiniforme, d'origine manifestement grippale, s'accompagner d'une angine pultacée.

L'*estomac* et l'*intestin* peuvent présenter des ulcérations plus ou moins étendues, mais cela est pourtant assez exceptionnel. La langue blanche, opaline, rouge sur les bords (Faisans), mérite le nom de langue grippale. Il en sera surtout question dans l'étude clinique.

Dans son excellent article du *Traité des Maladies de l'Enfance,* H. Gillet parle de tuméfaction des plaques de Peyer et des follicules clos. Il signale, après certains auteurs, Max. Flesch notamment, des lésions intestinales profondes : perforation de l'intestin grêle, tout près du duodénum. Chez un enfant de dix semaines soumis à l'alimentation artificielle, l'autopsie montra deux pertes de substance de la muqueuse du jejunum et, de plus, une infiltration énorme des plaques de Peyer de l'iléon avec adénopathie mésentérique.

Dans les formes dysentériques ou cholériformes, les lésions de la muqueuse intestinale n'ont pas été, que nous sachions, étudiées au point de vue anatomo-pathologique. Merklen a signalé trois cas d'appendicite grippale sans intervention chirurgicale ; la grippe avait ici agi en exaltant la virulence des germes contenus normalement dans l'intestin.

Dans certains cas, chez les enfants notamment, les ganglions mésentériques peuvent être tuméfiés au même titre que ceux de l'aisselle, du médiastin, etc. Dans la forme colique, étudiée par Chryssovergis, il existerait, comme nous l'avons déjà dit, un érythème palato-pharyngé significatif. Tout porte à croire que c'est une lésion du même genre dans l'intestin qui, dans ces cas, peut provoquer les coliques et l'état spasmodique du côlon, avec selles glaireuses et épreintes.

Dans la forme typhoïde de la grippe avec diarrhée, stupeur, etc., on a trouvé partout le coli-bacille, jamais le bacille d'Eberth. Dans un cas, l'autopsie démontra l'intégrité des plaques de Peyer (A. Siredey). Dans une observation analogue concernant un malade du service du Professeur Picot, avec taches rosées lenticulaires, l'autopsie, pratiquée par le Dr Monié, révéla l'intégrité absolue de la muqueuse intestinale, notamment au niveau des plaques de Peyer.

Rate. — La tuméfaction et la diffluence de la rate ont été mentionnées dans un certain nombre

de cas (Babès, Ribbert, Widal, Chantemesse).
Dans plusieurs cas de pneumonie avec pleurésie
purulente, Duponchel a trouvé la rate énorme.
Cette congestion splénique s'observe surtout
dans la forme typhoïde. C'est dans cet organe
hypertrophié que, d'après G. Stewart, s'élabore-
raient les substances chimiques sécrétées par le
bacille de la grippe.

Kouskow, qui a examiné la rate, *d'ailleurs
diminuée de volume,* dans quarante cas mortels de
grippe, a rencontré des lésions assez profondes.
La coupe était d'un gris-violet avec des taches
rouges ; la pulpe molle se détachait facilement :
les travées et les corpuscules de Malpighi étaient
à peine appréciables. Les hémorragies étaient
fréquentes et on trouvait assez souvent des foyers
de nécrose, de la desquamation de l'endothélium
et l'oblitération des vaisseaux (consulter la Thèse
du Dr Mangoubi, Paris, 1895).

Les *altérations hépatiques* sont assez rarement
notées. Dans la grippe gastro-intestinale, le foie
serait d'ordinaire augmenté de volume. Jürgensen
a rencontré dans une autopsie un abcès sous-diaphragmatique plus volumineux que le poing,
situé derrière le lobe gauche du foie et derrière
la rate ; le canal cholédoque et les conduits biliaires présentaient une énorme dilatation. La
congestion hépatique avec ictère survient parfois
dans le cours de la grippe. D'après Rendu, il

existerait dans ces cas des lésions cellulaires provoquant la transformation de l'hémoglobine en urobiline. Les déterminations hépatiques de la grippe sont peut-être moins rares qu'on ne le suppose ; Stoll rapporte, en effet, que l'épidémie de 1775, à Vienne, fut remarquable par la prédominance des phénomènes bilieux. D'après une observation du Dr Dufaur, de la Rochelle, l'agent infectieux peut envahir les voies biliaires sans marquer son passage à travers le tube intestinal.

Le Professeur Tédenat a bien étudié les grands abcès du foie consécutifs à la grippe. Ces abcès contenaient de un litre à un litre et demi de pus, d'ailleurs stérile.

Les Drs Aron (*Gaz. hebd.*, 1869) et Belinic (Thèse Paris, 1871) citent chacun un cas, avec autopsie, d'ictère grave d'origine grippale où l'on trouva des lésions caractéristiques.

Le Dr Deverre (Thèse Paris, 1899) rapporte, à son tour, plusieurs observations d'ictère grave avec autopsie. Dans la première, le foie était énorme et présentait à la coupe une série de cavités remplies d'un pus séreux et verdâtre. L'examen histologique, à un fort grossissement, révéla l'existence de tissu conjonctif récent avec cellules embryonnaires. Les cellules hépatiques présentaient de l'atrophie pigmentaire ; leur noyau ne se colorait pas ; elles étaient anguleuses et leur protoplasma était translucide. Il s'agissait donc

de nécrose, de coagulation, et les lésions attei-
gnaient la majorité des cellules. Dans l'observation III, il y avait des streptocoques dans les
vaisseaux capillaires et dans les canalicules biliaires. Lorsque l'organe est atteint dans ses voies
d'excrétion, il y a angiocholite ascendante par
migration microbienne.

Les *reins* sont fréquemment altérés ; cela ressort, d'ailleurs, de la fréquence de l'albuminurie
dans l'influenza. Les travaux les plus connus sur
ce sujet sont ceux de Babès, qui a décrit une dé-
génération parenchymateuse au début ; de Ribbert, qui a noté de la tuméfaction trouble dans
un cas ; dans un autre, des granulations grais-
seuses dans l'épithélium des tubuli contorti ; enfin, de Leyden, qui a trouvé une fois des lésions
de glomérulo-néphrite. Il existe parfois une néphrite catarrhale avec hématurie prémonitoire.
Dans les formes septicémiques, la néphrite s'accompagne de déterminations variées : angine,
orchite, endocardite, pseudo-rhumatisme, etc. Le
Dr Tuvache fait remarquer que la néphrite grippale est souvent ignorée et entraîne une durée
interminable de la convalescence. La glomérulite
passagère, la néphrite aiguë avec hémorragie, le
mal de Bright aigu, la cystite parfois hémorragique, l'orchite, sont au nombre des complications
présentées quelquefois par la grippe. Le Dr Breton
cite un cas de néphrite chronique post-grippale

coexistant avec une aortite (*Écho méd. du Nord*, 1905). Si nous nous en rapportons à notre pratique particulière, ces cas sont loin d'être rares.

Dans une observation de Siredey où l'infection coli-bacillaire avait été surtout en jeu, on trouva à l'autopsie une néphrite intense avec un gros infarctus du rein gauche. Le plus souvent, sans doute, la grippe vient donner un coup de fouet à une affection rénale préexistante ; c'est ainsi qu'il faut sans doute interpréter un cas de pyonéphrose consécutive à la grippe, cité par Desnos ; il s'agissait d'une tumeur rénale avec urines purulentes. La néphrotomie lombaire amena un litre de pus crémeux contenant de nombreux streptocoques ; il existait un calcul volumineux, rameux, enclavé dans la cavité du bassinet.

Parmi les complications urinaires, Desnos signale, en outre, des uréthrites et des prostatites ; dans une observation, la prostate avait le volume d'une mandarine et présentait des bosselures qui persistèrent. Souvent, il s'agit d'une ancienne uréthrite réveillée par la grippe, se propageant à la prostate et provoquant quelquefois des abcès.

La *cystite* grippale a été quelquefois observée, mais il n'en sera question que dans l'étude clinique.

LÉSIONS CARDIAQUES ET VASCULAIRES. — Elles sont assez variées. Jaccoud a relevé une endocardite

dans un cas où une infection pyohémique générale, ayant pour point de départ un foyer de suppuration pulmonaire, avait déterminé une localisation cardiaque. Une inflammation endocardique
se retrouve dans une observation analogue de
Verneuil (Lehmann, Thèse Paris, 1890). Dans un
cas de Letulle, l'autopsie permit de constater une
péricardite suppurée. D'après Huchard, dans certaines formes pyohémiques, en raison de l'extension par localisations successives, l'endocarde est
toujours atteint. Dans des formes analogues, le
Dr Bloch signale notamment le pseudo-rhumatisme infectieux avec endocardite.

Les lésions du myocarde fréquentes, et, apparemment de même nature que celles des maladies
infectieuses, en général, se traduisent cliniquement par des phénomènes inquiétants dont il sera
question plus tard. Il est possible, comme le pense
Huchard, que la lenteur du pouls, l'état syncopal, etc., soient plutôt la conséquence d'un état
parétique du nerf vague que d'une lésion myocardique proprement dite.

Dans la plupart des cas de mort, d'après Frænkel,
existeraient des lésions cardiaques coïncidant
avec ce qu'il appelle la pneumonie d'influenza.

Letulle signale aussi, parmi les complications
fréquentes, l'endocardite infectieuse avec cyanose, refroidissement et mort. Nous ignorons si
ces observations ont été suivies d'autopsie.

Le Dr Camescasse, de Saint-Arnoult, a adressé
à l'Académie de Médecine, en 1895, un travail sur
les pancardites grippales avec altération probable, sans doute, de tous les éléments anatomiques constitutifs du cœur, avec hypertrophie,
parfois. Jehle a rencontré, dans deux cas d'endocardite grippale, le bacille de Pfeiffer au niveau
des valvules aortiques ; dans un cas, il s'agissait
d'une culture pure ; dans l'autre, il existait, en
outre, du staphylocoque. D'après cet auteur, le
bacille de l'influenza pourrait se propager, non
seulement par les voies lymphatiques, mais encore par les vaisseaux sanguins. Dans un cas de
Galliard, l'envahissement de l'endocarde fut très
net (Soc. méd. des Hôp., 1902). Chez un grippé
dont les crachats contenaient des pneumocoques,
l'auscultation révéla, à un moment donné, un
souffle systolique intense et prolongé. Juhel-
Renoy a vu, chez un petit malade, l'infection grippale envahir rapidement l'endopéricarde. D'après
Ménétrier, l'endocardite se rencontre plus fréquemment dans la pneumonie grippale que dans
la pneumonie vulgaire. Legendre a constaté des
péricardites avec épanchement, consécutivement
à la grippe.

Le Dr Batz (Thèse Bordeaux, 1896) a décrit,
d'après divers auteurs, les cardiopathies grippales. La péricardite ne présenterait jamais
d'exsudat hémorragique, mais souvent de la

purulence avec des microbes-variés. L'endocardite primitive serait rare, survenant, de préférence, après des lésions broncho-pulmonaires, une
otite, etc. Il existe une variété ulcéro-végétante
ayant pour siège de prédilection les sygmoïdes
aortiques, avec une bactériologie variée. La myocardite, d'après cet auteur, serait encore incomplètement étudiée.

Le Professeur Henschen, d'Upsal, a décrit la
dilatation aiguë du cœur dans la grippe; Warfringe a observé deux cas suivis de mort où l'autopsie confirma le diagnostic. C'est surtout chez
les alcooliques que le danger est grand.

Cornil et E. Barié (Soc. méd. Hôp., 1904) ont
communiqué une fort intéressante observation
d'endocardite mitrale végétante à staphylocoques,
d'origine grippale, avec rupture de la grande
valve de la mitrale et anévrisme valvulaire-per-
foré de la petite valve.

Les *lésions vasculaires* sont fréquentes, la phlébite surtout. Dans un cas de Ferrand, le sang
contenait des streptocoques. Dans un autre de
Burlureaux, une phlébite poplitée, accompagnée
de délire, occasionna la mort. La *phlegmatia
alba dolens* est souvent signalée, au cours de la
grippe, et il n'est pas de praticien qui n'ait constaté cette complication. Au point de vue anatomo-
pathologique et bactériologique, il n'y a point
de considérations spéciales à relever.

Les *lésions artérielles* ne sont pas rares. A. Frænkel a pu constater trois fois des thromboses artérielles ; une fois, notamment, une thrombose de l'artère centrale de la rétine ; dans un cas, il s'agissait d'artério-sclérose aiguë. Le Dr Breton (*Echo médical du Nord*, 1905) a vu une aortite aiguë survenir dans la convalescence d'une grippe, puis successivement se produire des troubles cardiaques et rénaux. L'examen radioscopique avait révélé une légère dilatation de la crosse aortique. Les signes cliniques étaient d'ailleurs péremptoires.

Le Dr Weinlecher, cité par le *Journal des Praticiens* (1894), a donné la description d'un anévrisme temporal consécutif à l'influenza ; il existait deux renflements, séparés par un méplat, au niveau de l'apophyse zygomatique. Dans un cas semblable, le Dr Téléky vit tous les symptômes disparaître spontanément.

Les *artérites aiguës*, au cours de la grippe, d'après le Dr Boisramé (Thèse Paris, 1899), sont analogues à celles de la fièvre typhoïde et atteignent les sujets âgés. Elles se présentent sous forme de cordon induré, avec modification de la coloration de la peau et évoluent fréquemment vers la gangrène sèche.

Le Dr Devrient, dans une observation que nous rapportons plus loin, a vu des phlyctènes gangréneuses sur la verge qui nécessitèrent l'excision des parties mortifiées.

Le Dr Duchesneau a cité (*Gaz. hebd. de Méd. et de Chir.*, 1890) un cas de gangrène des membres, consécutive à l'influenza. La peau devint violacée, puis noirâtre, et il se produisit une gangrène sèche du membre inférieur droit avec aspect momifié. Dans un autre cas analogue du Dr Dor, les pieds et les jambes étaient d'un bleu noirâtre.

En février 1890, le Dr Loison présenta à la Société médicale de Lyon le membre inférieur gauche d'un homme de trente-sept ans, amputé pour cause de gangrène, après une attaque moyenne d'influenza. Dans un cas de grippe traité par le Dr Drasche, celui-ci observa des suffusions sanguines sous-cutanées de tous les doigts. Nous pourrions multiplier ces exemples.

SYSTÈME NERVEUX. — C'est là que se rencontrent les altérations les plus graves, notamment au niveau des méninges. Déjà, en 1890, le Dr Brione (Thèse de Paris) mentionnait la méningite purulente de la base et la paralysie ascendante aiguë. A la même époque, le Dr Cezilly, dans sa thèse, citait les recherches de Katicheff concernant les névrites périphériques siégeant dans le sciatique, le grand nerf auriculaire et l'occipital antérieur. Bilhaut et Laveran ont signalé, l'un, des lésions cérébro-spinales, l'autre, une myélite ascendante aiguë. Peter publia au même moment un cas probable de névrite du

pneumogastrique. Kundrat a décrit des lésions
méningitiques localisées et, presque en même
temps, Weichselbaum des méningites suppurées,
consécutives à des abcès des sinus maxillaires
et frontaux ; malheureusement, il n'est pas question d'autopsie dans ces cas mortels.

Bozzolo, de Florence, dans un cas rappelant la
maladie du sommeil des nègres, a conclu à une
polioencéphalite aiguë hémorragique ; vers la
même époque (1890), Foa a pratiqué une autopsie
qui révéla une hémorragie de la moelle. Dans
une observation intéressante, Guttmann crut
pouvoir conclure à un processus inflammatoire
ayant atteint le cervelet et le pont de Varole.
Dans un autre cas, le même auteur constata des
signes de ramollissement progressif terminé par
la mort.

Dans l'autopsie d'une jeune fille de vingt-huit ans,
Alexander James trouva un cerveau œdématié
et une moelle congestionnée ; il n'existait pas
d'hémorragies appréciables à l'œil nu, mais le
microscope en révéla dans les cornes antérieures
et dans les renflements cervical et lombaire ; il y
avait, en outre, des lésions des cellules multipo-
laires de la corne antérieure et du tiers supérieur
de la moelle.

Dans un cas de méningite grippale, Traclesco
constata l'existence de fausses membranes à la
surface du cerveau et du cervelet, ainsi qu'une

certaine quantité de pus à la base du cerveau, pus renfermant des bacilles de Pfeiffer. Stéphane Dubois (Thèse Paris, 1902) a décrit aussi des cas de méningite purulente à bacille de Pfeiffer, tirant leur origine d'une infection du naso-pharynx.

Friedmann a publié trois cas de myélite grippale avec un décès et deux guérisons.

Dans une autopsie fort importante faite par Virchow, il existait un foyer hémorragique dans la couche corticale de l'hémisphère gauche, au niveau des circonvolutions centrales; ce foyer avait le volume d'une petite pomme et était entouré d'une zone œdémateuse avec deux petits abcès voisins. Furbringer cite un cas analogue, avec plusieurs foyers hémorragiques, dans les deux hémisphères, au niveau des circonvolutions centrales. Cornil (Acad. de Méd., 1895), dans un cas de méningite grippale, rencontra un épaississement de la pie-mère avec infiltration d'un liquide jaune opaque; dans le cerveau droit, existait un petit foyer hémorragique et également un foyer hémorragique intra-cortical dans la première occipitale. L'examen bactériologique ne décela pas de bacilles. L. Colin, dans la même séance, parla de méningites vraies suppurées, à streptocoques, pendant l'épidémie de grippe.

Nous aurons à parler plus tard de trois cas du Professeur Mossé concernant une polynévrite,

une altération bulbo-spinale et une paralysie
ascendante. Dans une autopsie de Weil, de Lyon,
il existait des lésions névritiques extrêmement
accusées, portant sur la myéline et le cylindre-
axe; la moelle était saine.

Dans un travail intéressant *(Rev. des Malad. de
l'Enf.*, 1904) basé sur trente-huit observations recueillies dans le service du Professeur Hutinel,
le Dr Roger Voisin énumère les lésions méningées qu'il a constatées. Il a vu quelquefois une
couche de pus ou des plaques purulentes au niveau de la convexité. Le plus souvent, il n'y avait
pas trace de pus; la pie-mère était simplement
infiltrée d'un liquide clair (œdème); il s'agissait
de méningites séreuses. Dans le liquide recueilli
par la ponction lombaire, on put déceler de nombreux polynucléaires ou des lymphocites; on put
constater, en outre, des lésions des cellules pyra-
midales commandant l'apparition des troubles
cliniques.

Les *Archives de Neurologie* sont très riches en
observations concernant la grippe; nous relève-
rons les faits les plus importants ayant trait à
l'anatomie pathologique.

Le *syndrome de Landry* post-grippal est assez
souvent signalé. Pour Boutin (Thèse Lyon, 1900),
cette manifestation provient de l'altération d'un
même système anatomique, le neurone moteur
périphérique. A propos du même syndrome, Ley-

den, après une autopsie, a décrit un gonflement des cylindres-axes de la moelle, avec tuméfaction et forme arrondie des cellules ganglionnaires de la substance grise de la moelle. D'après
cet éminent observateur, la paralysie ascendante
aiguë peut être provoquée soit par une polynévrite, soit par une lésion bulbaire. Suivant Sénator, il faudrait invoquer une tendance de la
grippe à exercer son action sur l'axe encéphalo-
médullaire. Jolly a vu un cas de poliomyélite
survenir chez une dame, trois semaines après
une forte attaque d'influenza.

Laurenti (*Riforma medica,* 1894), à propos d'un
cas de gangrène symétrique, reconnaît aussi une
action spéciale de la grippo-toxine sur la moelle,
probablement sur la portion de substance grise
située entre la corne antérieure et la corne postérieure, au niveau du tractus cellulaire intermédio-
latéral qui, suivant des travaux récents, constitue
le siège du centre des fonctions vaso-motrices et
sécrétoires.

Apostoli et Planet (*Rev. de Méd.,* 1898) ont relaté un cas de myélite infectieuse qui reproduisit
le tableau de la sclérose latérale amyotrophique
et qui rétrocéda progressivement. A relever dans
les cliniques de Sénator un cas de paralysie spinale spastique avec guérison, due très probablement à une myélite transverse de la partie inférieure de la moelle dorsale.

L'historique des accidents cérébro-spinaux de la grippe a été fait excellemment par Marty (*Arch. gén. de Méd.*, 1898). Il s'agit de onze observations personnelles formant une véritable échelle de gravité et dont il sera question plus tard.

La *polynévrite* grippale cause très rarement la mort. Nous trouvons dans la thèse de Diemer, Paris, 1900, le résumé d'une autopsie publiée par Bonnet (Thèse Lyon, 1893). Il existait sur les nerfs des lésions dégénératives très nettes, notamment dans les nerfs médian et tibial postérieur. Un assez grand nombre de gaines étaient vides et renfermaient de nombreux noyaux ; à côté se trouvaient d'autres tubes où la myéline était transformée en boules. Sur les coupes transversales du nerf tibial postérieur, il était facile de voir, au microscope, que la myéline avait complètement disparu dans la plupart des faisceaux.

Du côté de la moelle, les cellules des cornes antérieures, au niveau des renflements cervical et lombaire, étaient altérées, diminuées de volume et chargées de pigment. Presque toutes ces cellules avaient perdu leurs prolongements.

Pour les muscles (éminence thénar et jambiers), on constatait tous les signes de la dégénérescence vitreuse et de la myosite interstitielle.

Nous n'insisterons pas davantage sur les données anatomo-pathologiques du système nerveux, car, dans la grande majorité des cas, il s'agit, non pas de descriptions provenant d'autopsies, mais de vues de l'esprit, d'ailleurs très rationnelles. De tout ce que nous venons de résumer concernant les altérations du système nerveux, le lecteur pourra se faire une idée suffisante de la multiplicité et de la gravité de ces lésions.

Lésions oculaires. — Un grand nombre d'auteurs ont étudié les altérations de l'appareil de la vision.

Les paupières peuvent être le siège d'œdème ou de suppuration, d'érythème, etc. Nous reviendrons plus tard sur ce point.

Les *conjonctivites* et les *kératites* pustuleuses n'ont pas été rares, surtout chez les enfants. Pourtant, d'après Hans Adler, la conjonctive aurait été moins atteinte en 1890 que dans la plupart des épidémies antérieures. Nous n'insistons pas sur ce sujet qui sera repris un peu plus loin. La kératite infectieuse, à forme serpigineuse, a été notée par Delacroix chez des convalescents. L'épithélium peut être infiltré ou présenter des taches jaunâtres, des stries grisâtres ou des points blanchâtres de petite dimension ; les kératites à forme herpétique ont été signalées dans la convalescence (Galezowski).

Kœnigstein a vu des ecchymoses conjonctivales et des kératites avec arborisations vasculaires,

Fusch cite des cas de *ténonite* terminés par suppuration avec irruption du pus dans le globe oculaire et perte de l'organe ; l'œil, dans un cas, présentait deux perforations et le pus contenait du pneumocoque. Les faits de Badal concernent des blépharites, de l'eczéma impétigineux des paupières, des orgelets, des phlegmons du sac, des kérato-conjonctivites phlycténulaires, des cas de kératite infectieuse à hypopyon, des iritis aiguës ou des irido-choroïdites, un cas de glaucome aigu, etc. Hans Adler rapporte un cas d'iritis avec synéchies postérieures et un autre caractérisé par des symptômes glaucomateux aigus.

Galezowski a cité des cas de rétinite hémorragique avec endartérite. Lefrançais, de Cherbourg, a publié le cas d'un enfant atteint de phlegmon de l'orbite à pneumocoques, au cours de la grippe.

Du côté des membranes profondes, il y a peu de chose à signaler. Bergmeister a vu deux cas d'atrophie de la papille et Kœnigstein un cas de névrite rétro-bulbaire. Il faut rappeler encore les hyalitis et hémorragies miliaires de la rétine notées par Gillet de Grandmont. Macnamana a publié quatre cas de névrite optique dans l'influenza; dans l'un, un homme, absolument aveugle depuis six semaines, présentait les signes d'une papillite intense avec hémorragies rétiniennes très évidentes.

Les *Archives d'Ophtalmologie* contiennent de

nombreuses observations de complications oculaires qui trouveront leur place dans un autre
chapitre; nous ne pouvons relever, pour le moment, que celles qui présentent un certain intérêt anatomo-pathologique. C'est dire qu'il n'y a
pas lieu d'insister sur les paralysies oculaires et
celles de l'accommodation.

Les *altérations auriculaires* ont été fréquentes.
Dans l'épidémie de 1889-1890, Lœvemberg a pu
relever un grand nombre de cas d'otites moyennes aiguës. Comby, à la même époque, observa
chez les enfants la forme périostique, quelquefois
avec abcès prémastoïde. D'après A. Malherbe et
Alb. Bayce, le caractère le plus important des
otites grippales, au point de vue pathogénique,
c'est que le bacille de Pfeiffer ne se rencontre pas
dans le pus ou dans le liquide des phlyctènes
apparaissant sur la membrane du tympan et la
muqueuse du conduit auditif externe. Les recherches de Lœvemberg, à ce point de vue, ont été
absolument négatives.

Le Professeur Mouro a consacré une bonne
étude aux otites grippales (*Sem. méd.*, 1898).
Dans la myringite hyperhémique, le tympan est
rouge foncé avec des traînées hémorragiques.
Dans certaines formes de l'otite moyenne, on
trouve un exsudat séro-sanguinolent ou purulent.
La suppuration peut tout aussi bien trouver une
issue vers le crâne ou vers le sinus latéral. Dans

les formes graves, le rocher tout entier peut être
envahi (panotite), et cette infection présente alors
une grande analogie avec l'ostéomyélite aiguë.

La *mastoïdite,* à forme ostéomyélitique, est fréquente et présente parfois des signes de leptoméningite suppurée. Le bacille de Pfeiffer fait quelquefois défaut dans les exsudats hémorragiques
de l'otite grippale; il faut dire d'ailleurs que,
dans les otites typhiques, on ne rencontre pas
toujours le bacille d'Eberth.

Dans une autopsie pratiquée par le Dr Halle,
on trouva une cavité purulente occupant tout le
tiers antérieur du rocher et communiquant, par
l'intermédiaire de l'apophyse basilaire, avec le
sinus sphénoïdal; de ce dernier, l'affection avait
également envahi la fosse crânienne antérieure.

Le Dr Courtade (*Journ. des Pratic.,* 1898) signale
la fréquence des phlyctènes hémorragiques sur
le tympan. Les manifestations du côté de l'apophyse mastoïde sont quelquefois la conséquence
de soins insuffisants.

Lésions cutanées. — Le Dr Jarre (Thèse Paris, 1890), à propos de la fréquence des complications suppuratives de la grippe, relève l'existence des furoncles et des abcès superficiels ou
sous-cutanés. Le poison grippal semble s'éliminer par la peau, provoquant de l'herpès, des
poussées d'eczéma, des maladies éruptives spé-

ciales chez les enfants, etc. Les éruptions grippales avaient été signalées par les auteurs anciens (Van Swieten, Ozanam, Récamier).

Le Professeur Leloir a décrit des pyodermites,
des éruptions acnéiques influenziques et para-
influenziques. Il signale la fréquence des furoncles, des anthrax et de l'ecthyma. Un rôle important devrait être attribué, d'après lui, aux
intoxications d'origine gastro-intestinale ou hépatique. Ce savant dermatologiste a vu, en moins
de cinq semaines, quatorze observations de furonculose, chez des sujets après une atteinte d'influenza et n'ayant jamais eu de furoncles anté-
rieurement. Chez une jeune femme grippée, il
constata, dans la région myloïdienne, une plaque
rouge de lymphangite profonde ayant envahi le
derme et même l'hypoderme. Quelques jours
après, apparurent des furoncles à la nuque.

Divers auteurs ont décrit des érythèmes scarlatiniformes, des taches papuleuses dans diverses
régions, des éruptions ortiées, morbilliformes, etc.
On constate, il faut bien le dire, des déterminations cutanées dans nombre de maladies infectieuses, notamment dans la dengue. Au début de
la grippe, il existe très souvent de la congestion
du visage avec un peu d'œdème des paupières.
Barthélémy a cité deux cas de purpura, deux cas
de zona et divers rash (morbilliformes, scarlatiniformes, pityriasiformes). Le même auteur relate

des cas analogues aux éruptions miliaires de certaines fièvres typhoïdes, par suite de décharges microbiennes.

Morel-Lavallée, à propos des troubles vaso-moteurs cutanés consécutifs à la grippe, a publié une observation intéressante où l'on peut émettre, d'après nous, l'hypothèse, soit d'une lymphangite phlycténulaire, soit d'une érythromélalgie.

On a pu constater, parfois, des éléments papuleux sur un fond rosé.

Les *formes éruptives* de la grippe ont été signalées dans la grande épidémie de 1889-1890. Ces manifestations, très embarrassantes pour le praticien, ont fait songer plus d'une fois à la dengue. Ces éruptions survenant d'une manière précoce peuvent, par leur étendue, simuler assez exactement une fièvre éruptive et notamment la scarlatine. Rien ne manque parfois au tableau de la maladie. L'éruption, très étendue, est d'un rouge écarlate, comme si la peau était barbouillée de jus de raisin. Le pointillé particulier vient encore compléter le tableau, sans compter que les amygdales peuvent être envahies par un exsudat pultacé. La fièvre du début est pourtant moins vive dans la grippe. Les commémoratifs permettent parfois d'apprendre que le malade a déjà été atteint de scarlatine. Bientôt, la trachéo-bronchite, les allures de la fièvre, les sueurs, la céphalalgie, la courbature viennent dissiper les doutes. La pression du doigt ne détermine peut-être pas, comme dans la fièvre éruptive, l'effacement momentané de l'éruption. Un prurit, étranger à la scarlatine, accompagne parfois le rash grippal. L'énanthème et la tuméfaction des amygdales sont beaucoup moins accentués dans l'influenza. Enfin, dans cette dernière, la desquamation est toujours absente.

La *forme rubéolique est plus rare;* mais c'est alors le masque complet de la rougeole : coryza, larmoiement, manifestations laryngo-trachéo-bronchiques, érythème morbilleux généralisé, avec larges espaces de peau saine, etc. L'hésitation ne saurait être de longue durée, car la grippe surgit d'une façon plus prompte, et, même en temps d'épidémie, chez un enfant, le diagnostic ne saurait offrir de difficultés. La splénomégalie est de nature à éclairer le diagnostic.

VI

Symptomatologie.

Nous avons pu nous rendre compte, à propos de la question historique, que la grippe pouvait revêtir les physionomies les plus variables. Cha-

que épidémie, on peut le dire, a présenté un
cachet spécial, si bien que, dans le cours des siècles, de nombreuses dénominations populaires —
précédemment énumérées — furent imposées à
la maladie; ce qui prouve bien l'absence d'unité
symptomatique, le polymorphisme clinique, si
l'on peut ainsi dire, de cette affection à apparitions périodiques.

Si l'on se reporte néanmoins aux descriptions
plus ou moins variées, plus ou moins pittoresques de ces épidémies catarrhales, il est possible
d'y relever, au milieu de phénomènes disparates
et inattendus, un petit groupe de signes cliniques, assez constants, qui constituent, en quelque sorte, comme la trame même, comme le fond
du tableau de cette affection déconcertante. Il
n'est pas malaisé de mettre en relief ces troubles
pathologiques majeurs et d'en faire l'énumération.
Il n'est guère d'épidémie où il ne soit question de
toux opiniâtre, de sécrétions fâcheuses du nez et
des bronches, de céphalalgie, de frissons, de
fièvre, de sueurs plus ou moins critiques, d'anorexie, de douleurs lombaires ou générales, d'insomnie, d'angoisse cardiaque, de délire, d'asthénie, etc. Ce qui domine parfois, c'est « une toux
d'une violence extrême », « un étrange rhume »
qu'on appelle « coqueluche, catarrhe épidémique »;
d'autres fois, c'est la « raucité de la voix », « une
sécrétion fâcheuse (*distillatio molesta*) descendant

dans le thorax ». Même avec « un délire étrange »,
« un délire frénétique » comme celui dont parle
Sansonius en 1590, on voit figurer, comme symptômes obligatoires, le coryza et la toux. Si bien
que, malgré ces allures protéiformes, il est toujours possible de retrouver, dans toutes ces épidémies, le petit groupement symptomatique univoque dont nous venons de parler, qui se présente
comme la signature de la maladie et grâce auquel
on peut aisément se reconnaître dans ce dédale.

Graves, décrivant la grippe de 1837 et de 1847,
énumère des troubles facilement reconnaissables
aujourd'hui ; tels sont : la fièvre, qui n'est pas,
pour l'éminent clinicien, un élément essentiel de
la maladie, la céphalalgie, les douleurs articulaires, la toux, l'insomnie, la jactitation, l'anorexie. A cette époque, la dyspnée fut quelquefois
excessive et point proportionnelle à l'étendue de
l'inflammation pulmonaire. Présenter un tableau
clinique de l'affection, en fusionnant, en synthé-
tisant les principaux signes décrits par les auteurs, est certainement une tâche malaisée, mais
pourtant réalisable dans une certaine mesure.
Potain a essayé de tracer cette description syn-
thétique, avec un parfait succès, de l'avis de tous.

Après l'épidémie de dengue de 1889, à Constantinople, alors qu'on se félicitait, dit le Professeur de Brun, de la terminaison de cette énervante
maladie, on vit apparaître une épidémie nouvelle

affectant des allures qui ressemblaient singulièrement à la dengue de Saint-Pétersbourg. « En peu
« de temps, le Nord de la Russie, la Hollande, la
« Suède, la Belgique, la France, l'Angleterre,
« l'Italie, étaient envahies avec une grande rapi-
« dité d'extension, avec un nombre prodigieux
« d'individus frappés, une grande brusquerie de
« l'attaque, une haute élévation thermique dès
« les premières heures, l'anéantissement des
« forces et quelques rares éruptions. » S'agissait-il d'une épidémie de fièvre rouge? Des discussions passionnées s'élevèrent dans la plupart
des Sociétés médicales d'Europe. A l'unanimité,
on fut d'avis qu'il s'agissait de la grippe. Nous
verrons plus tard quelles sont les affinités et les
dissemblances de ces deux maladies.

INCUBATION. — La première question qui se
pose est celle de l'incubation. Quelle est la durée de cette période? Malgré la pénurie des documents sur ce sujet, on peut affirmer qu'elle est
fort courte. Elle est de quelques heures, ou de un
ou deux jours au maximum ; cela ressort avec évidence de certains documents et de certaines observations. Nous avons déjà vu qu'une ville d'Islande avait été atteinte brusquement par cette
maladie, le lendemain du jour où un fonction-
naire grippé y avait fait son entrée. Au Val-de-
Grâce, pendant l'épidémie, onze cas intérieurs

sur quinze se sont produits de un à quatre jours,
après l'installation d'un grippé dans un lit voisin
(Antony). Dans son rapport de 1890, le Professeur Bouchard enregistre l'opinion de la généra-
lité des médecins sur la brièveté de l'incubation
de la grippe.

PÉRIODE PRODROMIQUE. — D'après Potain (*Union
médic.*, 1889), cette période est courte et fait parfois défaut. Elle est caractérisée par l'apparition
d'un frisson initial ou d'une série de petits frissons répétés, avec courbature, douleurs articulaires ou périarticulaires, céphalalgie violente,
rachialgie et surtout une prostration profonde
survenant avec une brusquerie inouïe, prostration aussi morale que physique. Le malade est
souvent saisi, dit l'éminent clinicien, d'anxiété,
d'inquiétude qui lui font craindre l'invasion
d'une maladie grave. Cette période prodromique
dure tantôt douze ou vingt-quatre heures, tantôt
se prolonge pendant deux jours.

La *brusquerie du début* a frappé tous les praticiens; elle est fréquemment aussi marquée que
dans la pneumonie lobaire. Soudainement, un
sujet bien portant éprouve la sensation d'un
violent coup porté sur la tête et reste anéanti;
une femme citée par Grasset, au cours d'une visite, est obligée de s'aliter sur-le-champ. Tel autre
est réveillé au milieu de la nuit par une céphalal-

gie violente et est immédiatement en proie à une dépression extrême des forces. Une dame, de nos clientes, non tuberculeuse, éprouve, en pleine promenade, une courbature intense, rentre à la hâte, se couche et présente une expectoration sanglante, sans phénomènes stéthoscopiques appréciables.

Dans quelques cas, la maladie débute comme un accès de fièvre intermittente, avec un violent frisson suivi de claquement de dents. Duflocq et Grasset citent chacun une observation où le sujet se trouva soudainement en proie à un véritable brisement de forces. Rarement, il s'agit de syncope vraie ; pourtant, Ribail et Burlureaux en ont cité des exemples. Le vertige, suivi bientôt de céphalalgie, est quelquefois le symptôme initial. Dans un cas de Kisch, la grippe débuta par un délire bruyant bientôt suivi de fièvre grippale rapidement guérie. Comby a observé plusieurs cas de convulsions chez les enfants ; Sevestre et Whipham ont cité des attaques de sommeil persistant un ou deux jours chez des femmes et des enfants.

Par contre, d'après Huchard, certaines formes atténuées sont souvent méconnues ; telles sont les grippes apyrétiques caractérisées par un endolorissement général, avec des douleurs variables (algies grippales), myodynie, douleurs articulaires, lombaires, névralgies diverses, etc. Souvent, dit ce maître dans un langage pittores-

que, « avec un état grippal léger et sans fièvre,
« l'humanité presque tout entière reste à l'état
« de fatigue ».

Après la période prodromique, éclate la période
catarrhale ou période d'état caractérisée par une inflammation superficielle de diverses muqueuses :
coryza avec enchifrènement marqué, douleur gravative, pongitive, parfois ayant son siège au niveau des sinus, rougeur plus ou moins marquée
des conjonctives, angine avec déglutition pénible,
laryngite avec raucité et parfois aphonie. Une
toux quinteuse, sèche, ou coqueluchoïde, avec
chaleur sous-sternale, apparaît, s'accompagnant
bientôt d'une expectoration limpide, gommeuse,
rarement hémoptoïque. Parfois, comme le fait
remarquer Graves, la dyspnée n'est pas en harmonie avec la bénignité de la phlegmasie des
voies aériennes. On voit, dans quelques cas, se
produire une respiration haletante, anxieuse et
compliquée de douleurs costales plus ou moins
diffuses. Les signes physiques, quelquefois nuls,
sont caractérisés dans la majorité des cas par une
légère submatité, des râles ronflants ou sibilants
remplacés plus tard par des râles muqueux.

Les fonctions digestives sont toujours plus ou
moins troublées ; la bouche est pâteuse, amère ;
la langue est d'une teinte opaline spéciale avec
un peu de rougeur sur les bords et des papilles
hérissées ; l'anorexie est la règle.

L'atonie des fonctions intestinales se traduit par de la constipation, des douleurs avec distension dans les régions des hypocondres et, plus tard, dans certaines formes, par des coliques, de la diarrhée avec gargouillement iléo-cœcal ou même par une entérite dysentériforme avec tenesme rectal.

Les *urines* sont peu abondantes et souvent albumineuses, même dans les cas légers (Fiessinger). Il se produit quelquefois de l'hématurie symptomatique d'une néphrite superficielle. A ce cortège de symptômes vient se joindre presque constamment une prostration marquée et quelquefois un abattement extrême. Bien entendu, le tableau serait incomplet si la fièvre, et une fièvre spéciale, n'accompagnait pas, d'une façon à peu près constante, tous ces troubles de nature catarrhale. Le pouls mérite aussi une étude spéciale.

Voilà, assez sommairement résumés, les signes cliniques de la grippe commune, de la grippe réduite à sa plus simple expression, la plus fréquente heureusement. Il importe maintenant d'étudier un à un tous ces symptômes avec le degré d'importance que chacun d'eux peut réclamer.

FIÈVRE. — Nous avons déjà parlé de l'opinion de Graves et de Huchard sur la possibilité de son absence. Le mouvement fébrile peut, dans cer-

tains cas rares, atteindre jusqu'à 40°,5. En général, la température oscille entre 38°,5 et 39°,5.
La durée est très variable et dépend surtout des
complications qui peuvent surgir. Wunderlich,
qui depuis longtemps s'est comme spécialisé dans
les questions de thermométrie clinique, avance
que la température de la grippe présente une
marche très analogue à celle de la fièvre typhoïde,
avec un début graduel, des exacerbations vespérales et des rémissions matutinales. La fièvre se
terminerait par lysis, après une période d'état de
courte durée. Cette assertion a étonné tous les
cliniciens et ne peut s'expliquer que par ce fait
que cet éminent observateur a établi ses courbes
dans une épidémie postérieure à celle de 1890.
Tous les auteurs, notamment Huchard, ont noté
une ascension brusque suivant de très près le
frisson initial. Après avoir atteint rapidement
39°, 40°, et même 40°,5, la défervescence s'effectuait rapidement, même sans médication antithermique.

Pour Jaccoud, il existe une extrême irrégularité
de la température au cours de la grippe. Zaccha-
rine, de Moscou, cité par J. Teissier, comparant
un certain nombre de courbes relatives à des
malades traités par différents remèdes à d'autres
courbes concernant les cas abandonnés à l'expectation, a constaté qu'entre ces différentes courbes,
la dissemblance n'était pas grande. De toute

façon, on pouvait relever une élévation thermique de 40° environ persistant pendant deux ou trois nycthémères, puis survenait une défervescence par crise. Très fréquemment aussi, une récidive surgissait, quelle que fût la médication employée. Après vingt-quatre heures d'apyrexie, on voyait s'établir un état fébrile persistant pendant vingt-quatre ou trente heures. Ces formes spéciales furent surtout fréquentes au début de l'épidémie. Il faut relever, dans cette marche de la température, l'insuccès, un peu insolite peut-être, de la médication antipyrétique.

L'étude des tracés contenus dans la thèse du Dr Menu (Lyon, 1892), inspirée par le Professeur Teissier, met en relief des détails caractéristiques ; la régularité de l'évolution de la température et la physionomie du cycle fébrile confirment d'une façon absolue les premières données émises par Wunderlich, ainsi que celles des cliniciens russes sur l'évolution de la grippe, *maladie à rechutes* par excellence. C'est là une notion d'un très haut intérêt pratique dont la connaissance peut permettre d'éviter un certain nombre de complications assez fréquentes au début de la maladie et engendrées, soit par un refroidissement, soit par une alimentation prématurée. Quelle est l'explication pathogénique de cette rechute ? Très probablement, comme l'avance Menu, par une infection spéciale évoluant, le plus souvent en deux temps, quelquefois en plusieurs, provoquant ainsi une série d'invasions successives, mais d'une intensité progressivement décroissante.

L'analogie avec le typhus récurrent est frappante, comme si à chacune des exacerbations fébriles de la grippe s'effectuait dans le sang une pullulation nouvelle des éléments pathogènes. C'est là une hypothèse dont la preuve est difficile à donner, mais qui paraît rationnelle.

Fait important : on constate, toujours d'après J. Teissier et Menu, au milieu de l'ascension thermique continue des premiers jours, une dépression brusque en forme de V, une sorte d'encoche qui, au point de vue du diagnostic, présente une réelle valeur. Cette dépression a été signalée par le Professeur Teissier, sous le nom de *collapsus thermique médian*. Ce phénomène paraît répondre à une infection intensive et caractérise surtout les grippes graves. Teissier, Roux et Pittion ont entrepris, comme nous le savons déjà, des recherches expérimentales sur la diplo-bactérie retirée des urines de malades atteints de grippe ; or, avec des cultures d'une virulence moyenne inoculées chez les animaux, les tracés recueillis chez ceux-ci affectaient des caractères uniformes et dont la similitude avec ceux de la grippe était frappante. Avec des cultures plus virulentes, la courbe mettait en relief, d'une façon saisissante,

un *collapsus intense*, souvent de plusieurs degrés,
en forme de V, au milieu des températures élevées des premiers jours de l'infection.

En résumé, en sa qualité de maladie spécifique,
d'après l'École de Lyon, la grippe fébrile a un
tracé thermique bien personnel. Ce tracé présente un caractère essentiel : celui de mettre en
évidence l'existence d'une rechute fébrile se produisant à une époque plus ou moins éloignée de
la défervescence. Comme donnée accessoire, il
faut signaler une encoche, souvent profonde, en
forme de V, apparaissant au milieu du fastigium
et qui doit être considérée comme un collapsus
réel. Ce collapsus est probablement imputable à
l'action des toxines grippales sur les centres calo-
rigènes, indiquant ainsi une imprégnation intense par le poison de l'influenza.

Nous avons tenu à résumer les idées du Professeur Teissier sur la marche de la fièvre grippale. Quelques réserves que l'on puisse faire sur
le rôle joué par un diplo-bacille dont la constance
est discutable, il n'en reste pas moins certain que
l'étude de l'éminent clinicien de Lyon est ce que
nous possédons de plus parfait sur cette question.

Il n'est pas de praticien qui n'ait été frappé de
la fréquence de ces poussées fébriles successives dans l'évolution de la grippe. Nous avons
l'habitude, auprès des malades, de comparer cette

affection à une pièce en trois actes. Dans le premier, rhino-pharyngo-bronchite ; dans le second, bronchite diffuse et congestion ; dans le troisième, enfin, broncho-pneumonie ou complications diverses. Il tient souvent au sujet, par une hygiène et des soins bien entendus, de guérir dès le premier acte.

Il découle de ce qui précède que le cycle fébrile est fort variable comme durée et peut osciller entre trois et quinze jours, dans la maladie exempte de complications. Laveran admet des formes courtes, moyennes et traînantes, ces dernières pouvant évoluer pendant trois semaines. Sauf dans les formes courtes, la défervescence brusque n'est guère dans les notes de l'influenza ; cette défervescence est, dans la très grande majorité des cas, en lysis.

La durée de la fièvre, sous forme d'accès, peut, dans quelques cas rares, dépasser plusieurs mois. C'est ainsi que le Dr Surmay, de Ham, cite, dans les *Archives générales de Médecine* (1893), une observation d'influenza caractérisée par des accès fébriles d'une grande intensité, avec accompagnement de douleurs excessives et de vomissements et ayant persisté pendant cent vingt jours. Les douleurs céphaliques, rachidiennes, lombaires, abdominales, et.., arrachaient des cris perçants à la malade. Quant aux accès, d'abord quotidiens, ils se produisirent plus tard tous les deux jours, puis tous les trois, tous les quatre et même tous les cinq jours.

Le Dr Évariste Lafforgue (Congrès français de Médecine, 1898) a décrit une fièvre à type intermittent dans la grippe. L'auteur a observé dans un certain nombre de cas une forme fébrile dont tous les caractères rappelaient l'accès de fièvre intermittente. Ce type de fièvre avait déjà été observé dans la grippe par Lilgey et par Carrière (*Union médicale,* 1864).

Du travail du Dr E. Lafforgue, basé sur dix-sept observations, il paraît résulter que l'action biologique de l'agent de la grippe se rapproche de celle de l'hématozoaire. La quinine d'ailleurs lui a donné les meilleurs résultats. Il faut ajouter que, dans ces cas, la rate, toujours tuméfiée et douloureuse, semble bien avoir joué le rôle que Laveran lui reconnaît dans l'impaludisme et Courmont à l'égard des spirilles d'Obermeyer.

Dans un travail important sur la grippe infantile, publié dans le *Bulletin de Thérapeutique* (avril 1905), le Dr J. Laumonier est d'avis qu'on ne peut donner un schéma thermique de la maladie ; il existerait, d'après lui, autant de variétés dans la courbe que de cas observés. A l'encontre de Wunderlich, il a vu la fièvre apparaître brusquement, précédée par des frissons parfois intenses, parfois peu perceptibles, au moins chez les enfants. Cette fièvre atteint presque immé-

diatement son acmé, et présente une dépression
matutinale telle que la température peut revenir
à la normale. Quelquefois, comme l'a indiqué
Jaccoud, la dépression, moins marquée d'ailleurs,
est vespérale. La fréquence du pouls, généralement grande, n'est pas toujours proportionnelle
à l'hyperthermie. La fièvre, rarement persistante,
tombe d'ordinaire, chez les enfants, au bout de
deux ou trois jours.

Pouls. — Graves, après avoir déclaré que la
fièvre n'est pas un élément essentiel de l'influenza, affirme que le pouls, d'abord rapide et
dur, ne tarde pas à devenir rapide et mou.
« Chose remarquable, ajoute-t-il, vers la fin de
« la maladie, il devient quelquefois plein, fort et
« vibrant, et cela chez des individus souffrant
« depuis des semaines entières. » Il en conclut que
les émissions sanguines sont dangereuses, par
suite de la prédominance de la forme adynamique.

La *tachycardie* accompagne presque toujours la
fièvre, sans lui être pourtant proportionnelle. Le
nombre des pulsations, chez l'adulte, peut monter
à 150 et 160, mais alors il faut redouter l'inflammation myocardique; quelquefois, après la disparition de la fièvre, l'accélération du pouls peut
persister. Huchard et Barthélémy ont constaté,
assez fréquemment, une bradycardie plus ou
moins prolongée, après la défervescence. Dans

10 — 10

les grippes atténuées fébriles, d'après Huchard,
il peut exister parfois une fièvre dissociée avec
pouls normal. En tout cas, l'hypotension artérielle
est toujours marquée.

D'après Huchard encore, le pouls est souvent
irrégulier, intermittent en même temps que lent ;
il peut être instable, c'est-à-dire normal comme
rythme et comme fréquence dans le décubitus
dorsal, mais peut monter de 20 à 120 pulsations,
lorsque le malade se met sur son séant ou se lève.

Dans les cas ordinaires, le pouls conserve une
certaine force et son accélération est médiocre.
Plusieurs cliniciens ont noté son irrégularité
et l'inégalité des pulsations. D'autres ont signalé
un ralentissement notable, sans aggravation du
pronostic.

L'hypotension artérielle est fréquente et, dans
les cas graves, le cœur a de la tendance à prendre
le rythme fœtal.

CÉPHALALGIE. — La toxine grippale, même dans
les cas les plus légers, effleure plus ou moins
l'encéphale, provoquant une céphalalgie dont la
note est parfois aussi aiguë que celle de la variole
et de la méningite. Cette douleur, la plupart du
temps frontale, quelquefois unilatérale, sus-orbitaire, temporale ou occipitale, est gravative, ten-
sive ou lancinante, donnant lieu à une sensation
de pesanteur, de constriction, d'étau, d'écrase-

ment. Supportable pendant le jour, elle s'exaspère vers le soir, et sa violence est souvent telle dans la nuit qu'elle rend le sommeil impossible et arrache au malade des gémissements. L'irritabilité congestive de l'encéphale est telle, parfois, que le moindre bruit, la lumière de la lampe, les secousses de la toux deviennent un véritable supplice ; alors, les artères temporales battent fortement. Ma tête éclate! gémit le patient, en comprimant ses tempes avec ses mains et en fermant les yeux. L'hyperesthésie des téguments du crâne et de la face accompagne assez souvent cette céphalée qui peut prendre alors les allures de la plus violente migraine, avec des élancements en coup de marteau. Quand elle a cette intensité, cette douleur céphalique plonge le malade dans un état de dépression morale considérable avec des moments de somnolence, surtout pendant le jour. La nuit, par contre, cherchant le sommeil qui le fuit et changeant à chaque instant de position dans son lit, le sujet éprouve une angoisse inexprimable et il se lève découragé, désespéré, en proie à une agitation quasi-maniaque. Arrivée à son apogée, la douleur de tête est alors un des symptômes majeurs de la forme nerveuse de la grippe. Il faut avoir compati aux tortures de certains patients, avoir vécu même cette douleur indicible, pour en comprendre toutes les affres et même pour être capable de la décrire.

ALGIES GRIPPALES. — Même dans les formes apyrétiques, d'après Huchard, il existe un endolorissement général et des douleurs variables, fixes ou fugaces, dans les masses musculaires et dans les articulations, dans la région lombaire, sur le trajet des nerfs périphériques, etc. Cette forme douloureuse caractérisa la grande épidémie du quinzième siècle décrite par Pasquier sous les noms de *tac* et de *horion*. Le brisement des membres, la courbature, les myalgies, la lassitude extrême sont classiques dans la description de la grippe. Chez l'un, c'est un torticolis; chez l'autre, un lumbago; chez certains sujets, ce sont des douleurs agaçantes dans les muscles intercostaux ou dans ceux des membres inférieurs. Tout cela coexiste avec un affaiblissement corporel poussé à l'extrême; la fatigue et le brisement sont tels que le moindre mouvement devient insupportable et presque impossible. Cette courbature intense, cette fatigue invincible sont tout à fait disproportionnées avec la bénignité de la maladie et lui survivent même, prolongeant démesurément la convalescence et marchant de pair, d'ailleurs, avec une diminution plus ou moins grande de l'énergie morale et de la volonté. Il faut signaler spécialement les douleurs articulaires ou arthralgie, phénomène moins fréquent que la myalgie et qui est comme le prélude, la miniature du pseudo-rhumatisme grippal.

Les *névralgies* accompagnent la céphalalgie où la remplacent. C'est surtout la névralgie du trijumeau qui a été signalée. Bidon a cité des douleurs rétro-oculaires pouvant coïncider avec des éblouissements et des vertiges, l'hyperesthésie crânienne chez les enfants. Dubois (*Presse méd.*, 1900) a traité avec succès, par le chlorhydrate de quinine, la névralgie du sciatique et de ses branches d'origine survenue dans le cours de l'influenza. Les points de côté sous-mammaires, scapulaires, cubitaux, etc., ont été très fréquents, d'après Féréol, dans la grande épidémie de 1890. Joffroy a signalé à la Société médicale des Hôpitaux, à la même époque, six cas de névralgie scapulo-humérale post-grippale avec irradiations aux extrémités des doigts. Chez certains malades, la névralgie, symptôme presque unique de la grippe, a toutes les allures d'une manifestation larvée du paludisme.

La névralgie des nerfs ciliaires, due à l'action des toxines grippales, a été observée par J.-T. Krall (*New-York Méd. Journ.*, 1907). Il s'agissait, chez quatre malades, de douleurs très violentes dans les yeux, sans traces d'inflammation quelconque ; ces douleurs spontanées n'apparaissaient ni pendant les mouvements des globes oculaires, ni à l'occasion d'une pression exercée sur le trajet du nerf trijumeau. Il n'existait pas non plus de troubles vaso-moteurs de voisinage.

ÉRUPTIONS CUTANÉES. — La rougeur uniforme de la peau est surtout visible au visage qu'elle colore, au début, surtout chez les enfants, d'une teinte vermillonnée ou cramoisie. Au début d'une épidémie de grippe, c'est là un bon signe pour le diagnostic. Mais en se répandant sur tout le tégument, cette teinte peut, au contraire, faire hésiter le praticien qui peut songer à la dengue, à la scarlatine ou à la rougeole. Ces modifications de la peau avaient été signalées autrefois par Van Swieten, Ozanam et Récamier. Barthélémy (*Arch. gen. de Méd.*, 1890) a constaté un rash simple quatorze fois sur deux cent dix-neuf malades, surtout dans la forme gastro-intestinale. Il s'agit d'une rougeur uniforme de la peau, sans piqueté, d'une couleur violacée, vineuse parfois, n'existant d'ailleurs ni à la gorge, ni aux oreilles. Cela coïncide souvent avec des bluettes, des vertiges, la sensation de coups de marteau dans l'intérieur de la boîte crânienne, puis surviennent des sueurs et une véritable fièvre rouge ou fièvre pourpre. Barthélémy a vu des sueurs profuses et des sudamina chez des sujets robustes de dix-huit à trente-cinq ans, dont l'un avait pu mouiller jusqu'à seize chemises et six paires de draps. C'est presque le tableau de la suette miliaire. D'après le même auteur, il existe, chez les enfants de quatre à sept ans, des rash proprement dits, consistant en érythèmes morbilliformes, circinés,

siégeant sur les jambes, les cuisses, les avant-bras.
Ce serait, en résumé, une forme simple de l'érythème polymorphe. Il peut se produire des éruptions franchement généralisées ; elles consistent
en plaques irrégulières, en îlots arrondis ou ova-
laires, en demi-cercles entrecroisés les uns dans
les autres ; elles apparaissent d'abord à la face,
puis au tronc, enfin, aux membres. En même
temps, se produit un catarrhe des muqueuses,
conjonctives, fosses nasales, pharynx. On songe
inévitablement à la rougeole, mais le doute persiste peu.

Le *rash scarlatiniforme* dont nous avons déjà
parlé, à propos de l'anatomie pathologique, coïncide parfois avec le début de la grippe. Nous
avons déjà résumé sa description, en invoquant
les travaux de plusieurs auteurs sur les formes
éruptives de la grippe.

Barthélémy décrit, en outre, une éruption
pityriasiforme et lichénoïde, développée autour
des follicules pilosébacés, et s'accompagnant
d'une forte desquamation. Dans un cas, apparurent de nombreuses vésicules, très petites, devenant purulentes et aboutissant à la dessiccation
au bout de quelques jours, avec démangeaisons
et insomnie. Hanot voit là une certaine analogie
avec les éruptions miliaires de certaines fièvres
typhoïdes dues, d'après lui, à des décharges microbiennes. Les toxines grippales paraissent, en

effet, s'éliminer volontiers par la peau, sous
forme d'herpès, d'eczéma et de certaines maladies éruptives spéciales aux enfants ; l'incubation
d'ailleurs, chez ces derniers, est très courte et
la contagion certaine. Cela peut ressembler à la
roséole, avec apparition de ganglions le long du
cou et aux angles maxillaires. Ces roséoles fébriles disparaîtraient en quarante-huit heures.
Barthélémy se demande si, dans le cas de fièvre
rouge et d'éruptions vésiculeuses avec érythème,
il ne faudrait pas songer à la dengue, si même
cette dernière et la grippe ne sont pas une seule
et même entité morbide.

Leloir, dans certains cas de grippe sévère, a
noté, nous l'avons déjà vu, des poussées furoncu-
leuses, des abcès sous-cutanés, musculaires, ganglionnaires et des périostites.

Les Drs J. Teissier, Faisans, Comby, A. Petit,
Dullocq et Leyden ont décrit un érythème scarlatiniforme.

Certaines régions (cou, face) peuvent, très rarement d'ailleurs, présenter des éléments papuleux
sur un fond rosé. D'assez nombreux auteurs ont
pu observer des cas analogues.

Barthélémy, qu'il faut citer sans cesse dans
cette question, a vu aussi apparaître du purpura,
du zona, des rappels d'eczéma et des phlyctènes
des doigts. Signalons encore des taches d'aspect
lenticulaire.

Lemoine (*Rev. de Méd.*, 1890), après avoir relevé, d'après Vaillard et Vincent, la fréquence du streptocoque dans les crachats des grippés, cite quatre cas d'érysipèle survenu pendant la convalescence. Chez trois malades, cet érysipèle avait été précédé d'un gonflement de la région parotidienne, tout à fait semblable, comme aspect, au gonflement qui survient chez les individus atteints d'oreillons. Il n'existait alors aucune épidémie de fièvre ourlienne à l'hôpital. Duflocq a cité un érythème ortié avec prurit intense.

Comme on le voit, les déterminations cutanées dans la grippe affectent un polymorphisme assez caractérisé.

Facies grippé. — C'est une expression dont on a un peu abusé. Dans certains cas sérieux de grippe, les traits sont réellement altérés, notamment lorsque la prostration, la torpeur, la somnolence font songer à la fièvre typhoïde, et tout particulièrement lorsque les troubles intestinaux s'accompagnent de péritonisme. Le Dr Triboulet, dans un récit plein d'humour et de sincérité scientifique (*La Clinique*), parle d'un jeune homme ayant un teint jaune sale faisant songer à une affection septique ou abdominale ; le facies était absolument grippé, les sillons naso-labiaux accentués, le nez pincé, avec les ailes légèrement battantes. Tous les diagnostics, dothiénentérie, granulie, suppurations cellulaires profondes, ostéomyélite, etc., s'évanouirent et, après une crise urinaire, le sujet entra rapidement en convalescence d'une grippe à symptômes généraux violents et sans localisation. Cette figure triste, anxieuse, amaigrie, avec traits rétractés et teinte jaunâtre, dans la grippe, il suffit de l'avoir vue une fois pour la reconnaître.

La Langue grippale. — Le Dr Faisans, considérant combien la grippe est d'un diagnostic difficile, par suite de sa ressemblance avec une foule d'affections aiguës, est obligé de déclarer que les auteurs dont on possède des descriptions concernant cette maladie n'ont pas fait preuve d'une exactitude rigoureuse au point de vue de l'état de la langue. D'après lui, et son appréciation est basée sur de nombreuses constatations cliniques, la langue n'est ni blanche, ni blanc jaunâtre, ni sèche, etc.; elle est *sui generis* et ne se retrouve dans aucune autre affection. C'est dans les cas de moyenne intensité et vulgaires que la langue grippale se montre avec ses caractères les plus accusés. Voici sa description :

« Cette langue n'est pas altérée dans sa forme : « elle n'est pas large et épaisse, comme dans « l'embarras gastrique, ni petite, contractée et « pointue comme dans la fièvre typhoïde. Peut-être « dans certains cas est-elle très légèrement étalée;

« le plus souvent, elle conserve sa forme et ses
« dimensions normales. Elle est toujours hu-
« mide ou, tout au plus, présente l'état d'une
« langue qu'on vient d'essuyer avec une com-
« presse. Quand elle offre une tendance à se sé-
« cher, c'est qu'une complication phlegmasique
« est imminente ou déjà réalisée.

« Elle est lisse et unie, sans aspérités et sans
« sillons, et les saillies des papilles n'y sont point
« apparentes. Mais ce qui fait la caractéristique
« de cette langue, c'est sa coloration : c'est une
« teinte d'un blanc bleuté, assez analogue à celle
« de la porcelaine ; cette teinte rappelle celle de
« certaines plaques de leucoplasie buccale ou,
« mieux encore, celle des plaques muqueuses
« bucco-pharyngées ; en un mot, la langue est
« *opaline*. Cette coloration opaline est tantôt uni-
« forme et tantôt tachetée ; dans le premier cas,
« l'organe est comme recouvert sur toute sa sur-
« face d'un très mince émail blanc bleuté trans-
« parent qui a partout la même apparence ; dans
« le second cas, la partie médiane de la langue
« et sa base sont uniformément opalines, mais
« ses parties latérales et son extrémité sont
« comme tigrées de très petites taches arrondies,
« lesquelles présentent la même coloration opa-
« line, mais plus claires, ou bien une couleur
« rouge vif. Ces deux variétés de la langue grip-
« pale me paraissent aussi fréquentes l'une que

« l'autre et elles sont également pathognomoni-
« ques. Ce n'est guère que dans le rhumatisme
« articulaire aigu que l'on peut observer une
« langue dont les caractères sont assez analogues
« à ceux que je viens de dire; encore, dans ce
« cas, la langue est-elle moins lisse et d'une colo-
« ration plus franchement blanche. La coloration
« opaline de la langue ne tient pas à la présence
« d'un enduit surajouté ; on peut exercer sur
« l'organe les frictions les plus énergiques sans
« diminuer ou modifier sa coloration. Si la
« grippe s'accompagne, ce qui est assez commun,
« de catarrhe des voies digestives, la langue se
« modifie, elle devient plus large, plus épaisse et
« se recouvre à sa base, et jusqu'à sa partie
« moyenne, d'un enduit saburral plus ou moins
« important. Mais elle ne cesse pas pour cela
« d'être caractéristique, car on observe toujours
« sur ses parties latérales, au voisinage des bords
« et de la pointe, la teinte opaline uniforme ou
« tigrée.

« Quand il se déclare une complication phleg-
« masique grave comme une pneumonie, la lan-
« gue reste assez souvent telle que je l'ai décrite,
« mais quelquefois aussi elle tend à se sécher.
« Si le dessèchement est général et très pro-
« noncé, la teinte opaline disparaît; mais
« c'est là le cas le moins fréquent dans le cours
« de la pneumonie grippale, et il est assez rare

« que l'on ne puisse pas retrouver sur quelques
« parties de la langue, notamment sur ses bords,
« les caractères que j'ai indiqués.

« La langue opaline apparaît dans les deux ou
« trois premiers jours de la grippe, et elle existe
« fréquemment dans les premiers malaises res-
« sentis par les malades. Elle dure, en tout cas,
« autant que la maladie elle-même, et elle est
« souvent le seul signe qui permette de dire que
« celle-ci n'est pas terminée. Il n'est pas rare de
« l'observer encore plusieurs jours après que les
« malades sont débarrassés de toute souffrance et
« se croient complètement guéris. Or, tant que
« la langue n'est pas devenue normale, l'évolu-
« tion morbide n'est point achevée, et les malades
« restent sujets à des *recrudescences* que l'on ap-
« pelle à tort des *rechutes;* ils sont aussi exposés
« aux mêmes complications que dans la période
« d'état proprement dite.

« Enfin, la langue grippale se montre absolu-
« ment rebelle aux purgatifs de toute espèce, aux
« vomitifs et aux éméto-cathartiques. Quand il y
« a coïncidence de la langue grippale et de la lan-
« gue gastrique, la médication évacuante fait dis-
« paraître souvent l'enduit saburral, mais ne
« modifie pas la teinte opaline qui ne fait que
« s'étendre aux parties précédemment recouver-
« tes par cet enduit. »

Nous avons tenu à reproduire intégralement

cette remarquable communication du Dr Faisans. Le signe si bien étudié par l'éminent clinicien n'a peut-être pas, comme l'objectait Juhel-Renoy, un réel caractère de constance, mais nous croyons que sa recherche consciencieusement faite peut, dans bien des cas, éclairer le praticien dans l'embarras.

GASTRICITÉ. — Il s'agit des modifications de l'appétit, des nausées et des vomissements que les malades éprouvent si fréquemment. Ces troubles existent, non seulement au début, mais dans toutes les périodes de la maladie. Il faut reconnaître d'ailleurs que, dans bien des cas, l'appétit peut persister, surtout dans les formes nerveuses et quand l'intégrité des voies digestives est presque complète. Il se produit parfois une forme d'embarras gastrique, auquel il convient, d'après Huchard, de donner le nom d'*embarras gastrique infectieux*. Alors, l'inappétence est absolue, la rate et le foie sont augmentés de volume, les garde-robes sont fétides, l'adynamie cardiaque est menaçante et la prostration des forces est extrême. Même dans les cas moyens, les douleurs épigastriques ne sont pas rares, l'inappétence est complète, la soif vive. Des nausées et des vomissements peuvent apparaître, surtout après l'ingestion de certains médicaments. La constipation, absolue dans les premiers jours, est quelquefois remplacée par une diarrhée plus ou moins intense.

Les vomissements incoercibles, l'intolérance gastrique, les accès de douleurs gastralgiques, la diarrhée dysentériforme ou cholériforme seront décrits à propos de la forme gastro-intestinale de la grippe.

Les enfants, d'après Comby, présentent presque toujours, au début de la maladie, des nausées ou des vomissements. Sur cent dix-huit cas, le savant clinicien a noté quatre-vingt-dix-huit fois des vomissements bilieux, glaireux ou alimentaires et trente-sept fois de simples nausées. Parfois, le vomissement est unique, marquant l'invasion de la maladie, et ne se reproduit plus; dans certains cas, il se montre plusieurs fois dans la journée et peut se prolonger pendant quelques jours.

Comby cite le cas d'un nourrisson qui rendait des caillots de lait après chaque tétée, et ces régurgitations se manifestèrent pendant toute la durée de sa grippe, qui fut de sept jours entiers. Chez les enfants aussi, d'après le même auteur, on voit apparaître une rougeur très manifeste sur le voile du palais, les piliers, les amygdales et la paroi postérieure du pharynx, sous forme de pharyngite érythémateuse diffuse. La diarrhée est peu abondante, verte, fétide ou même mélanique.

Il peut exister chez l'adulte, comme nous le savons déjà, des complications buccales et den-

taires; il s'agit de sensibilité gingivale, de stomatite ulcéreuse plus ou moins étendue, d'ulcérations
irrégulières, quelquefois géométriques. Le plus
souvent, on ne constate que de la gingivite simple, mais parfois on voit apparaître de la périostite alvéolo-dentaire avec suppuration. On a vu
survenir des accidents provenant des dents de
sagesse. Nous avons déjà parlé, à propos de l'anatomie pathologique de certaines éruptions érythémateuses, vésiculeuses, de quelques ulcérations,
siégeant surtout sur le voile du palais et con idé-
rées comme très importantes, presque pathogno-
moniques, par les auteurs qui les ont décrites,
tels que Hugenschmidt, Bucquoy, Comby, Gaucher, Widal, Ewald, Shelly, Kolipinsky, Frank,
Chryssovergis, Lemoine, etc.

Le Dr Chedevergne, de Poitiers, pendant l'épidémie de 1895, a observé, chez presque tous les malades, de la pharyngite ou de l'angine tonsillaire,
sans gravité d'ailleurs, et sans que le sujet en
eût même conscience. Il s'agissait, en général,
de grippe à forme abdominale donnant lieu à une
constipation d'une opiniâtreté extraordinaire.

ANGINE GRIPPALE. — Le Dr Escat décrit une
forme diffuse, sans caractères permettant de la
différencier de l'angine catarrhale diffuse idiopathique. Sur ce fond inflammatoire superficiel
peuvent se greffer des lésions localisées, catar-

rhales ou phlegmoneuses sur les deux amygdales palatines ou sur une seule, sur l'amygdale pharyngée ou sur l'amygdale linguale. Donc, pas de diagnostic possible, sinon en temps d'épidémie ; dans ce cas, le sujet éprouve une grande lassitude, une adynamie marquée, une dépression nerveuse dont l'intensité, dit Escat, est disproportionnée avec celle des manifestations locales. Les autres déterminations pharyngées de la grippe consistent en amygdalites ou péri-amygdalites phlegmoneuses, en adéno-phlegmons rétro-pharyngiens, latéro-pharyngiens et cervicaux ; enfin, peuvent surgir certaines infections septiques plus graves encore, telles que le phlegmon diffus du pharynx et le phlegmon diffus du plancher lingual (angine de Ludwig).

LA RATE. — Les cliniciens sont en désaccord sur la fréquence de la tuméfaction splénique. Laveran et Chantemesse, ayant rencontré un très grand nombre de leucocytes dans le sang des malades atteints de grippe, ont constaté cette hypertrophie. Comby croit que ces faits sont exceptionnels. En effet, sur cinq autopsies pratiquées par Laveran, un seul des sujets avait la rate grosse ; les quatre autres, au contraire, avaient la rate très petite. Guyot, par contre, dans une autopsie, a trouvé une rate volumineuse pesant 610 grammes. Chantemesse a rencontré, chez une femme qui

avait succombé à la grippe, cet organe doublé de
volume et de poids.

D'après le Professeur Teissier, la tuméfaction
splénique, très précoce, peut atteindre un volume
moyen de quatre travers de doigts, mais dure à
peine trois ou quatre jours. Le retour *ad integrum*
se ferait souvent en quelques heures, mais l'augmentation de volume reparaîtrait au moment de
la rechute.

Potain, Leyden, Redner, Ribbert, Weichselbaum, Kernig, Sokoloff et Kostiourine ont insisté
sur cette tuméfaction de la rate dans l'influenza.

Le Dr Mangoubi (Thèse Paris, 1895) a fait, dans
le service du Professeur Potain, des recherches
très consciencieuses sur ce point, et, de ses nombreuses observations, il résulte de la façon la
plus évidente que la rate s'hypertrophie dans la
grippe. La percussion de l'organe a été pratiquée
avec le procédé très délicat du maître, et, dans
tous les cas, le diamètre a varié entre 13 et 18 centimètres. La splénomégalie grippale a attiré l'attention des observateurs depuis une vingtaine
d'années. Nulle, d'après Comby et Raouchfuss,
elle existerait presque toujours chez l'adulte,
d'après Mangoubi, quelle que soit la forme clinique de l'influenza, et persisterait rarement après
la convalescence.

Chantemesse et Widal ont fait, en 1890, l'autopsie d'une femme qui avait succombé à la

grippe et qui avait une rate hypertrophiée. Les poumons étaient atteints de congestion générale-lisée.

Pendant la grande épidémie de 1890, nous avons eu à traiter un homme de cinquante-deux ans qui, à la suite de la grippe, fut atteint de *phlegmatia alba dolens* et chez qui la rate, extrêmement volumineuse, nous fit songer tout d'abord à une leucocythémie splénique. Le malade guérit parfaitement.

LEUCOCYTOSE. — Chantemesse et Widal examinèrent, en 1890, le sang de huit malades atteints de grippe, au début même de l'affection, alors que la température était de 39° à 40°. Le sang, étalé et desséché sur lamelles et coloré au bleu de méthylène, contenait, dans tous les cas, beaucoup de globulins et un grand nombre de leucocytes polynucléaires. Les globules rouges paraissaient normaux. D'après Rieder, le nombre des globules blancs est démesurément exagéré dans la pneumonie lobaire d'origine grippale. S'il faut en croire Friedreich, la leucocytose est modérée chez les grippés.

D'après le Dr Combe, de Lausanne, au même titre que la rougeole et la fièvre typhoïde, la grippe s'accompagne d'une hypoleucocytose importante permettant aux microbes intestinaux de pulluler et souvent d'infecter les muqueuses du côlon ; aussi faut-il surveiller particulièrement l'alimentation ; les bouillons pendant la période fébrile de la maladie, la viande et les œufs pendant la convalescence seront évités. Les troubles intestinaux seront soigneusement relevés et immédiatement traités par les astringents (tannigène, tannalbine) et les lavages intestinaux, si ces symptômes persistent quelques jours.

L'hyperleucocytose polynucléaire a été notée par un certain nombre d'auteurs. D'après Rieder, elle serait de 7,400 pour la totalité des leucocytes, soit moins de 4,000 polynucléaires. Laumonier (*loc. cit.*) n'a pas observé chez les enfants l'exactitude de cette formule. Dans la grippe infantile, on arrive à compter jusqu'à 65 et 70 % de leucocytes à noyau polymorphe, surtout lorsqu'il existe des tendances à la suppuration. D'après Laumonier, un très grand nombre de leucocytes renferment des granulations dont certaines se colorent difficilement. Maillent les attribue à des bactéries ou à des débris de bactéries.

Chez quelques enfants, Laumonier a constaté une diminution notable des globules rouges, d'où l'indication de ne point user de médicaments altérants. Il existerait concurremment une diminution du taux de l'hémoglobine.

Pour ce dernier auteur, en résumé, il existerait chez les enfants grippés une inversion de la formule leucocytaire normale, les leucocytes à noyau polymorphe passant de 30 à 65 %.

LES URINES. — Graves avait constaté que les urines contenaient une grande quantité d'uro-érythrine ou purpurine (acide rosacique), même dans les cas bénins. D'après Fiessinger, elles sont peu abondantes et souvent albumineuses. L'albuminurie serait constante d'après Le Gendre. On est peu fixé sur la teneur en phosphates. L'hématurie peut survenir, dans certains cas, de congestion rénale ou de néphrite aiguë. Les sédiments uratiques niés par Graves et par Huxham seraient, au contraire, assez abondants d'après certains auteurs. L'urobilinurie, d'après Hayem, ne ferait jamais défaut. Nous ne sachions pas que les urines des grippés aient été bien étudiées au point de vue de leur toxicité. Il faut rappeler pourtant que Griffith et Ladell, en les alcalinisant et en les traitant par l'éther associé à l'acide tartrique, ont pu recueillir une base toxique et pyrétogène, véritable ptomaïne.

Le Dr Alison (*Arch. gén. de Méd.*) a, dès 1890, étudié les modifications des urines dans la grippe. Elles diminuent notablement dès les premiers jours et deviennent abondantes au moment de la convalescence. Claires à l'émission, elles présentent un dépôt jaunâtre ou rougeâtre disparaissant par la chaleur et la potasse. L'acidité ne fait

jamais défaut; la densité est légèrement aug-
mentée. L'acide urique augmente et peut arriver
à 1 gr. 80; il en serait de même des peptones.
Dans les cas graves, le Dr Alison a constaté de
l'albuminurie. Quant à l'urobiline et aux pigments
biliaires, ils sont démontrés par l'analyse spec-
trale et sont surtout abondants dans les pneumonies graves et les méningites grippales.

Huchard a signalé la diminution constante des
phosphates, et, en outre, celle des urates. Gau-
trelet a décelé l'augmentation de l'indican et
l'hyperacidité urinaire.

Chappelle a relevé trois faits constants : l'hyperacidité, l'augmentation notable de l'acide phos-
phorique et la richesse en chromogènes. Il affirme
l'existence de l'*urorozéine* signalée autrefois par
Neucki et Lieber. On pourrait, paraît-il aussi,
d'après Chappelle, déceler dans les urines de certains grippés, un dérivé sulfocyanique et le scatol
signalés autrefois par Brieger.

Laumonier *(loc. cit.)* a rencontré chez les
enfants, dont il a pu analyser les urines, quatre phénomènes principaux : la diminution du
coefficient d'oxydation azotée, l'augmentation
du coefficient d'activité leucocytaire (azote de
l'acide urique à azote total), du coefficient de
toxicité (azote des extractifs à azote total) et du
coefficient de déminéralisation phosphatique. On
constate de plus un excès d'urobiline et la pré-

sence de chromatogènes, indoxyle et urohématine, et enfin, assez souvent, des traces d'albumine.

Il résulte de ces données, d'après l'auteur, que la quantité d'urée est légèrement abaissée, mais cette diminution n'a pas une signification aussi haute que l'abaissement du coefficient d'oxydation azotée, qui témoigne d'une incomplète transformation des déchets azotés. Cela est le fait d'une abondante destruction des leucocytes, destruction due elle-même à des décharges uratiques, comme l'a bien indiqué Alb. Robin. La déminéralisation phosphatique, ou phosphaturie des grippés, a été bien mise en relief par ce dernier.

La globulolyse explique l'augmentation dans les urines des dérivés de l'hémoglobine, urobiline et urohématine.

L'urohématine et l'indoxyle sont l'indice de putréfactions intestinales. Cette même globulolyse se traduit par la diminution dans le sang du nombre des érythroblastes et de la teneur globale en hémoglobine.

Les rapports des échanges urinaires dans la grippe infantile, d'après Laumonier, indiquent avec une grande précision les phases de la lutte défensive dont l'économie infectée est le théâtre.

Il faut bien avouer que les recherches urologi-

ques dans la grippe, exception faite de ces dernières, n'ont guère tenté les cliniciens, et que
cette question est à reprendre.

CORYZA. — Il ne fait pas nécessairement partie
du catarrhe des voies respiratoires dans la grippe.
Sur deux cent dix-huit enfants traités dans un
dispensaire, Comby ne l'a noté que soixante-trois
fois ; d'ailleurs, chez l'enfant, le catarrhe bronchique grippal lui-même serait rare. L'enchifrènement habituel est signalé par Potain chez les
adultes, avec la rougeur des conjonctives et une
douleur frontale localisée au niveau des sinus.
La fluxion oculo-nasale a manqué dans l'épidémie
de 1890 (Duflocq).

Le Dr Ballin, nous croyons devoir le rappeler
(voir page 98), a rapporté une épidémie de
grippe avec coryza infectieux dans un asile d'enfants. Nous avons dit quels avaient été les résultats des recherches bactériologiques.

Le catarrhe oculo-nasal, lorsqu'il est d'une certaine intensité, entre pour une grande part dans
ce facies si spécial que nous avons déjà décrit.
C'est surtout, à notre avis, dans la grippe nostras
ou fièvre catarrhale, que le coryza se rencontre,
avec un caractère d'ailleurs épidémique et conta-
gieux. Nous n'insisterons pas sur la symptomatologie de ce catarrhe nasal, dont les deux principaux phénomènes sont l'enchifrènement et un

écoulement aqueux, puis purulent, parfois très irritant.

ÉPISTAXIS. — Elle figure comme symptôme assez fréquent dans les grandes épidémies. Tous les praticiens l'ont rencontrée assez fréquemment dans l'épidémie de 1889-1890, et bien des fois cela a fait songer à l'imminence d'une dothiénentérie. Dans le relevé dont il a été question plus haut, Comby l'a notée dix-huit fois sur ses deux cent dix-huit petits malades. Ces hémorragies sont d'ordinaire bénignes et durent quelques heures au plus. Barthélémy les signale, concurremment avec des entérorragies, des hématuries, des métrorragies, des hémorragies cérébrales et du purpura. On a cité quelques cas graves, avec épuisement extrême et un cas de mort chez une fillette de sept ans (Roaldès).

Le Dr Holz a publié l'observation d'un homme de trente-six ans qui, au début d'une grippe, fut pris d'une épistaxis tellement abondante que sa vie fut mise en péril.

LARYNGITE. — Elle est signalée par tous les auteurs, et d'une façon particulière par Duflocq et Lison. On retrouve les signes ordinaires de cette affection, raucité, bitonalité de la voix et quelquefois aphonie. Dans des cas plus graves, c'est l'explosion dramatique d'un œdème de la glotte.

avec dyspnée intense, efforts respiratoires très
laborieux, tirage sus-sternal, parfois angoisse
effrayante, alors que l'expiration reste relativement facile. Cartaz et Moure ont constaté des ulcérations de la muqueuse et des cordes vocales.
Paul Tissier a décrit un cas de laryngite sous-
glottique aiguë grippale. Dans ce cas, la dyspnée
extrême s'accompagnait d'inspirations brusques
et de dépression de la région sous-hyoïdienne,
sans tirage sous-sternal ; la voix était éteinte. Au
laryngoscope, la région sus-glottique paraissait
normale ; la face supérieure des cordes vocales
était légèrement hyperhémiée, les cordes elles-
mêmes étaient mobiles et la muqueuse sous-
glottique présentait une coloration vineuse, avec
tuméfaction et rétrécissement de la lumière du
conduit. Cinq jours après, la guérison était complète.

Nul doute que chez certains enfants prédisposés, la grippe ne donne lieu à des accès de
laryngite striduleuse.

Trachéo-Bronchite. — L'inflammation catarrhale envahit presque toujours la trachée et les
bronches ; c'est le rhume vulgaire, avec ses râles
ronflants et sibilants classiques, ses douleurs
thoraciques et sous-sternales. Il existe, chez les
emphysémateux surtout, une forme dyspnéique
avec angoisse respiratoire, respirations brèves,

rapides, parole entrecoupée et sensation de suffocation. La toux, d'abord sèche et bruyante, est bientôt suivie d'une expectoration mousseuse, aérée, avec crachats pelotonnés et plus tard d'aspect nummulaire, contenant des grumeaux verdâtres ; c'est dans ces grumeaux qu'on a pu retrouver le bacille de Pfeiffer.

La toux dans la bronchite grippale coïncidant d'ailleurs avec des éternuements, du larmoiement, de la sécheresse de la gorge, un peu d'enrouement, est assez spéciale ; elle procède par quintes, et rappelle un peu la toux férine de la rougeole. Les secousses qu'elle provoque dans le thorax donnent lieu à des douleurs pleurodyniques siégeant surtout à la base. Les crachats, d'abord gommeux et aérés, ne tardent pas à devenir visqueux, puis muco-purulents. Cette expectoration, de plus en plus abondante, devient une véritable bronchorrhée et l'examen du crachoir fait inévitablement songer, par l'aspect nummulaire des crachats, à une tuberculose avancée. Chez l'enfant, en raison de la facilité avec laquelle s'hypertrophient les ganglions bronchiques, la toux, à caractère spasmodique, rappelle parfois étrangement celle de la coqueluche.

En général, le catarrhe reste limité aux grosses bronches ; quand il envahit les petits conduits, c'est la bronchite capillaire, complication très

grave, avec asphyxie menaçante, cyanose, bruit
de tempête, râles sous-crépitants nombreux, etc.
L'épidémie de bronchite capillaire qui régna à
Nantes, en 1840, était très probablement d'origine
grippale.

Dans une épidémie de grippe à Gardon-Lagache
(novembre 1891), J. Comby a noté la présence du
pneumocoque à l'état de pureté dans tous les
crachats recueillis à l'infirmerie ; il n'y avait pas
de streptocoques. Chez une femme très oppressée,
l'auscultation révélait une grande quantité de
râles humides et, en outre, il existait une diarrhée fétide en rapport avec la déglutition des
crachats. Chez tous les malades, l'expectoration,
très abondante, devenait *purulente* dès le premier
jour, présentant ainsi une réelle analogie avec la
phtisie avancée ou la dilatation bronchique. A
l'autopsie d'une femme de soixante-huit ans, on
ne trouva aucune lésion apparente. Il y eut plusieurs décès par catarrhe suffocant. Dans trois
autopsies, on ne put relever la moindre trace
d'hépatisation ; il n'existait simplement que des
traces d'inflammation bronchique (rougeur, gonflement, muco-pus).

Ajoutons, pour terminer le tableau de la laryngo-
trachéo-bronchite grippale, que l'angoisse respiratoire et la toux spasmodique sont souvent en
disproportion avec le peu d'intensité des lésions
bronchiques. L'expectoration elle-même, presque

au début pùrulente, a fait donner à cette inflammation bronchique spéciale le nom de *catarrhe
purulent d'emblée de la grippe*.

La mobilité extraordinaire des déterminations
bronchitiques de l'influenza, signalée déjà par
Marrotte, justifie l'appellation de *catarrhe grimpant* imaginé par Chnaoubert, de Moscou, pour
désigner cet état singulier.

Le même phénomène se produit d'ailleurs
dans la congestion pulmonaire grippale que nous
décrirons bientôt.

Il convient de signaler ici un symptôme d'une
extrême gravité qui peut surgir brusquement,
chez les vieillards surtout, à propos d'une bronchite grippale de l'apparence la plus vulgaire; il
s'agit de la *bronchoplégie*, phénomène signalé
déjà par Graves, sous le nom de paralysie pulmonaire. Huchard a mis en valeur ce symptôme important sur lequel nous aurons à revenir d'ailleurs, à propos des complications bulbaires
(*Bullet. Soc. médic. Hôpit.*, 1890). Woillez a parlé
d'hémo-bronchites, mais il paraît difficile de sé-
parer ces troubles respiratoires de la congestion
pulmonaire.

LA CONGESTION PULMONAIRE. — Le Dr A. Ferrand
décrivit, en 1890, un état particulier des poumons,
précédant les complications pulmonaires de la
grippe et comparable à l'atélectasie. Clinique-

ment, on constate une diminution de la per-
méabilité du parenchyme pulmonaire, une atténuation considérable du murmure vésiculaire,
une matité relative mais bien dessinée, une ré-
sonnance un peu exagérée de la voix avec augmentation relative des vibrations thoraciques.
Ces signes disparaissent rapidement et seraient,
d'après A. Ferrand, sous la dépendance d'une
perturbation nerveuse. Nous avons nous-même
constaté assez fréquemment cet état congestif,
quelquefois persistant, et il faut regretter que
la description du savant praticien n'ait eu qu'un
succès d'estime auprès de ses éminents collè-
gues de la Société médicale des Hôpitaux de
Paris.

La variété congestive de la grippe, bien décrite
par Huchard, peut être active ou passive. La
forme aiguë peut se présenter sous l'aspect *hémoptoïque;* les malades rendent alors du sang rouge,
rutilant ou noirâtre, privé de bulles d'air. Cette
congestion active peut être bilatérale; parfois, elle
est centrale, comme peut l'être la pneumonie
lobaire, et alors il existe une dyspnée intense inexplicable par l'auscultation. Bientôt, elle s'étend
à la partie corticale, où on ne la perçoit que sur
une petite surface, pouvant créer ainsi une erreur
de pronostic. Nous avons vu, pendant l'épidémie
sévère de 1901, à Toulouse, couchés dans la même
chambre, deux époux d'âge mûr, dont l'un, le

mari, était atteint d'une forme nerveuse avec cé-phalalgie effroyable, et l'autre, la femme, sans grande dyspnée et presque sans signes d'auscultation, eut, pendant dix jours environ, une expectoration sanglante.

Lorsque l'œdème s'associe à cet état congestif, on constate, d'après Huchard, des râles très fins envahissant rapidement, de bas en haut, la totalité du poumon, une expectoration mousseuse ou sanguinolente et un souffle lointain, sorte de bruit de taffetas, accompagné de râles très fins, appelé par ce maître *souffle crépitant*. Le pronostic est toujours très sévère. Certains états congestifs traînants ne se révèlent que par quelques râles crépitants perçus seulement dans les inspirations profondes.

On voit, fait remarquer encore Huchard, des congestions pulmonaires et des pneumonies *vago-paralytiques;* elles rappellent plus ou moins les troubles respiratoires obtenus expérimentalement par la section incomplète des nerfs vagues. Peter, dans ses leçons cliniques, fait remarquer la gravité toute particulière de ces formes hémoptoïques.

Faut-il attribuer à la congestion pulmonaire la fréquence et la violence des points de côté? Il s'agit quelquefois d'une pleurodynie généralisée, avec points douloureux sous le sein, sous la clavicule, au niveau de l'omoplate, à l'épaule, au

coude, dans le bras, etc. Il est probable qu'il
s'agit de myodinies ou de douleurs névralgiques.
Le Professeur Gaucher a vu plusieurs fois la
congestion intéresser la plèvre et donner lieu à
un épanchement de moyenne abondance. Dans
certains cas, cette congestion a persisté avec une
ténacité singulière, même après la disparition de
la fièvre et le retour de l'appétit. Gaucher a vu
ainsi évoluer, pendant près de deux mois, un
foyer de congestion pulmonaire, avec souffle et
râles fins à la partie moyenne du poumon droit.

D'après le Dr Duflocq (*Rev. de Méd.*, 1890), la
congestion pleuro-pulmonaire, dans le décours
de la grippe ou dans la convalescence, se produit
chez des sujets atteints déjà d'affections pulmonaires ; elle est très insidieuse, et c'est grâce à une
auscultation attentive qu'on découvre de petites
plaques de râles crépitants, soit dans l'aisselle, soit
au niveau du tiers moyen du poumon, soit surtout au niveau du hile. Il existe peu d'expectoration ; on ne perçoit pas de souffle doux ou étalé,
mais un bruit légèrement soufflant, à la fin seulement des grandes inspirations ; la présence des
râles fins empêche de songer à l'épanchement
pleural. La toux est souvent quinteuse, accompagnée d'expectoration gommeuse ou rosée ; il
existe des douleurs thoraciques. L'évolution se
fait en plusieurs temps ; c'est, un jour, la base
droite qui est envahie ; le lendemain, c'est la

base gauche, puis une reprise a lieu à droite ; ce sont, en résumé, des alternatives d'arrêts et de reprises.

La pneumonie lobaire, la broncho-pneumonie et la pleurésie grippales faisant partie des complications, il en sera question plus tard.

Le Dr Ollivier (Thèse de Paris, 1899) a publié quelques données intéressantes sur la congestion pulmonaire au cours de la grippe, congestion qui peut revêtir des formes assez variées. Elle peut rappeler, notamment, le syndrome décrit par Woillez, la congestion pleuro-pulmonaire de Potain, la fluxion de poitrine de Dieulafoy et Grasset. Mais l'auteur, se basant sur ses observations personnelles, se demande si les formes à prodromes que Woillez considère comme rares ne sont pas simplement des grippes sur lesquelles est .enue se greffer une congestion aiguë.

Pour ce qui concerne la spléno-pneumonie grippale, rangée par lui dans les processus congestifs, le Dr Ollivier est porté à croire que cette affection est assez bénigne et susceptible de résolution complète. Comme signe particulier de cette forme, il a noté la présence de stries sanglantes dans l'expectoration. La congestion pulmonaire grippale, à forme de broncho-pneumonie, se présenterait, d'après lui encore, avec les allures classiques de cette dernière maladie. Dans les observations de Meunier concernant des enfants,

deux fois cette complication a revêtu une marche
spéciale, à savoir deux infections successives.
Dans le cas personnel d'Ollivier, il s'agissait de
simples poussées congestives et non de noyaux
de vraies broncho-pneumonies. Il existerait, enfin, une forme bronchoplégique, bien connue
depuis les travaux de Huchard, et qui, aux dires
d'Ollivier, pourrait succéder à une petite lésion
pulmonaire d'ordre purement congestif. L'auteur
fait remarquer, d'ailleurs, que les allures insi-
dieuses particulières à la grippe ne permettent
pas, au début d'une localisation pulmonaire, de
porter un pronostic favorable ; il faut se réserver
et attendre.

La *congestion pulmonaire pleurétique*, décrite par
Dreyfus-Brissac (*Gaz. hebd. Méd. et Chirurg.*, 1886),
a été invoquée par le Dr Alison (*Arch. gén. de
Méd.*, 1887) comme pouvant être d'origine grippale et compliquant parfois certains troubles
hépatiques. Dans cette forme, on assiste d'abord
à la scène morbide habituelle à la pleurésie (refroidissement, fièvre, dyspnée, toux, point de
côté, etc.), puis surviennent le souffle expira-
toire avec matité, l'œgophonie, la diminution
du murmure vésiculaire et des vibrations thoraciques. Dans ces cas pourtant, la ponction capillaire reste blanche. Ces faits sont bien connus
depuis les travaux de Grancher, Bourdel, Queyrat
et Dreyfus-Brissac lui-même. Cette forme de pneu-

monie pleurétique se distingue assez nettement de la pleurésie franche : par l'absence de liquide, par l'état des vibrations thoraciques qui ne sont pas exagérées, comme dans la forme commune, au-dessus de la zone mate et œgophonique. On ne tarde pas, d'ailleurs, à voir se dessiner un contraste frappant entre les symptômes généraux qui s'améliorent notablement et la persistance, souvent pendant de longs mois, des signes physiques, matité, souffle à l'expiration et œgophonie. A ces caractères différentiels, le Dr Alison ajoute les suivants : l'extrême variation des principaux symptômes locaux, le souffle et l'œgophonie changeant fréquemment de place d'un jour à l'autre, bien que le malade ait toujours été examiné dans la même position, relevé et assis sur son lit.

Le Dr Semmola, de Naples, dans une communication faite à l'Académie de Médecine en 1892, parle d'une dyspnée foudroyante survenant dans un grand nombre de cas d'influenza au moment de la chute de la température. Cette dyspnée, subite et rebelle à toutes les médications, se révèle à l'auscultation par de nombreux râles crépitants ; les malades succombent dans l'asphyxie. Il s'agirait donc d'une congestion suraiguë. L'urine de ces malades, injectée aux lapins, produirait en sept à huit heures la mort avec dyspnée intense, et l'autopsie aurait démontré que, chez ces animaux, la dyspnée et la mort ne sont alors que la conséquence d'une action toxique exercée sur le bulbe par des principes spéciaux se formant dans l'organisme pendant l'influenza, au moment où la convalescence paraît imminente.

MARCHE DE LA GRIPPE SIMPLE, SES ALLURES, LA CONVALESCENCE. — L'allure de la grippe, comme le fait remarquer Peter, est extrêmement variable, et c'est là précisément son caractère spécial. Dans un premier degré, dans la grippe apyrétique de Huchard, on constate des troubles du côté du système nerveux, de la céphalalgie plus ou moins vive, de l'obnubilation des idées avec tendance à la tristesse, des douleurs variables (algies grippales) et de l'asthénie générale. Si le bulbe est légèrement touché, ce sont des lipothymies ou des syncopes ; le lumbago, le tour de reins indiquent la participation de la moelle. L'atteinte du nerf vague donne lieu au ralentissement du pouls, à des congestions pulmonaires bâtardes, latentes, évoluant sournoisement.

Dans la grippe atténuée fébrile, celle qui guérit « les pieds sur les chenets », on est en présence de la fièvre catarrhale. Quelquefois, la fièvre existe seule, sans substratum anatomique (Doussain, Thèse Paris, 1886).

Dans l'*influenza ambulatoire*, comme l'appelle Huchard, la maladie est protéiforme et réserve des surprises fâcheuses déjouant tous les pronos-

tics; en raison de la diffusibilité du bacille de
Pfeiffer ou d'un autre, presque tous les organes
sont atteints, avec provocation de raptus fluxion-
naires variés; l'hypotension artérielle coïncide
alors avec l'asthénie nerveuse. Si la bronchite
survient, elle est souvent purulente d'emblée et
peut être suivie, dans les organismes tarés surtout, de congestions ou de pneumonies de diverse
nature.

L'évolution et la durée d'une pareille maladie
ne peuvent guère être précisées et la terminaison
se fait presque toujours d'une façon progressive.
L'herpès naso-labial est un assez bon signe critique;
on ne peut en dire autant des sueurs profuses et
de la diarrhée. La polyurie, les décharges uratiques sont favorables; certains malades sont guéris au bout de trois ou quatre jours. Nous avons
déjà insisté sur la tendance aux rechutes, si bien
démontrée par les recherches thermométriques
de Jaccoud et de Teissier.

Le début de la convalescence échappe à toute
précision; il n'existe aucun critérium pour le
fixer, pas plus le moment de la défervescence que
le retour de l'appétit. Nous avons entendu certains
malades, plusieurs années après une attaque d'influenza, accuser celle-ci d'avoir bouleversé tout
leur organisme et d'avoir porté une atteinte irré-
parable à leur santé. Voilà pourquoi nous répé-
tons souvent, soit devant nos élèves, soit devant

nos malades, que la grippe de 1890 a transformé
la pathologie courante, en quelque sorte, et
orienté la pratique vers des vues nouvelles et une
thérapeutique inaccoutumée. Un organisme qui
vient de subir une atteinte sévère d'influenza est
pour longtemps affaibli, désemparé, tout particulièrement sensible aux vicissitudes atmosphériques, incapable de se livrer de longtemps à
un travail physique ou intellectuel soutenu.
L'asthénie post-grippale est classique et le mot a
fait fortune. La neurasthénie guette ces sujets, en
raison de l'action déprimante bien avérée des
toxines grippales sur le système nerveux tout
entier. Tel reste dyspeptique pendant des années ;
tel autre se transforme en catarrheux incorrigi-
ble. Nous ne parlons pas des phtisiques, des cardiaques, des artério-scléreux, des goutteux, des
diabétiques, etc., qui, s'ils ont le bonheur de résis-
ter à l'atteinte du monstre, en sortent amoindris
à jamais. A. Ferrand parlait déjà, en 1890, de
l'état de neurasthénie profonde dans lequel se
trouvaient plongés la plupart des convalescents
de grippe. C'est une névrose cérébro-spinale acca-
blant des gens fort actifs, incapables désormais
de reprendre leurs occupations habituelles et re-
doutant de se livrer au moindre mouvement ;
c'est parfois la neurasthénie du sympathique se
traduisant par une atonie gastro-intestinale invincible. Certains individus restent en proie à

des sueurs abondantes, intermittentes, qui semblent bien se rattacher à une véritable asthénie vaso-motrice. Quelques-uns sont sujets à des accès de névralgies opiniâtres. Ces névralgies, d'après Katicheff, peuvent occuper plusieurs régions à la fois, douleurs sciatiques, par exemple, remontant jusqu'aux plexus sacré et lombaire ; d'autres fois, ce sont des sièges insolites : grand nerf auriculaire, nerf occipital antérieur, etc.

Le plus souvent, il s'agit de névralgie sus-orbitaire. Cette dernière est, par excellence, un phénomène de convalescence et directement justiciable, de par sa périodicité, des sels de quinine. La névralgie du trijumeau peut rappeler le tic douloureux de la face. On observe plus rarement les névralgies intercostale, phrénique, crurale, testiculaire, etc. Nous avons déjà parlé des six cas de Joffroy, concernant des névralgies scapulo-humérales avec atrophie musculaire consécutive.

Les affections diverses que nous venons de mentionner sont bien de véritables séquelles de la grippe, sans oublier certaines psychoses et notamment des troubles psychasthéniques, avec dépression intellectuelle marquée et asthénie d'une durée extraordinaire.

La grippe, cela ne peut étonner, constitue, à un degré marqué, un agent provocateur de l'hystérie (Le Joubioux, Thèse Paris, 1890). Par suite, en

effet, de l'atteinte profonde subie par le système
nerveux, en raison de l'altération grave de la
nutrition, de l'influence déprimante des toxines
grippales, la prédisposition individuelle est
mise en jeu et l'hystérie éclate devant un système
nerveux dépourvu de toute résistance. Nous
aurons à revenir, au chapitre des complications,
sur les psychoses grippales.

Parmi les asthénies viscérales, la plus intéressante est celle du cœur. Pendant la convalescence,
d'après Huchard, le pouls se présente avec un
caractère spécial, désigné par ce maître sous le
nom de *pouls instable*. Il suffit de passer de la
position horizontale à la station verticale, pour
constater une accélération notable des pulsations;
ce symptôme est la résultante de l'abaissement
de la tension artérielle. Dans ces cas, la syncope
est constamment en imminence.

Dans la catégorie des maladies à hypotension
artérielle, se rangent, dit Huchard, la fièvre
typhoïde et la grippe. A l'époque de la *méno-
pause,* l'asthénie post-grippale se fait sentir lour-
dement et il n'est pas rare, si nous nous en rapportons à notre pratique particulière, de relever, chez
ces personnes, de l'arythmie et des lipothymies.

En présence de l'action éminemment débili-
tante de la grippe, de l'apparition des troubles gastro-intestinaux, de l'anorexie, on conçoit aisément
combien rapidement s'effectue la dénutrition et

combien l'amaigrissement doit se prononcer. La perte de poids peut aller, d'après Huchard, jusqu'à vingt-quatre et trente-quatre livres. Ce dernier parle de trois mois comme durée moyenne de la convalescence.

A propos de cette asthénie post-grippale, Potain cite une observation que nous croyons devoir résumer. Il s'agissait d'un homme de quarante-six ans, déjà tuberculeux et albuminurique, ayant des vertiges, de l'œdème palpébral et malléolaire, de la pollakiurie; il était, en outre, alcoolique. Une grippe légère, survenue en janvier 1890, eut pour résultat de faire monter le chiffre de l'albumine de 2 à 3 grammes et de provoquer un amaigrissement considérable; l'anémie devint extrême, la prostration extraordinaire et la puissance musculaire subit une diminution notable. A quoi fallait-il attribuer cet ensemble de symptômes, se demande l'éminent clinicien ? Aux reins ? En général, l'asthénie est moins marquée. Aux poumons ? Les signes de tuberculose étaient très légers et d'ailleurs anciens. Reste la grippe; malgré sa bénignité, c'est elle, à n'en pas douter, qui a déterminé ces accidents. L'adynamie, ajoute-t-il, est la règle au début de la grippe; elle persiste après la maladie; même dans les cas légers, l'asthénie survit parfois longtemps à l'affection; la prostration surgit sans raison apparente; la fatigue et l'affaiblissement général sont

extrêmes. Dans cette épidémie, Potain remarqua
sans peine que, chez un grand nombre de malades, l'affaissement physique, intellectuel et moral
se manifestait de bonne heure. Il faisait remarquer que le terrain, chez un malade, pouvait
exagérer les phénomènes consécutifs à la grippe
et que de mauvais reins sont plus mauvais que
jamais dans les maladies infectieuses.

En résumé, le terrain pathologique, la réceptivité de l'organisme, les tares organiques, permettent à la grippe et à ses toxines d'exercer une
malignité plus ou moins marquée. Là est la clef
de tous les accidents graves qui peuvent éclore.
Le danger inhér. ' à la sénilité est bien connu ;
les tuberculeux, les cardiaques, les brightiques,
en temps d'influenza, fournissent un énorme contingent de décès. Nous avons connu un vieux
syphilitique qui, après une atteinte de grippe,
essuya des troubles paralytiques graves de la
musculature du larynx. La grippe réveille presque toutes les affections, la fièvre intermittente,
la chorée, l'épilepsie, le rhumatisme, la goutte, etc.
Derrière un accès de goutte, à notre avis, il y a
toujours quelque petite infection aiguë comme
cause provocatrice. On a dit que la grippe labou-
rait pour la culture de certains microbes ; cela
est incontestable et des cliniciens en grand
nombre ont pu s'assurer de cette vérité pour ce
qui concerne le pneumocoque, le streptocoque,

le staphylocoque et le coli-bacille, pour ne parler
que des principaux. La grippe peut, par exemple, s'associer à la fièvre typhoïde, le bacille
d'Eberth et celui de Pfeiffer se prêtant un mutuel
secours.

VII

Les Formes cliniques de la Grippe.

Nous venons d'essayer de présenter le tableau
de la forme commune de la grippe, en dépassant
peut-être un peu ses frontières. Nous avons déjà
pu entrevoir la gamme ascendante qu'une pareille
maladie pouvait parcourir; c'est un clavier très
riche qui contient la pathologie presque tout entière. On a parlé du polymorphisme de la grippe ;
c'est, en effet, un protée, à l'égal de l'hystérie
dont les manifestations sont souvent si difficiles à
dépister. Devant certaines aggravations subites
de la phtisie pulmonaire, du diabète, des cardiopathies, des néphrites, de l'artério-sclérose, etc.,
le praticien se trouve parfois déconcerté, s'il n'a
pas à sa portée un fil conducteur. L'existence
d'une épidémie d'influenza, l'atteinte profonde
brutalement subie par l'organisme, l'asthénie, les
algies, le mettent facilement sur la voie. Malheu-

reusement, il est trop souvent enclin à voir ce monstre derrière les moindres manifestations morbides un peu insolites. Depuis 1890, on abuse vraiment un peu trop de la grippe ; on la voit partout ; c'est un moyen commode de dissiper ses incertitudes, et le public, il faut bien le dire, est on ne peut mieux disposé pour accepter la séduisante hypothèse.

Il en serait autrement et la tâche serait facile si le cocco-bacille hémophile de Pfeiffer possédait des réactions faciles à mettre en évidence et si sa spécificité était établie. Mais jusqu'au jour où ce diagnostic pourra s'étayer sur des bases aussi solides que celui de la diphtérie, de la fièvre typhoïde ou de la tuberculose, il faut se contenter de cette donnée qu'il y a, non pas une grippe, mais des grippes dont les allures varient suivant les épidémies. Si, en effet, cette affection, dans un assez grand nombre de cas, se présente avec une physionomie reconnaissable, avec un groupement de symptômes bien dessiné permettant de lui assigner un réel déterminisme nosologique, il arrive souvent aussi que cette assimilation est contestable. L'existence de certaines épidémies catarrhales d'origine indécise ne peut guère autoriser un médecin à classer parmi les maladies de nature grippale telle congestion pulmonaire à allures vives ou telle pneumonie lobaire à évolution maligne.

Quant aux formes cliniques de la vraie grippe, elles ne sont pas toujours, il s'en faut, d'un aspect facile à dépister, et leurs allures, souvent floues, intriquées et changeantes, rendent assez fréquemment une classification quelconque artificielle et sans consistance. Malgré ces difficultés, on est d'accord pour admettre, à côté de la forme commune, une *forme thoracique,* une *forme gastro-intestinale* et une *forme nerveuse.* Nous avons déjà parlé des variétés atténuées, apyrétiques ou fébriles, de l'influenza ambulatoria ou larvée que nous admettons avec Huchard ; nous n'y reviendrons pas.

VIII

Formes thoraciques.

Le Professeur Litten, de Berlin *(Die influenza-epidemie,* Soc. méd. int. Berlin), relève la fréquence extraordinaire de l'épistaxis. Elle fut si intense en 1890, chez certains malades, que les observateurs la désignaient comme *incalmable.* La laryngo-trachéite s'accompagnait de douleurs brûlantes et d'une sensation de cailloux le long du sternum. Litten relève encore dans ces documents des crises d'asthme avec orthopnée, des bronchites fibrineuses ou croupales avec coagulations en forme de grappes, enfin des bronchites putrides.

Le poumon est, en effet, le véritable champ d'action du microbe de la grippe et de ses complices, le pneumocoque, le streptocoque, le pneumo-bacille de Friedlander, le tétragène, le micrococcus catarrhalis, etc. C'est là qu'éclatent, d'ordinaire, les déterminations les plus redoutables. Nous avons déjà parlé longuement de la congestion pulmonaire, des bronchites à pneumocoque, de la bronchite capillaire, du catarrhe grimpant, accidents dont nous aurons à reparler dans le chapitre des complications. La bronchoplégie, entrevue par Graves et si bien étudiée par Huchard, appartient aux formes nerveuses.

Le Dr M. Labbé (*Journal des Praticiens,* mars 1902) a bien étudié les formes thoraciques de la grippe. Nous ferons un résumé succinct de cet excellent travail.

La grippe respiratoire varie comme intensité et comme note dominante suivant les épidémies. Tandis qu'en 1803, par exemple, les troubles nerveux se produisirent presque exclusivement, en 1837, l'appareil respiratoire fut surtout envahi. Au début de l'épidémie de 1889-1890, la forme nerveuse fut très accentuée, tandis qu'à la fin on n'avait guère à compter qu'avec les symptômes broncho-pulmonaires, notamment chez les enfants et chez les vieillards. D'ordinaire, avec quelques frissons, de la fièvre et des algies diverses, on voit surgir un catarrhe nasal intense, accompagné d'injection conjonctivale, une toux parfois quinteuse donnant bientôt lieu à une expectoration muco-purulente. Plus tard, les associations microbiennes peuvent provoquer des complications variées, ayant toutes pour point de départ la bronchite grippale. C'est ainsi que le catarrhe suffocant apparaît dans sa forme ordinaire ou peut revêtir l'aspect pseudo-membraneux.

Les diverses congestions, maladie de Woillez, congestion pulmonaire à forme pleurétique de Potain, fluxion de poitrine de Dieulafoy, Dupré et Grasset, sont le plus souvent des manifestations grippales. On peut constater alors des points de côté, des crachats ocreux, de la submatité, du souffle, un peu de crépitation, etc. Nous avons déjà noté la mobilité remarquable de ces foyers congestifs. La spléno-pneumonie n'est qu'un degré avancé de ce processus. Nous connaissons déjà les signes de cette maladie si bien décrite par Grancher, maladie à évolution traînante, d'une durée parfois désespérante et pouvant évoluer en deux temps. Quelquefois, comme Huchard et Lemoine l'ont signalé, il y a des troubles cardiaques avec expectoration sanglante. Plus tard, l'affection peut aboutir à la sclérose pulmonaire et à la dilatation bronchique, affectant la forme pseudo-phymique de Teissier, Lemoine, Egger,

Mizon et Makereel. Nous avons déjà parlé du type bronchoplégique de Graves et Huchard. Il s'agit, comme le dit très bien M. Labbé, d'une bronchite capillaire généralisée avec paralysie des petits muscles de Reissessen, comme après la section des deux pneumogastriques.

Les pneumonies vaso-paralytiques de Huchard, apyrétiques et dues à une insuffisance nerveuse, peuvent envahir en un jour un poumon tout entier. Nous avons déjà signalé le mode congestif si spécial décrit par Ferrand.

La broncho-pneumonie, suivant Lombard, survient dans le cours même de la grippe, tandis que la pneumonie vraie est l'apanage de la convalescence. A noter encore les formes pseudo-lobaires avec leurs grandes oscillations thermiques, leur expectoration aérée et striée de sang et leur tendance à l'asphyxie.

La broncho-pneumonie à cocco-bacille de Meunier et la pneumonie fibrineuse si bien étudiée par Ménétrier sont décrites dans certaines pages de notre travail. Ce dernier auteur, concurremment avec Cornil et Babès, a signalé un type intéressant, la péripneumonie avec inflammation surtout interalvéolaire. Les recherches de Finkler et Leichtenstein sur l'infiltration embryonnaire du tissu interalvéolaire, ainsi que la péripleurite sèche de Morel-Lavallée, bien résumées par M. Labbé, le sont aussi par nous dans notre travail. Le polymorphisme de la grippe thoracique en rend le diagnostic très épineux. La grippe, d'ailleurs, est trop souvent mise en cause ; c'est ainsi qu'on peut méconnaître des manifestations tuberculeuses, des pneumonies typhoïdes, des catarrhes morbilleux, etc. Le pronostic de la forme thoracique est toujours sérieux.

Les symptômes pulmonaires, les localisations de l'affection sur l'appareil respiratoire, semblaient, jusqu'en 1890, faire partie intégrante de la maladie, obligatoirement en quelque sorte. Dans presque toutes les épidémies connues, ces troubles avaient été mentionnés et la réalité de leur existence était classique. Chose curieuse, dans la pandémie de 1889-1890, ils manquèrent presque complètement dans les premières semaines, et n'apparurent, avec une intensité d'ailleurs croissante, que lorsque la grippe se fut pour ainsi dire acclimatée dans nos pays. Les premiers cas faisaient plutôt songer à la *dengue* qui, par bien des points, en effet, se rapproche de l'influenza. Le vrai danger réside dans la pneumonie lobaire et dans la broncho-pneumonie. Ces deux phlegmasies du poumon peuvent se présenter, dans quelques cas, à l'état d'ébauche ; il s'agit, d'après Peter, de fluxions aiguës, mais plutôt corticales que centrales ; la maladie générale, infectieuse, agirait sur les expansions terminales du pneumogastrique et du grand sympathique mélangées dans les plexus pulmonaires. On perçoit alors des râles crépitants en foyer et du souffle dans les diverses régions du thorax. A un degré plus avancé, d'après l'éminent clinicien, on constate, outre le souffle et la matité d'un côté, de la broncho-œgophonie, témoignage d'un léger épanchement pleural ; ce sont là des pleurésies grippales plus *congestives qu'exsudatives*. Il faut noter aussi une expectoration sanglante et fluide qui n'a rien de l'expectoration de la pneumonie franche. C'est, dit encore Peter, la « fluxion de poitrine » avec toux incessante, violente, congestive. Ces fluxions grippales sont souvent funestes chez les très jeunes enfants et chez les vieillards. Il faut redouter cette congestion pulmonaire grippale ; elle peut être mortelle, soit par la production d'une hémorragie persistante, soit par sa généralisation.

La Pneumonie grippale. — On a beaucoup disserté sur les différences, sur les nuances qui séparent la pneumonie grippale de la pneumonie ordinaire, et beaucoup de cliniciens restent sceptiques. Il n'existe pas de symptôme pathognomonique, mais quelques légères différences dans le tableau morbide.

Ce problème mérite pourtant d'être serré de près, et tout d'abord, il importe de s'entendre sur le sens donné à ce terme de pneumonie grippale.

Nous pensons qu'il faut appeler ainsi la pneumonie qui surgit, non point précisément après les premiers troubles grippaux, mais surtout comme une manifestation primitive et, en quelque sorte, isolée de la maladie. Dans le premier cas, la pneumonie est venue se greffer sur une grippe persistante, comme elle aurait pu le faire chez un typhique, un varioleux, un diabétique, un brightique, un alcoolique, etc. Il serait certes excessif de ne pas la qualifier de grippale, mais cette étiquette lui convient mieux, à notre avis, lorsque, dans une épidémie, elle éclate, sans être précédée par la fièvre catarrhale et quand elle s'accompagne des *stigmates* ordinaires de l'influenza, asthénie, algies, brisement, etc. Sous le bénéfice de ces restrictions, nous croyons qu'il existe une pneumonie lobaire propre à la grippe. Certains cliniciens distingués ne sont pas d'accord sur ce point, et nous croyons utile de résumer quelques-uns de leurs arguments.

Les premières observations ayant trait à cette question sont consignées, au nombre de trente-neuf, dans la remarquable thèse déjà citée par nous, du Dr Ménétrier. Avant lui, Jaccoud avait déclaré que la grippe était un terrain favorable à l'évolution du pneumocoque. Les cas de Ménétrier avaient été relevés dans une petite épidémie de grippe à Paris, en 1885-1886. On peut objecter qu'il s'agissait peut-être d'une fièvre catarrhale saisonnière, d'une grippe nostras, ne présentant que de lointaines analogies avec la pandémie qui devait éclater trois ou quatre ans après. Les complications suppuratives provoquées par le pneumocoque furent fréquentes et très graves ; il s'agissait de fausses membranes fibrino-purulentes molles, d'hépatisation grise avec abcès miliaires dans le poumon et dans le rein, d'exsudats fibrino-purulents à la surface des hémisphères cérébraux, d'arthrites suppurées, etc. ; on était en face, en somme, d'infections pneumococciques intensives. Il est difficile de tirer de ces faits des conclusions nettes dans le sens d'une origine grippale.

Finkler, qui a observé quarante-cinq cas de pneumonie grippale, n'a reconnu que deux fois le type de la pneumonie franche ; les autres concernaient des phlegmasies bâtardes à streptocoques.

D'après le Professeur Duponchel (*Bullet. méd.*, 1890), adoptant en cela l'opinion du Professeur Gaucher, il ne faut point se hâter de donner un nom aux déterminations pulmonaires de la grippe, au début de leur évolution. Un jour, ce sera la pleurésie qui sera au premier plan ; quelques heures ou quelques jours après, le parenchyme pulmonaire sera en cause, et inversement. La phlegmasie du poumon peut ressembler à la congestion pure ou bien à la broncho-pneumonie ; le plus souvent, on sera en présence d'une pneu-

monie franche. Dans trois cas observés au Val-de-
Grâce, en 1890, le regretté clinicien fut tout surpris de ne point trouver les crachats rouillés,
visqueux et adhérents classiques; il s'agissait
d'un liquide muqueux, filant, aéré, médiocrement adhérent aux parois du vase; en somme,
c'était l'expectoration du catarrhe bronchique.
Le point de côté fut violent, mais aucun des trois
malades ne perçut nettement le frisson initial si
caractéristique. Les courbes thermométriques
n'étaient pas celles de la pneumonie franche;
elles traduisaient nettement des poussées successives d'inflammation pulmonaire. La durée de
l'affection dépassa trois semaines et le déclin
s'accompagna de sueurs nocturnes abondantes,
de troubles nerveux variés, céphalée, rachialgie,
insomnie, lassitude extrême, c'est-à-dire des stigmates ordinaires de la grippe. Enfin, particularité
remarquable, l'examen bactériologique des crachats ne révéla à aucun moment les diplocoques
capsulés de la pneumonie.

Le Dr Laveran, dans un certain nombre de
pneumonies survenues à la même époque, constata les mêmes anomalies, notamment au point
de vue de l'expectoration; en effet, l'examen des
crachats révéla le plus souvent la présence de
streptocoques, plus rarement celle des pneumocoques. Plusieurs cas de pneumonie grippale se
produisirent chez des hommes en traitement pour

d'autres maladies, ce qui pouvait plaider en faveur de la contagion. La conclusion à tirer de ces deux communications intéressantes, c'est qu'il est difficile, selon nous, de ne pas relever des différences assez tranchées entre ces singulières pneumonies et la pneumonie classique. La contagion ne constitue-t-elle pas, dans tous ces cas, une nuance appréciable?

Bonnemaison, de Toulouse, a, il est vrai, signalé un certain nombre de pneumonies particulièrement infectantes et contagieuses qu'il avait déjà d'ailleurs attribuées à la grippe; mais, en temps ordinaire, cette contagion est des moins évidentes.

D'après Kundrat, la pneumonie franche, lobaire, a été assez rare en 1890. Il signale, en revanche, comme Comby, des bronchites d'une forme spéciale, localisées dans les conduits moyens, avec sécrétion très abondante de muco-pus où le microscope décéla le véritable pneumocoque en grande quantité.

Jaccoud affirme que c'est seulement à une période avancée de l'épidémie que surviennent les pneumonies franches et les broncho-pneumonies, après le troisième jour au plus tôt, au bout de deux semaines au plus tard. La pneumonie fibrineuse grippale présente d'ordinaire quelques caractères insolites; le début est insidieux et lent; l'ascension thermique est graduelle, irrégulière et rappelle le tracé de la grippe. Le point de côté est rare, les frissons sont légers et répétés; l'expectoration est franchement sanglante et médiocrement visqueuse. La lésion est spéciale aussi; les foyers sont peu étendus, mais multiples; cette pneumonie est essentiellement mobile; elle envahit progressivement les différents points du poumon, souvent des deux côtés. L'auscultation révèle une hépatisation moins compacte; le souffle a moins de rudesse et les râles crépitants vrais sont rares et ont moins de sécheresse. La défervescence est le plus souvent graduelle; la résolution des blocs hépatisés est très lente, et l'exsudat fibrineux est tellement abondant que la mort peut survenir par asphyxie. Le cinquième jour est particulièrement dangereux, entraînant rapidement un changement radical et tout à fait imprévu dans l'état du malade.

D'après Huchard, certaines *pneumonies en bloc* peuvent rapidement, dans l'espace de vingt-quatre heures, arriver à la période d'hépatisation et envahir un poumon tout entier. Ce sont, pour lui, des pneumonies *vago-paralytiques*.

Duponchel, dans une seconde communication à la Société médicale des Hôpitaux, pour répondre à certaines objections, cita deux nouveaux cas dans lesquels l'examen de la poitrine donnait tous les signes d'une pneumonie lobaire et *point ceux de la broncho-pneumonie*. Le mode d'évolution, la courbe thermique, l'aspect des crachats présentaient les mêmes analogies que dans les observations citées plus haut. Il faut ajouter que, dans ces pneumonies grippales où se trouvait le streptocoque, Netter, contrairement à l'opinion de Duponchel, persista à voir, non des hépatisations lobaires, mais des broncho-pneumonies.

Pour Duflocq, la pneumonie grippale est la conséquence d'associations microbiennes; elle est insidieuse, ne présentant ni le point de côté, ni l'expectoration caractéristique. Il existe de la submatité, des râles crépitants, de la bronchophonie, de la pectoriloquie aphone, des frottements pleuraux, quelquefois du souffle tubaire dur; les crachats renferment d'ailleurs des pneumocoques. La température, relativement peu élevée, est de 39°, 38°,5, puis 37°,3. Il se produit alors un relèvement à 37°,7, 38°,4; enfin, le neuvième jour, on trouve 36°,8.

Fiessinger, qui plaide l'identité de la grippe endémique et de l'influenza, admet que la pneumonie lobaire, relevant de cette affection, présente un souffle moins rude et des râles plutôt sous-crépitants, avec une dyspnée violente, du délire et une terminaison souvent funeste.

F. Widal parle de début insidieux, d'absence de frisson initial et d'un tracé thermique irrégulier, avec des rémissions et des poussées fébriles. Le souffle est moins rude; les crachats à peine teintés sont analogues à ceux de la bronchite simple. C'est, à peu de chose près, l'opinion de Duponchel et Laveran.

Dans deux autopsies de pneumonie grippale faites au Vésinet, en 1890, Gaucher constata l'aspect macroscopique d'une pneumonie lobaire arrivée à l'hépatisation grise. Cependant, l'examen microscopique fit voir que cette lésion devait être, en définitive, rapportée à la broncho-pneumonie. Après des inoculations à des souris de pulpes et de sucs pulmonaires et spléniques, cet éminent observateur affirma qu'il existait des broncho-pneumonies grippales, d'aspect *pneumonique* non tributaires, soit du pneumocoque, soit du streptocoque. « Peut-être, déclare-t-il, nous « sommes-nous trouvés (Thoinet et Gaucher) en « présence de la *pneumonie grippale pure, sans in-* « *fection secondaire, sans pneumocoque, ni streptoco-* « *que?* »

Le Dr Litten, de Berlin (*Die influenza-epidemie*, 1889-1890, Soc. médec. int., Berlin), a consacré quelques pages remarquables à la pneumonie grippale; nous les résumerons brièvement.

Au point de vue en question, les données cliniques ne sont pas sans analogie avec celles précédemment énumérées, avec cette considération qu'elles présentent sans conteste des côtés nouveaux et bien personnels.

La forme fibrineuse s'accompagnait de frissons, de tremblements, de fièvre intense, tandis que la broncho-pneumonie évoluait graduellement avec peu de frissons et une élévation plus lente de la température, avec développement excessif des symptômes bronchitiques existant déjà.

Dans certains cas manifestement lobaires ou fibrineux, on vit le frisson initial faire défaut; la crise manquait et était remplacée par une défervescence mortelle; il aurait existé des pneumonies doubles apyrétiques. Les formes adynamiques et typhoïdes prédominèrent. La durée classique de cinq à sept jours fut souvent dépassée et graduellement se préparait un abaissement mortel de la température. Les crachats caractéristiques (marmelade d'abricots) firent souvent défaut. Les complications consistèrent en hémoptysies, hépatisation caséeuse, infarctus pulmonaires, hoquet, certaines formes de péricardite, des pleurésies sèches ou séro-fibrineuses. Les exsudations purulentes de la plèvre se produisirent de préférence pendant le cours des pneumonies croupales.

Chose surprenante, on vit, dans certaines circonstances, la pneumonie disparaître tout à coup avec l'explosion d'un érysipèle de la face.

Le même auteur signale encore des pneumonies bilieuses, avec crachats vert d'herbe et apparition d'un ictère.

La phtisie floride, l'infiltration purulente, la gangrène, le pyo-pneumothorax vinrent terminer dans certains cas la pneumonie fibrineuse.

De toutes les considérations qui précèdent, il paraît résulter, croyons-nous, que l'hépatisation pulmonaire grippale se présente anatomiquement et cliniquement avec certains caractères qui sortent quelque peu des données classiques. C'est une question à reviser.

Broncho-Pneumonie. — Primitive, la pneumonie lobulaire vient compliquer assez fréquemment la grippe. Cette variété est bien connue aujourd'hui pour son caractère spasmodique, angoissant et sa marche serpigineuse qui la rapproche du catarrhe grimpant mentionné plus haut. La broncho-pneumonie grippale, comme les fluxions, de même origine, se localise volontiers vers les sommets et donne lieu à une expectoration purulente déjà notée par Graves. On conçoit aisément combien, dans ces conditions, cette phlegmasie peut en imposer pour la tuberculose ; cette confusion est d'autant plus facile que l'état aigu peut aboutir à la sclérose interstitielle et à la bronchectasie, avec apparition de phénomènes pseudo-cavitaires, d'ailleurs curables. Il s'agit quelquefois d'une splénisation pulmonaire s'attardant dans un sommet. Ces variétés primitives ou secondaires sont bien connues aujourd'hui et leur pronostic est particulièrement sévère ; elles présentent d'ailleurs un haut degré de contagiosité.

Nous avons déjà noté ce qui distinguait, au point de vue anatomo-pathologique, les nuances séparant ces broncho-pneumonies grippales de la forme ordinaire, tant au point de vue histologique qu'au point de vue bactériologique ; le bacille de Pfeiffer serait au premier plan et actionnerait les agents pneumonigènes habituels, pneumocoques et streptocoques.

H. Meunier a étudié, comme nous l'avons déjà vu, dix cas de broncho-pneumonie infantile dus au bacille de Pfeiffer. La clinique, déclare cet observateur distingué, ne peut, en l'absence de recherches bactériologiques, formuler le diagnostic de broncho-pneumonie grippale, surtout chez l'enfant ; la notion d'une épidémie régnante peut être pourtant d'un grand secours. Les nuances symptomatiques invoquées par Meunier sont les suivantes : irrégularité de leur marche, prédisposition aux rechutes, degré très marqué de dépression et d'abattement se prolongeant longtemps après la défervescence. Chez une fillette de quatre ans, atteinte de broncho-pneumonie grippale, Comby constata du souffle doux à la base gauche, sans râles ni matité ; la fièvre était forte, la dyspnée intense, l'abattement très marqué ; néanmoins, l'enfant guérit.

Chez l'adulte, la broncho-pneumonie grippale

est quelquefois un phénomène ultime ; elle survient parfois après une diarrhée abondante ; elle se caractérise par la fréquence du pouls et un affaiblissement extrême. L'auscultation révèle un grand nombre de râles sous-crépitants fins, avec des périodes d'amélioration et des poussées fébriles. La flore bactérienne est assez riche.

La pneumonie catarrhale peut être le *primum movens* d'une phtisie caséeuse (Ch. Garnier). Il se produit d'abord plusieurs foyers pneumoniques présentant des pneumocoques, des streptocoques et des staphylocoques ; plus tard, ces zones hépatisées sont envahies par le bacille de Koch. L'aggravation d'une phtisie pulmonaire préexistante par la grippe a été observée fréquemment, et c'est par l'intermédiaire de cette complication qu'on voit parfois la broncho-pneumonie s'accompagner de pleurésie purulente.

Ch. Garnier a étudié (*Arch. de Méd. expérim.*, 1900) le rôle du bacille tuberculeux dans l'étiologie et la pathogénie de la pneumonie caséeuse. Strauss, dont il discute l'opinion, attribue dans ce cas une place prépondérante au bacille de Koch. Hutinel, Mosny, Aviragnet, Marfan, etc., ne font intervenir l'agent spécifique de la tuberculose que d'une façon secondaire. Les altérations pneumoniques ou broncho-pneumoniques seraient primitivement engendrées par les microbes habituels, streptocoque, pneumoco-

que, etc. ; plus tard, le bacille tuberculeux ferait
subir aux zones hépatisées la transformation caséeuse ; il s'agirait, en somme, d'une infection
mixte. Strauss, dans son beau livre, *la Tuberculose et son bacille,* rejette cette théorie en se basant
sur des recherches pratiquées avec la collaboration de Gamaleia. Ce mode d'infection paraît
rare, en effet ; la clinique, cependant, offre quelques faits indiscutables. Ch. Garnier rappelle, à
ce sujet, une observation recueillie dans le service du Professeur Bernheim. Tout plaidait en
faveur d'une pneumonie lobaire grippale, localisation au sommet droit, évolution spéciale, marche de la température, prodromes caractéristiques, etc. ; l'autopsie démontra nettement qu'il
s'agissait d'une pneumonie grippale avec transformation caséeuse ; d'ailleurs, le pneumocoque
et le bacille de Pfeiffer figuraient dans la flore microbienne. On peut supposer avec Ch. Garnier que,
chez ce sujet, la grippe avait réveillé un foyer de
tuberculose latente, et conclure, à moins d'invoquer une contagion nosocomiale, qu'une pneumonie fibrineuse peut, dans certaines conditions,
se transformer en pneumonie caséeuse.

Nous avons déjà fait pressentir la difficulté de
distinguer une pneumonie lobaire grippale d'une
pneumonie lobulaire ; c'est que cette dernière, en
effet, prend souvent la forme pseudo-lobaire.
En général, dans cette variété d'hépatisation,

le début est moins soudain et les signes stéthoscopiques indiquent des lésions moins profondes ; on
peut faire la part de ce qui appartient à la bronchite et aux îlots d'induration. Les lésions ont
moins de fixité et les zones inflammatoires sont
changeantés. L'expectoration n'est pas rouillée ;
elle est aérée, quelquefois striée de sang ou purulente ; l'asphyxie est plus vive. Voici, aussi résumée que possible, une intéressante observation
de Rendu concernant une broncho-pneumonie
grippale compliquée d'une gangrène des membres inférieurs (*Bull. Soc. méd. Hôp.*, janv. 1892).

Il s'agit d'une femme de trente-sept ans, entrée
à l'hôpital avec une dyspnée extrême, un point
de côté très violent, symptomatique d'une pleurésie diaphragmatique. Il existait des râles fins de
congestion aux deux bases, une respiration légèrement soufflante à la base droite, et le pouls était
de 140. Au bout de quelques jours, détente passagère, pourtant agitation et sueurs profuses ; aux
râles fins avaient succédé de gros râles muqueux ;
l'expectoration était devenue facile, et un herpès
labial avait apparu. Puis, aggravation, agitation,
anxiété, tendance aux syncopes ; soixante-douze
respirations par minute, lèvres cyanosées et livi-
des ; 36°. Les bruits du cœur, sourds et mal frappés, dénotaient un collapsus cardiaque imminent.
Une nouvelle recrudescence survint, avec pluie
de râles fins, souffle congestif presque tubaire

14.

vers le lobe moyen du poumon droit. On pouvait
songer à une endocardite avec coagulations intra-
cardiaques.

Pourtant, une nouvelle amélioration se produisit ; mais bientôt apparurent, sur les deux mollets,
des marbrures bleuâtres, des sugillations ressemblant à des ecchymoses profondes ; tout cela
coexistant avec un peu de gonflement des jambes,
des douleurs vives au moindre attouchement et
une coloration cireuse des pieds. Il s'agissait probablement d'une thrombose ou d'une embolie
des artères fémorales, peut-être même des iliaques avec imminence d'une gangrène des membres inférieurs.

Entre temps, la pneumonie, en voie de résolution, était remplacée par de la bronchite purulente.

Après des péripéties diverses, le sphacèle des
jambes s'accentua ; chose curieuse, la respiration devint normale et l'appétit se réveilla ; bref,
cet état général satisfaisant était peu en harmonie avec la gangrène totale des membres
inférieurs.

Après mûr examen, l'idée d'une intervention
chirurgicale fut repoussée. Enfin, la phase ultime
surgit avec accidents septicémiques, et la mort
survint après une hyperthermie croissante, des
râles nombreux et une diarrhée fétide.

A l'*autopsie*, traces non douteuses de broncho-

pneumonie, atélectasie du lobe inférieur droit,
avec quelques points encore hépatisés, bronches
enflammées, tomenteuses, la plupart pleines de
pus. *Cœur :* Végétation verruqueuse récente sur
l'une des valvules sygmoïdes de l'aorte ; de plus,
sur le fond du ventricule gauche, au voisinage de
la pointe, caillot fibrineux ancien, ramolli et
puriforme à son centre. *Artères :* Oblitération
artérielle au-dessus de la bifurcation des deux
iliaques primitives ; à un centimètre au-dessous
de cette bifurcation, caillot dur, grisâtre, fibrineux, très solide, rattaché à la paroi artérielle,
par des adhérences lâches. Ce caillot se continuait avec les mêmes caractères dans l'iliaque
externe des deux côtés. Au contraire, dans les
fémorales, il existait des caillots cruoriques de
formation récente ; en outre, on trouva des coagulations sanguines dans la veine fémorale gauche et dans l'artère rénale droite ; le rein correspondant était totalement nécrobiosé, ce qui avait
passé inaperçu pendant la vie.

Recherche des agents infectieux. — Dans les
crachats, présence non douteuse du pneumocoque ; le suc retiré de fragments du parenchyme
pulmonaire donna lieu à une culture presque
exclusivement composée de pneumocoques. Quant
aux cultures faites avec des fragments du caillot
du cœur et de ses portions ramollies, elles restè-
rent stériles. La conclusion de Rendu fut que le

pneumocoque avait pénétré dans le sang et avait été charrié dans les artères.

Nous pensons que l'irruption du pneumocoque dans le milieu sanguin avait pu donner lieu aux phénomènes septicémiques signalés plus haut. Il s'agirait là d'un processus analogue à celui qu'a tout récemment invoqué le Dr A. Jousset pour les septicémies tuberculeuses. Ce jeune savant a préconisé pour ce genre de recherches un nouveau procédé très délicat par l'*inoscopie* (*Sem. médic.*, janvier 1903). Ajoutons que c'est *post mortem* que, dans l'observation Rendu, le pneumocoque fut rencontré dans le sang.

Le Dr Clemente Ferreira, de Rio-Janeiro (*Revue des Malad. de l'Enf.*, 1890), a relevé, à propos de la broncho-pneumonie grippale chez les enfants, certaines particularités intéressantes. L'élévation thermique est faible, 37°,6, au lieu de 40° à 41°, par suite, sans doute, d'une paralysie des centres thermogènes. Les erreurs de pronostic sont fréquentes et on se berce souvent d'espoirs illusoires. Il existe une tendance manifeste à la bronchoplégie et au collapsus pulmonaire ; la toux est rare, par suite de l'émoussement de la sensibilité de la muqueuse bronchique et de la stagnation des produits de sécrétion. C'est une intoxication générale imprimant à cette pneumonie des allures traînantes et une lenteur extraordinaire dans l'évolution du processus bronchitique ou broncho-pneumonique. Les sécrétions sont rares, filantes, denses et adhérentes. Les vomitifs peuvent hâter l'avènement du collapsus pulmonaire.

Finkler, dont il a été question plus haut, a décrit une pneumonie grippale bâtarde à streptocoques. Rarement, la maladie débutait par un grand frisson ; il s'agissait surtout de frissonnements avec sueurs abondantes. Le point de côté et la toux étaient peu intenses, l'expectoration était rarement rouillée et les signes stéthoscopiques étaient ceux des pneumonies lobulaires migratrices.

Un caractère important consistait dans le défaut de concordance des signes de percussion et d'auscultation. Si la matité siégeait sur un point déterminé, on ne percevait ni souffle, ni râles crépitants ; on pensait alors à la pleurésie ; on ponctionnait et l'on ne ramenait rien. Les foyers étaient souvent si minimes qu'ils ne dépassaient pas l'aire du stéthoscope.

Ces pneumonies se développaient parfois avec une rapidité étonnante ; le pouls était fréquent, petit et mou, la température peu élevée et la dyspnée peu en harmonie avec la minime étendue des lésions. L'autopsie démontrait bien anatomiquement les altérations de la broncho-pneumonie ; la surface de section était unie, quelquefois légèrement granitée, avec un exsudat fibrineux peu abondant. C'était plutôt de la splénisation, et l'auteur émet l'hypothèse d'un érysipèle du poumon.

Kähler, de Vienne, assigne aux pneumonies lobulaires de la grippe une marche traînante. Dans les cas qu'il a observés, il survenait d'abord une bronchite fébrile, mais la résolution n'était pas franche. On voyait bientôt surgir un point de côté assez vif, avec des palpitations et de l'agitation nocturne. On percevait une matité à timbre tympanique, des râles crépitants et un léger souffle bronchique. Ces phénomènes cédaient, mais bientôt d'autres points étaient envahis, à la façon des pneumonies migratrices, et, au niveau de ces petites régions, on constatait le développement de pleurésies partielles. L'expectoration était d'ordinaire muco-purulente, parfois striée de sang. La fièvre s'accompagnait de sueurs abondantes et la défervescence avait lieu par lysis.

La *spléno-pneumonie grippale* a des caractères assez spéciaux; ses allures diffèrent de la maladie de Grancher par l'absence fréquente du souffle et de l'œgophonie et la venue tardive de l'expectoration. Makercel et Lemoine lui assignent une physionomie bâtarde, et lui attribuent surtout, comme symptôme presque unique, une diminution notable du murmure vésiculaire.

Faisans a observé une forme de spléno-pneumonie grippale remarquable par la mobilité et la variabilité des signes stéthoscopiques. Le souffle, l'œgophonie disparaissent d'une façon imprévue pour reparaître un ou deux jours après. Ces alternatives se reproduisent plusieurs fois dans le cours de la maladie.

Ce clinicien distingué a communiqué, en 1892, à la Société médicale des Hôpitaux de Paris, une très remarquable observation de maladie de Grancher, d'origine grippale, concernant un jeune homme de vingt et un ans. Nous ne pouvons relever dans cette longue et minutieuse communication que les points les plus saillants.

On avait constaté, au début, une diminution notable du murmure vésiculaire dans le quart inférieur du poumon droit, avec matité, suppression des vibrations vocales et absence de souffle ; il y avait en outre de la broncho-œgophonie et un peu de pectoriloquie aphone. Dans certains points de la région malade, on percevait de petites crépitations discrètes, fines et superficielles ; c'était, en somme, un syndrome pseudo-pleurétique. Deux jours plus tard, il existait un souffle doux des plus nets et une œgophonie des plus pures, signes que le médecin ordinaire avait d'ailleurs perçus dès le premier jour. La toux avait été très fatigante et la malade avait eu une expectoration gommeuse assez abondante. Un peu plus tard, troisième changement ; le souffle avait fait place

de nouveau à un murmure vésiculaire très affaibli. Après quelques jours de détente, violent
frisson, 40°, augmentation de la zone congestionnée, avec apparition d'un souffle plus fort et plus
rude qu'à la base. S'agissait-il d'une tuberculose
ou bien d'une suppuration? L'hypothèse de la
tuberculose fut repoussée, en raison des allures
spéciales de la fièvre, en raison aussi d'une moi-
teur visqueuse, comme on en constate souvent
dans l'infection purulente. On vit bientôt se produire une légère voussure circonscrite en arrière
et une légère infiltration de la peau du côté
droit du thorax. Après une première tentative
vaine, une seconde ponction donna lieu à l'écoulement d'un pus épais et crémeux. L'opération
de l'empyème fut pratiquée quelques jours après
et, malgré de réelles difficultés et certaines dé-
ceptions, donna de très bons résultats. Les conclusions de Faisans sont que la maladie de Grancher peut être une manifestation de la grippe, que
sa symptomatologie varie d'un jour à l'autre et
qu'il peut se produire, comme dans la pneumonie,
une pleurésie purulente.

Nous avons traité, pour un cas analogue, mais
plus compliqué, un jeune homme de vingt ans,
élève dans une école du Gouvernement, qui fut
pris, en mai 1904, dans un milieu où régnait la
grippe, de phénomènes ayant la plus grande ressemblance avec un épanchement pleural gauche.

Deux médecins très distingués pratiquèrent vainement quatre ponctions successives.

Lorsque nous eûmes à examiner le jeune malade, le murmure vésiculaire était aboli dans toute l'étendue du côté gauche du thorax ; il existait de la submatité, quelques crépitations discrètes à la partie moyenne, avec une zone peu étendue de souffle doux un peu au-dessus, une expectoration muco-purulente très abondante, le tout avec apyrexie. L'analyse bactériologique des crachats décela des streptocoques, sans bacilles de Koch. Pas d'albumine. En raison de son mauvais état général, le jeune homme fut installé à la campagne où la situation s'améliora et resta satisfaisante pendant deux mois environ. Puis la fièvre s'alluma et l'expectoration devint plus nettement purulente. Le Dr C... et nous, nous crûmes à une pleurésie interlobaire, lorsqu'un beau jour, on put voir apparaître une tuméfaction très circonscrite un peu au-dessus du sein gauche; il était dès lors manifeste qu'il s'agissait d'un kyste purulent de la plèvre qui, ouvert déjà dans les bronches, tendait à se faire jour à l'extérieur. Vu la persistance du mauvais état général, on se borna à pratiquer une opération largement suffisante pour le moment, en attendant des circonstances plus favorables pour agir plus radicalement. Plusieurs chirurgiens consultés se refusèrent, avec raison, à pratiquer l'opération d'Estlander. La pleurésie purulente circonscrite s'était révélée plusieurs mois après l'apparition d'une spléno-pneumonie; tout le poumon gauche était atélec-tasié et induré, et partant incapable de la moindre expansion. Le malade succomba dans l'hecticité avec une infiltration amyloïde des reins existant déjà depuis quelque temps.

Le Dr Manquat, de Nice, a communiqué à la Société médicale des Hôpitaux de Paris (juillet 1901) une très importante observation de spléno-mégalie grippale limitée au lobe supérieur du poumon gauche. Parmi les particularités à rele-ver, nous signalerons d'abord l'existence de lé-sions étendues et bruyantes du poumon gauche, contrastant avec l'absence de dyspnée, de toux, d'expectoration, avec un état général des plus satisfaisants. La maladie dura près de cinq semai-nes et parut s'accompagner des signes classiques de la pleurésie.

Dans le diagnostic assez subtil de cette mani-festation grippale, il fallut éliminer la broncho-pneumonie et la congestion pulmonaire à forme pneumonique, cette dernière évoluant toujours très rapidement. La congestion simple autour d'un foyer de broncho-pneumonie ne pouvait non plus être mise en cause. En raison de la diffusion des signes physiques, sauf pourtant le souffle, on ne pouvait pas songer davantage à une pleurésie interlobaire ou à un kyste pleural, affections qui

eussent certainement déterminé quelque déplace-
ment d'organe, ce qui n'avait pas eu lieu.

La grippe, chez le malade en question, avait le
caractère ambulatoire. Malgré la limitation presque exclusive des lésions au lobe supérieur du
poumon gauche, on n'avait pas porté de pronostic
sévère, et l'excellence de l'état général imprimait
à cet état morbide un cachet de bénignité tout au
moins apparente.

Potain avait déjà remarqué que la pneumonie
congestive offrait une allure lente et ambulatoire.

L'absence d'expectoration, chez le malade de
Manquat, avait été, pour ainsi dire, complète. Ce
clinicien distingué a absolument confirmé l'opinion de Faisans, sur la mobilité singulière de la
maladie de Grancher, notamment à propos du
souffle et de la sonorité à la percussion.

Le Dr Manquat assignerait volontiers, au cas
qu'il a étudié, une place parmi les *pneumopathies
pseudo-pleurétiques secondaires à l'infection grippale*.
L'iodure de sodium à faible dose parut avoir une
action résolutive manifeste.

PLEURÉSIE. — L'inflammation pleurale peut être
sèche. Morel-Lavallée a décrit, on le sait, la
pleuro-cellulite diffuse subaiguë, au cours de la
pleurésie sèche d'origine grippale. Il insiste sur
la variabilité extraordinaire et sur le polymorphisme des phénomènes d'auscultation dans la

pleurésie grippale. Galliard a observé trois cas
de pleurésie sèche unilatérale ayant la même
origine, dans le service du Professeur Hayem.
Ces trois observations figurent dans la thèse de
Châtellier.

A propos du processus de pleuro-cellulite diffuse subaiguë que nous venons de signaler, Morel-
Lavallée a décrit un certain nombre de symptômes
originaux que nous tenons à résumer. C'est ainsi
que l'extension de la phlogose s'effectue sur la
totalité des deux séreuses, avec maxima demi-
circulaires et sinusoïdaux. Les douleurs fixes ou
irradiées ont le caractère névralgiforme ; on perçoit
des frottements pleuraux à timbre de frou-frou,
de cuir neuf, etc., des bruits à rythme nettement
crépitant. Particularité intéressante, nombre de
ces bruits se passeraient en *dehors et au delà de la
cavité pleurale, c'est-à-dire dans le tissu cellulaire
sous-pleural*. Rendu, Delpeuch et Galliard ont émis
quelques réserves sur la réalité de ces bruits
extra-pleuraux.

La pleurésie sèche unilatérale est signalée dans
les thèses du Dr Châtellier et du Dr Brocard. Bloch,
sur quatre cent cinquante observations de grippe
épidémique, relève quatre fois la pleurésie sèche,
survenue vers le huitième jour, après la cessation
de la fièvre. Féréol parlait aussi, comme nous
l'avons déjà vu en 1890, de la fréquence des
points de côté revenant dans la convalescence et

faisant songer à la pleurodynie, à la pleurésie sèche ou à la tuberculose.

Le Dr Laurent (Thèse Paris, 1898) a étudié la pleurésie sèche bilatérale comme un symptôme essentiel. Dans son intéressant travail basé sur huit observations, il décrit les frottements pleuraux caractéristiques ; il s'agit de bruits très superficiels, irréguliers, rugueux, inégaux, semblant accompagner les mouvements d'ascension et de descente du thorax ; ils sont parfois, selon l'auteur, d'une ténuité extrême. Fait remarquable, le parenchyme pulmonaire est d'une intégrité absolue. Parmi les caractères secondaires, le Dr Laurent note le début insidieux de la maladie, la bilatéralité des frottements, la raucité de la voix pouvant aboutir à l'aphonie, une toux quelquefois sèche et quinteuse. L'évolution de cette pleurite aurait lieu de bas en haut, par poussées successives. La température reste normale et l'état général est toujours satisfaisant. La médication par excellence, d'après Morel-Lavallée, cité par le Dr Laurent, est le salicylate de soude. La gymnastique raisonnée, le massage du thorax, l'escrime, l'usage des haltères, la natation (?) s'opposeront à la formation de brides et de symphyses.

Brocard (Thèse Paris, 1890) assigne à la pleurésie grippale trois modes principaux : 1º elle peut survenir d'emblée, soit bruyante, avec point

de côté, fièvre, toux, etc., soit insidieuse ; elle
peut être sèche, séro-fibrineuse ou purulente ;
2° elle peut coexister avec d'autres manifestations
broncho-pulmonaires, telles que la fluxion de poitrine de Dieulafoy ; elle peut occuper le second
plan ou, au contraire, la place prépondérante ;
3° elle peut survenir après une pneumonie
lobaire ou une broncho-pneumonie.

D'après Bucquoy, les épanchements séro-fibrineux sont d'une grande bénignité ; ils sont le
plus souvent modérés, mais quelquefois d'une
abondance telle qu'ils menacent la vie du malade.

Nous avons déjà mentionné l'existence des
épanchements pleuraux éphémères consécutifs à
la fluxion aiguë du poumon. Ne s'agirait-il pas,
dans ces cas d'apparence plus ou moins bénigne,
d'un premier assaut du bacille tuberculeux ac-
tionné par la grippe ? Il faut dire que H. Meunier
a reconnu la présence du cocco-bacille de Pfeiffer
dans un cas de pleurésie séro-fibrineuse compliquant une broncho-pneumonie. Le même observateur, à propos d'autopsies d'enfants atteints
de broncho-pneumonie, signale l'existence, dans
un exsudat pleurétique abondant, du cocco-bacille
hémophile accompagné du streptocoque et du
staphylocoque. Dans un cas où les recherches
bactériologiques paraissent avoir fait défaut,
Meunier signale une pleurésie séro-fibrineuse

double avec exsudat pseudo-membraneux très abondant, sans liquide.

Les pleurésies purulentes d'emblée ou bien d'ordre métapneumonique sont provoquées d'ordinaire par le pneumocoque ou le streptocoque, parfois par leur association. Le cocco-bacille n'est guère signalé comme fauteur de ces sortes d'épanchements. D'autres micro-organismes, que nous citerons bientôt, peuvent engendrer aussi des épanchements purulents. Déjà, en 1880, Châtellier ('Thèse Paris) avait étudié ces pleurésies grippales. On peut se demander jusqu'à quel point sa description très correcte et très clinique, d'ailleurs, peut s'adapter aux allures de la grande épidémie de 1890. Lorsque, en temps ordinaire, on se trouve en présence d'une suppuration pleurale, on peut toujours, avec un peu de bonne volonté, invoquer une constitution catarrhale ou, ce qui revient au même, la grippe nostras n'ayant que des ressemblances lointaines avec l'influenza. Nous choisirons donc nos exemples dans les travaux postérieurs à l'épidémie de 1890.

Jarre (Thèse Paris) mentionne cinq observations de pleurésie purulente avec quatre empyèmes pratiqués par Rendu, Robin, Hanot et Letulle. L'intervention chirurgicale, en effet, dans ces épanchements abondants et insidieux, donne les meilleurs résultats.

Laveran a cité six cas de pleurésie purulente

dont trois coïncidaient avec une pneumonie.
Plusieurs de ces cas s'étaient produits chez des
hommes en traitement pour d'autres maladies, ce
qui plaidait en faveur de la contagion, alors que
sévissait à Paris la grippe infectieuse.

En six jours, l'opération de l'empyème fut pratiquée sur quatre malades de son service. C'était
là, comme le dit notre éminent confrère de l'armée, un fait heureusement bien rare, et il lui
parut que la grippe était responsable de ces empyèmes dont le développement s'était effectué
avec une rapidité inusitée. Deux malades succombèrent ; chez l'un, la pleurésie coïncidait avec
un pneumo-thorax, chez l'autre avec une péritonite purulente généralisée. Chez un sujet opéré
avec succès, le liquide purulent renfermait des
streptocoques en grande quantité. Dans un autre
cas de grippe du même service, avec pleurésie à
liquide hématique, endocardite, péricardite et
péritonite, Vaillard et Vincent rencontrèrent dans
le sang de la veine céphalique, recueilli deux
heures après la mort, le même streptocoque. Ce
microbe fourmillait seul dans le liquide pleural.

Netter, à la même époque (1890), se refusait
déjà à considérer le pneumocoque comme hors
de cause dans les complications grippales de la
grippe. Le streptocoque et le pneumocoque, existant normalement dans la bouche des sujets
sains, doivent sans doute acquérir une virulence

toute spéciale au cours de l'influenza et engendrent ainsi des infections secondaires. Il faut faire remarquer que le pneumocoque a été rencontré beaucoup plus rarement dans le pus de ces pleurésies. Dans ces dernières, le pus est crémeux, épais, peu abondant; la vomique est fréquente et la tendance à la guérison manifeste. Tout autres sont les allures de la streptococcie pleurale; la fièvre est intense, le point de côté violent; le pus, d'un gris sale, se reproduit presque immédiatement après la ponction, même après l'opération de l'empyème. Le bacille encapsulé de Friedlander peut aussi, mais très rarement, provoquer la suppuration pleurale. C'est ce que déclare formellement Netter, dans une très remarquable communication faite à la Société médicale des Hôpitaux (mai 1890). Dans une observation fort intéressante de Letulle, publiée au cours de la grande épidémie de grippe, l'épanchement purulent de la plèvre était uniquement causé par des cultures pures de bacille de Friedlander. C'était un cas de pleurésie partielle développé au niveau de la plèvre interlobaire. Le malade fut pris d'expectoration purulente abondante; au bout de quinze jours, les crachats purulents disparurent et la guérison s'établit définitivement.

Le Dr Crespin, d'Alger, a publié en 1897 une importante observation intitulée : *Grippe, bron-*

chite, pneumothorax gangréneux, pleurotomie; gué-
rison. Après des phénomènes grippaux très
intenses, le malade eut de grands frissons, une
transpiration abondante et l'expectoration devenait d'un gris sale, exhalant une odeur infecte.
L'examen dénota des signes de bronchite à droite
et des symptômes de pneumothorax à gauche. La
bronchite grippale avait été suivie de gangrène
pulmonaire avec perforation pleurale. La pleurotomie, suivie de lavages de la plèvre à l'eau
bouillie d'abord et boriquée ensuite, eut un plein
succès. L'examen des crachats n'avait révélé que
les parasites ordinaires de la bouche. Le liquide
pleural renfermait des staphylocoques, des streptocoques et du *leptothrix buccalis.* Ce dernier
micro-organisme peut très bien, quoique rarement, jouer un rôle actif dans la production d'une
gangrène pulmonaire.

Les Drs Dopter et Tanton, dans une note présentée à la Société médicale des Hôpitaux de
Paris (juillet 1901), ont fait part des résultats obtenus par l'examen cytologique des épanchements séro-fibrineux de la plèvre. Sur soixante
cas de pleurésie ainsi étudiés, cinq ont trait à des
pleurésies grippales. Dans deux observations
d'épanchement séro-fibrineux au cours de la
grippe et non accompagnées de manifestations
pulmonaires, l'ensemencement resta stérile, et
la formule cytologique fut identique à celle de

la pleurésie *à frigore,* à savoir la prédominance très nette des lymphocites avec une petite quantité de polynucléaires éosinophiles. Dans les trois autres cas survenus après la guérison de la grippe, la formule fut encore la même.

IX

Formes gastro-intestinales.

Dans la grande épidémie de 1889-1890, plusieurs observateurs ont signalé la fréquence des troubles digestifs. Parfois, la gastricité se manifestait comme la note dominante chez certains sujets, déjà dyspeptiques apparemment. Dans bien des cas, l'embarras gastrique aurait été considéré comme banal, si l'on n'eût constaté simultanément une prostration extrême.

L'anorexie absolue et les perversions du goût furent assez fréquemment observées.

Les altérations buccales et dentaires ne sont pas rares, comme nous l'avons déjà dit. Il faut signaler parmi ces lésions la glossite, la stomatite aphteuse, la périostite alvéolo-dentaire . etc. Nous avons déjà parlé des déterminations pharyngées.

A propos des vomissements qui furent très souvent relevés, un certain nombre de praticiens considérèrent ce symptôme comme l'indice d'un état inflammatoire de la muqueuse gastri-

que; un petit nombre lui donnent une origine
nerveuse ou cérébrale.

La diarrhée et les vomissements survenaient
fréquemment sous forme de cholérine. La tuméfaction de la rate aurait été très rare. Les symptômes
gastriques auraient revêtu des caractères variés et
se seraient manifestés dans tous les segments du
tube digestif. Il faut faire remarquer que les
altérations graves des voies biliaires ou du parenchyme hépatique ne se sont révélées que
dans les cas sévères d'influenza. C'est surtout dans
les complications sérieuses de l'intestin ou du péritoine que le *facies grippé* aurait été constaté.

Depuis la grande épidémie de 1889-1890, les
médecins parlent volontiers de grippe intestinale ; c'est ainsi que, plus d'une fois, nous avons
entendu des confrères distingués, appliquer cette
étiquette à des cas de fièvre typhoïde dont le
diagnostic nous paraissait incontestable. Il y a là,
à notre avis, un abus de langage qui n'est pas
sans inconvénients et qui, par suite d'une orien-
tation thérapeutique irrationnelle, peut provoquer des rechutes.

Nous avons déjà parlé assez longuement de
l'embarras gastrique et de l'état de la langue dans
la grippe ; il s'agit là, en somme, d'un syndrome
habituel. Nous rappellerons que la gastricité peut
prendre une allure infectieuse. Mais les troubles
gastro-intestinaux peuvent se présenter sous une

forme plus sévère encore. L'intolérance gastrique
peut être absolue pendant un temps plus ou moins
long, donnant lieu à des vomissements opiniâtres
et à des douleurs gastriques violentes irradiant
en divers sens et faisant songer à une gastrite
suraiguë d'apparence toxique. Le foie et la rate
sont augmentés de volume; les vomissements,
presque incoercibles, constituent parfois le phénomène dominant. Une fillette de quatre ans, citée
par Comby, ne supporta aucun aliment pendant
huit jours. Barthélémy a relaté le cas d'une dame
âgée qui eut des vomissements pendant vingt-
deux jours. Nous avons vu nous-même, chez plusieurs malades, et avec quelque inquiétude, des
troubles similaires.

L'*entérite* fébrile ou apyrétique, avec diarrhée,
coliques, ténesme, ballonnement du ventre, peut
dominer la scène et durer un certain temps.
Ferréol a observé pendant l'épidémie de 1890,
consécutivement à la contagion importée dans la
maison par le fils du malade, une pérityphlite
qui dura plus d'un mois. Le même clinicien a vu
mourir un diabétique qui fut emporté en quelques heures, au cours d'une grippe de moyenne
intensité. Ce malade fut pris subitement d'une
diarrhée dysentériforme très douloureuse, avec
sensation de barre épigastrique, et succomba dans
le coma. Nous croyons devoir faire remarquer
qu'il s'agit peut-être là d'une forme d'acétonémie

suscitée très probablement par l'infection grippale.

Certains sujets atteints de vomissements incessants et de diarrhée profuse ressemblent, avec leur facies grippé, à de véritables cholériques. L'entérite cholériforme a, d'ailleurs, été observée par divers cliniciens, notamment par Potain, qui a constaté, avec une diarrhée très abondante, des crampes, de la tétanie et de l'algidité.

Quelques auteurs ont relevé des troubles intestinaux violents tout à fait analogues à ceux que détermine l'intoxication par le tartre stibié; parfois, le mœlena, les épreintes font songer à la dysenterie sporadique.

Des entérites chroniques, voire même des entéralgies muco-membraneuses, peuvent succéder à la grippe et faire songer parfois à des lésions tuberculeuses de la muqueuse intestinale.

Le Dʳ Chryssovergis, de Beyrouth, a décrit, nous le savons déjà, une *forme colique* de la grippe, avec un érythème palato-pharyngé qui constitue un signe révélateur. C'est là une forme gastro-intestinale que ce clinicien a pu observer pendant trois mois d'hiver, en 1901-1902. Le gros intestin, spécialement altéré, donnait lieu à des troubles coliques accentués de nature surtout spasmodique. La contracture se cantonnait à l'*S* iliaque, au côlon ascendant, au rectum et au cœcum. La douleur, variable comme intensité et

comme siège, simulait complètement une crise
appendiculaire, y compris le point de Mac-Burney ;
par la palpation, on éprouvait la résistance de la
corde colique. Tout cela était accompagné de selles
glaireuses, dysentériformes, avec des épreintes
très vives. Cet état persistait, paraît-il, pendant
des semaines, sans fièvre, mais avec accompagnement de névralgies diverses. Le bacille de Pfeiffer
fut reconnu dans trois échantillons de mucus
(*Semaine médic.*, 1903). L'inflammation du rectum,
d'apparence dysentérique, une entérite avec ulcérations, ont été notées dans certaines observations. Le Professeur Lemoine a décrit une espèce
de paralysie intestinale, due à l'influenza, et caractérisée par du météorisme avec constipation ;
il s'agissait sans doute d'une inhibition passagère
du grand sympathique abdominal pouvant acquérir un haut degré de gravité. Les vomissements fréquents et pénibles paraissant succéder
à des accès de gastralgie ont pu simuler, dans
certains cas, des coliques hépatiques.

Une espèce de dysenterie grippale, d'ailleurs
assez rare, a été signalée par quelques auteurs,
notamment par Furbringer et Le Gendre. Comby
et Brochin ont noté des hémorragies intestinales.

Il n'est pas de praticien qui n'ait constaté des
déterminations intestinales analogues, et d'assez
nombreux malades parlent volontiers d'un état
grippal qui avait porté son action sur l'intestin.

La forme gastro-intestinale, d'après Ch. Bouchard, fut fréquente au début de l'épidémie de 1889-1890 et succédait aux grands phénomènes prodromiques, l'accablement, la céphalalgie et la rachialgie.

Dans cette forme, d'après le Dr Torthe, l'évolution thermique n'affecta pas de caractères particuliers, constants. Elle était irrégulière, atypique, sauf l'élévation initiale de la température ; celle-ci fut modérée, s'élevant, le plus souvent à 38°, 39° et suivie d'un retour rapide à l'apyrexie. Les ascensions ultérieures purent être expliquées très nettement par des écarts de régime.

Les déterminations hépatiques de la grippe ne sont pas très rares. Stoll rapporte que l'épidémie de 1775, à Vienne, fut remarquable par la prédominance des phénomènes bilieux, avec vomissements, anorexie et diarrhée.

Une femme de soixante-cinq ans, traitée par le Dr Dufour, de la Rochelle, après avoir essuyé les atteintes d'une grippe très sévère, avec troubles cardio-pulmonaires, présenta, à un moment donné, une teinte subictérique des téguments avec pigments biliaires et selles mastic. La malade succomba à une hémorragie cérébrale. D'après ce distingué confrère, l'agent infectieux avait envahi les voies biliaires sans marquer son passage à travers le tube intestinal. Dans deux observations de Rendu, au milieu d'un cortège assez bruyant de phénomènes pulmonaires ou cardiaques, on voit figurer, chez l'un des malades, une teinte subictérique de la peau et des conjonctives, avec un foie énorme ; chez l'autre, il existait de l'ictère vrai, avec langue sèche et vomissements.

A propos de la forme abdominale de l'influenza, Huchard relate l'observation d'un sujet qui, dans la convalescence d'une grippe d'allures bénignes, vit une ascite, existant à l'état d'ébauche, s'accentuer rapidement, un œdème considérable envahir les membres inférieurs et une cachexie rapide s'établir. Le foie avait notablement augmenté de volume et, comme l'explique ce maître, l'organe avait constitué pour la grippe un *locus minoris resistentiæ ;* il avait subi rapidement la transformation graisseuse.

Tout comme la rougeole, la grippe, comme on le sait, prépare les infections secondaires. Les deux maladies donnent lieu à des entérites, en augmentant les putréfactions intestinales. Le Professeur Combe, de Lausanne *(L'Auto-intoxication intestinale),* rappelle que Marvel, Faisans et Lucas-Championnière ont insisté sur l'influence considérable exercée par les épidémies de grippe sur l'augmentation des infections de l'intestin si fréquentes depuis quelques années. Cela est, d'après le Dr Combe, la conséquence d'une hypoleucocytose polynucléaire considérable. Le même mécanisme fait comprendre l'atteinte des voies biliaires, avec congestion hépatique et ictère plus ou moins prononcé.

Le Professeur Villard, de Marseille, et son élève, le Dr E. Michel, décrivent une fluxion abdominale analogue à la fluxion de poitrine grippale. Il se produit alors des vomissements, des coliques, des selles aqueuses ou glaireuses très fétides. La palpation du ventre détermine une douleur plus ou moins vive ; c'est, en somme, une fluxion de tous les plans abdominaux, y compris l'intestin.

Dans la grippe abdominale *cholériforme,* d'après ces deux auteurs, les vomissements sont incessants, la diarrhée est incoercible, les traits sont effilés, les yeux excavés, le ventre est rétracté, le pouls filiforme, et la mort a lieu dans l'épuisement par anémie séreuse et toxémie intestinale.

Dans la grippe abdominale *pseudo-péritonitique,* d'après Villard, on voit se produire des vomissements bilieux, un météorisme excessif, de la sensibilité abdominale, de l'hypothermie et une altération marquée des traits du visage. Au bout de quelques jours, tout rentre dans l'ordre.

Le Dr d'Astros a décrit une grippe abdominale *pseudo-muqueuse* chez les enfants. Les petits malades présentent de l'embarras gastrique fébrile, de l'assoupissement, et la langue est rouge sur les bords. Vers le septième ou le huitième jour, la famille est inquiète et on parle de fièvre muqueuse, mais les symptômes s'amendent rapidement.

La grippe abdominale *pseudo-typhoïde* dure, d'après Villard, deux septénaires et même davantage. C'est le tableau de la dothiénentérie; mais, dans ces cas, la marche de la maladie et la courbe thermique ont une importance de tout premier ordre pour le diagnostic. Au bout de trois ou quatre jours, on voit surgir un collapsus thermique avec phénomènes critiques (sueurs profuses, diarrhée; polyurie). La rémission n'est que temporaire et les symptômes du début se reproduisent; au bout de quatre ou cinq jours, c'est une nouvelle détente. Après des séries de crises, d'apyrexie, de rechutes durant deux septénaires, l'amendement est définitif.

C'est dans ces modalités cliniques de la grippe que s'observent l'artérite et la phlébite, des hémorragies. C'est, en définitive, une infection typho-grippale dont la physionomie a été tracée magistralement par des observateurs tels que Potain, Hanot, Saint-Ange, F. Widal, Sabatier, Ombredanne, Véron, etc.

La forme typhoïde de la grippe qui fut, paraît-il, très fréquente dans l'épidémie de 1837, comme cela ressort des travaux de Pétrequin, Gintrac, Lombard et Martin, fut plus rare en 1890. Lorsque, comme dans les cas de Moutard-Martin et d'Hérard, les phénomènes typhoïdes durent une semaine environ et sont remplacés par la rhino-trachéo-bronchite caractéristique, il ne peut y avoir le moindre doute sur le masque momentanément emprunté par la grippe. Mais le tableau tracé par Delezenne *(Revue de Médecine)* est, il faut bien l'avouer, quelque peu déconcertant à première vue. Pourtant, les six observations recueillies par le Professeur Lemoine et citées dans le travail en question méritent d'être acceptées, avec le bénéfice du doute tout au moins. On y retrouve, dominant la scène, les stigmates caractéristiques de l'influenza. Mais à côté du début brusque, des frissons erratiques, des douleurs musculaires, de la céphalalgie sus-orbitaire, de l'angine, du coryza, de la laryngite, etc., on relève la pléiade suivante : délire, surdité, épistaxis, fuliginosités des dents, diarrhée, ballonnement du ventre, gargouillement iléo-cœcal, *taches rosées lenticulaires, sudamina;* sans omettre la congestion du foie et de la rate qui viennent ainsi compléter le tableau de la dothiénentérie. Mais, par contre, la courbe thermique avec son évolution cyclique nettement déterminée, l'encoche en forme de V pendant l'acmé, appartient bien à la grippe. D'ailleurs, dans cette grippe typhoïde, la durée oscille entre huit jours et trois semaines; les symptômes disparaissent graduellement et la convalescence est longue et traînante; la lassitude, l'abattement, l'asthénie sont à leur summum; enfin, il faut noter la persistance de la toux, de l'anorexie et de la diarrhée. Les taches rosées lenticulaires, si insolites, si inattendues dans la grippe, ont été constatées dans des circonstances identiques par J. Teissier et Pelon; on a néanmoins le droit d'émettre quelques réserves quand on songe que le diagnostic de la fièvre typhoïde, à l'époque où ces faits furent observés, ne pouvait encore s'étayer sur les procédés rigoureux que nous possédons aujourd'hui.

Potain, plus récemment (juin 1900), a communiqué à la Société médicale des Hôpitaux six observations de fièvre typhoïde consécutive à la grippe et a suscité une intéressante discussion au sein de cette Société savante. Il était important de savoir s'il n'y avait là qu'une coïncidence purement fortuite ou si des faits de ce genre sont susceptibles de se produire dans la pratique ordinaire. Nous croyons, quant à nous, que le médecin, en temps d'épidémie simultanée des deux affections, éprouve souvent un embarras considérable à les distinguer l'une de l'autre, soit qu'elles évoluent parallèlement, soit qu'il y ait une simple succession. Pour les malades de

Potain, le diagnostic ne pouvait être douteux, mais ce qui rendait la maladie insolite dans ses allures, c'est qu'il fallait en faire remonter le début à quinze ou vingt jours en moyenne, avant l'époque de l'apparition des taches. Il ne pouvait s'agir de simples prodromes qui eussent été vraiment trop bruyants, et il ne paraissait pas non plus qu'on pût invoquer une fièvre de réitération. La maladie avait débuté brusquement, puis les phénomènes bien connus de la grippe s'étaient déroulés avec une intensité variable. Dans un cas, en plein état fébrile, le séro-diagnostic donna un résultat négatif, puis, au dix-neuvième jour, les taches apparurent et la fièvre typhoïde évolua avec des caractères très nets.

Cette association de la fièvre typhoïde et de la grippe n'était pas une chose nouvelle pour le grand clinicien, car il en avait déjà cité un cas en 1881 et un autre dans l'épidémie de 1889. Nous nous rappelons avoir vu nous-même, à cette dernière époque, dans une même famille, quatre cas où les épistaxis, la diarrhée, une certaine hébétude nous avaient fait songer à une association de ce genre, mais l'accentuation des phénomènes grippaux et la courte durée de la maladie ne purent nous laisser la moindre hésitation.

Dans deux cas de Ménétrier, la double évolution morbide fut très nettement caractérisée; la grippe se manifesta d'abord avec une fièvre peu

intense, des phénomènes de catarrhe diffus et surtout la courbature générale si spéciale; puis, les
symptômes propres à la dothiénentérie se dérou-
lèrent avec leurs allures habituelles.

Rendu, A. Siredey, Widal ont observé des cas
identiques. Hanot, dans une observation publiée
en 1894 *(Semaine médicale)*, se crut en droit de
prononcer la phrase suivante : « D'ailleurs, la
« grippe et la fièvre typhoïde, parfois, se juxtapo-
« sent et évoluent parallèlement. »

Le Dr Roustan a pu étudier en 1901 une épidémie de grippe à forme abdominale dans la région
de Cannes. Les manifestations multiples et diverses firent songer à la fièvre typhoïde, à la fièvre
méditerranéenne et à la fièvre de Malte. Au milieu
de vrais cas de grippe gastro-intestinale, on put
voir évoluer quelques cas de fièvre typhoïde vraie.
Le plus souvent, le début était brusque, l'abattement extrême, l'inappétence absolue, la céphalée
violente, avec nausées et vomissements. Les urines étaient albumineuses, la constipation était
rebelle et il existait de la tuméfaction splénique.
Les courbes thermiques rappelaient exactement
celles du Professeur Teissier. L'épreuve du séro-
diagnostic fut négative chez les malades examinés
à ce point de vue. Il n'y eut pas d'épistaxis; la
langue était blanchâtre et il n'existait pas de gargouillement iléo-cœcal; l'intégrité des facultés
intellectuelles était complète. On eut recours

avec succès aux bains froids et au sérum de Marmorek.

Le Dr G. Moine a vu dans le service du Professeur Picot, à Bordeaux, un malade atteint de grippe à forme typhoïde et présentant, en avant et en arrière du thorax, une douzaine de taches rosées lenticulaires. La mort ayant eu lieu le onzième jour, l'autopsie fut pratiquée ; l'intestin était sain et la région de localisation des plaques de Peyer absolument normale.

Au point de vue des liens pathogéniques qui unissent ces deux maladies, on peut admettre, avec Le Gendre, que le microbe de Pfeiffer, ou bien encore les troubles nutritifs qui accompagnent et suivent l'infection grippale favorisent l'infection par le bacille d'Eberth. Quoi qu'il en soit, les phénomènes grippaux peuvent être tellement prédominants, dans l'association en question, qu'ils masquent presque complètement la fièvre typhoïde, jusqu'au jour où éclate quelque symptôme démonstratif. Nous avons traité, en 1900, année où la grippe fut sévère, avec deux confrères distingués, un homme de trente ans chez qui l'apparition d'une hémorragie intestinale put enfin dessiller nos yeux.

Siredey et Bodin, chez un malade dont ils ont rapporté l'histoire (*Bullet. Soc. méd. Hôp.*, 1895), ont trouvé, au cours de la grippe, comme agent infectieux unique, le coli-bacille qui n'avait pas encore été signalé en pareil cas. Au milieu de symptômes nerveux et thoraciques sur lesquels nous n'insisterons pas, se rencontraient des phénomènes abdominaux très accusés dont voici l'énumération : à propos d'un purgatif, selles abondantes et extrêmement fétides ; plus tard, selles jaunâtres, langue sèche, apparence typhoïde, vomissements alimentaires. Il se produisit dans la suite une aggravation très sensible ; le sujet prit de plus en plus l'aspect typhoïde et les vomissements devinrent presque continuels ; une adynamie profonde et de l'urémie précédèrent la mort. L'urine fut recueillie dans les conditions les plus rigoureuses d'asepsie, centrifugée pendant cinq minutes, et un ensemencement fut fait avec le dépôt dans différents milieux. On trouva un ensemble de caractères qui permirent d'affirmer très nettement l'existence du coli-bacille.

La symptomatologie des infections coli-bacillaires varie considérablement, suivant les diverses affections qui précèdent ou accompagnent l'invasion de ce micro-organisme. Dans certaines circonstances, cette infection a donné lieu à des manifestations cholériformes avec algidité. Dans certains cas, le coli-bacille a reproduit assez exactement le tableau de la fièvre typhoïde à forme rénale.

L'*appendicite grippale* est admise par P. Merklen qui, en 1897, en a observé trois cas, et par Jalaguier

16

qui l'a signalée au cours de l'influenza, de la rougeole, de la varicelle et des oreillons. Quelques médecins, Golabow en particulier, considèrent l'appendicite comme une maladie infectieuse et épidémique. Il est d'ailleurs rationnel de penser que, sous l'empire de causes diverses, les micro-organismes de l'intestin deviennent plus virulents et peuvent ainsi déterminer l'infection appendiculaire.

Les trois observations de Merklen sont intéressantes, non seulement à cause de leurs relations évidentes avec la grippe, mais encore en raison du développement de l'affection chez des enfants présentant des antécédents familiaux d'appendicite. Ces trois cas ne donnèrent pas lieu à une symptomatologie spéciale et les indications thérapeutiques, normales et classiques, ne rendirent pas nécessaire une intervention chirurgicale immédiate. Un confrère distingué de l'armée, le Dr Simonin, est revenu en 1901 sur la question de l'influence des maladies générales sur l'appendicite. La structure lymphoïde de l'appendice, mieux étudiée depuis quelque temps, constitue un véritable point d'appel pour la localisation des agents infectieux. Sahli, de Berne, a qualifié l'appendice « d'amygdale intestinale » et l'appendicite elle-même « d'angine de l'appendice iléo-cœcal ». C'est forcer peut-être un peu l'analogie. Pillet et Costé imaginèrent peu après le mot

« d'appendicite folliculaire ». Cela revient à assimiler l'organe à une plaque de Peyer.

Sous l'influence de ces données nouvelles, Jalaguier a pu dire de l'appendicite « qu'elle était l'expression d'une maladie générale ». Nous admettons sans difficulté cette filiation, mais nous tenons à faire remarquer que les fluxions abdominales de la grippe peuvent, dans une certaine mesure, simuler l'appendicite. Nous croyons, comme G. Lyon, que l'influenza, au même titre que la fièvre typhoïde, certaines entérites, les coliques néphrétiques, les salpingites, etc., a pu, dans quelques circonstances, prendre le masque de l'appendicite; cela doit être vrai surtout dans la forme pseudo-péritonitique de la grippe.

Les toxines grippales, d'après le Dr Berlatzky (*Wratcheb. Gaz.*, 1905), en diminuant la vitalité des parasites de l'intestin, en favoriseraient l'expulsion ; il s'agirait surtout de lombrics ou d'anneaux de tænia solium. La forme gastro-intestinale de la grippe pourrait ainsi, dans certains cas, être améliorée par l'administration de vermifuges. Il est donc utile, dans cette forme de l'influenza, de procéder à la recherche des vers intestinaux, et, en cas d'affirmative, de ne pas négliger l'administration, soit de la santonine, soit de l'extrait de fougère mâle. Le côté pratique de la communication du Dr Berlatzky est tout à fait digne d'intérêt.

X

Forme nerveuse.

Quand les troubles broncho-pulmonaires et gastro-intestinaux restant au second plan et souvent à l'état d'ébauche, l'infection prédomine soit sur le cerveau ou le bulbe, soit sur la moelle et les nerfs périphériques, on se trouve en présence de la grippe à forme nerveuse.

Dans le cas le plus simple, c'est une céphalalgie spéciale qui fait presque tous les frais de la maladie. Nous avons déjà décrit ce symptôme, à propos de la forme commune, en lui donnant l'importance qu'il mérite. Même dans ce cas, c'est un mal de tête d'une certaine vivacité, présentant parfois les allures de la migraine et accompagné d'un abattement extrême. Quand la céphalée occupe toute la scène, elle peut acquérir une violence extraordinaire, sidérant, anéantissant en quelque sorte le patient qui a perdu toute énergie physique et morale. Intolérable surtout pendant la nuit, cette douleur frontale provoque des gémissements et quelquefois des cris déchirants. Cela est assimilable, à un certain point de vue, à la céphalée syphilitique que quelques

sujets comparent à un broiement de la cervelle, à
de violents coups de marteau, à une sensation
d'arrachement du cerveau et que Fournier, dans
son langage si pittoresque et si coloré, a décoré
du nom d'*encéphalalgie*. Il existe, en même temps,
une sensation de constriction violente au front,
aux tempes et une douleur térébrante au niveau
des orbites. A l'abattement, à la torpeur existant
pendant le jour, succède pendant la nuit une véritable excitation ; le malade se lève, se recouche,
comprime énergiquement ses tempes avec ses
mains, applique à tout instant des compresses
d'eau froide sur le front ou sur le vertex, sans
oublier l'antipyrine qui provoque une sédation
momentanée ; s'il s'assoupit, il se réveille au bout
de quelques minutes, d'une heure au plus, en
proie à une véritable épouvante. Si à cela s'ajou-
tent un peu de photophobie et quelques vomissements, on songe tout au moins au méningisme.

Cette céphalalgie peut persister trois, quatre et
même huit jours. Nous avons pu observer cet
état torturant chez un homme de cinquante ans
qui, en 1901, en temps d'épidémie d'influenza,
fut pendant près de deux semaines en proie à
cette atroce douleur. Ce malade avait déjà,
en 1895, essuyé un violent coryza grippal et une
angine qui avaient déterminé une otite moyenne
avec écoulement purulent. Il éprouva, pendant

quinze jours, une céphalalgie si violente qu'on pensa à la possibilité d'une thrombose des sinus veineux. Chose remarquable, dans la seconde grippe, le mal de tête ressembla trait pour trait à celui de la première atteinte, ce qui démontrait bien que, dans les deux crises, ce symptôme avait été purement névropathique.

Un homme de trente-quatre ans, observé par Joffroy, en 1890, fut pris d'une fièvre grippale très vive avec céphalalgie intense; à cette douleur crânienne se joignit un délire violent et une agitation maniaque analogues à ce qui s'observe assez fréquemment dans certaines formes graves de la fièvre typhoïde. La fièvre se dissipa vers le dix-huitième jour de la maladie et avec elle le délire.

Dans l'épidémie étudiée par J. Wipfer, en 1691, il exista des symptômes cérébraux alarmants, constitués surtout par de la céphalalgie, des mouvements convulsifs, de la somnolence, du délire, de la dyspnée, une toux sèche et violente. Nous avons traduit les mots de soporosité et d'oppression de poitrine, employés par l'auteur, par ceux de somnolence et de dyspnée.

En Italie, en Angleterre et en Écosse, pendant l'année 1732, la forme encéphalique prédomina.

Dans l'épidémie de 1830 qui fit le tour du globe, les phénomènes principaux furent la céphalalgie, l'endolorissement du thorax, le brisement des membres et des douleurs continues dans les muscles.

Il existe une grippe à forme douloureuse généralisée (Cezilly). On peut voir, comme dans un cas cité par cet auteur, une courbature généralisée, des douleurs myodyniques multiples qui font jeter des cris au moindre mouvement, une hyperesthésie cutanée diffuse, des crises névralgiques sur plusieurs trajets nerveux.

La variété *syncopale* est constituée, d'après Peter, par des syncopes à répétition qui, à elles seules, font toute la maladie. Les extrémités se refroidissent, la pâleur devient excessive; c'est la mort apparente. Probablement, d'après l'éminent clinicien, par le fait d'une atteinte bulbaire, il se produit un retentissement sur le pneumogastrique cardiaque et un arrêt des contractions du cœur.

La *bronchoplégie,* pressentie par Graves et introduite magistralement dans la clinique par Huchard, est peut-être un phénomène de même ordre. La dyspnée, disait Graves, à propos de la grippe « paraît résulter avant tout de quelque « trouble nerveux survenu dans l'activité vitale « du poumon ». Il s'agit d'un véritable état parétique des bronches et même d'une paralysie pulmonaire pouvant survenir dans la grippe dite suffocante, comme d'ailleurs chez les vieillards souffrant de catarrhe bronchique ou chez les jeunes gens atteints de bronchite capillaire. Quand on assiste à ce spectacle dramatique, on peut commettre une erreur grave, en ne voyant là qu'une bronchite vulgaire. L'infection grippale a frappé d'emblée les muscles de Reisseissen en provoquant sans doute, comme le croit Huchard, un état parétique du nerf vague.

Le Professeur Olinto de Oliveira, dans un remarquable travail que nous résumons, a décrit, en 1903, un syndrome asthmatique dans la grippe, par action des toxines sur le bulbe et déterminant soit le syndrome vago-paralytique, soit le syndrome vago-hyperkinétique. Aucun auteur n'aurait abordé cette question qui a été seulement effleurée par Graves. D'après de Oliveira, les accès se produisent vers trois heures du matin, précédés de fièvre grippale; ces paroxysmes dyspnéiques offrent tous les caractères de l'asthme, et disparaissent après la guérison de la grippe. Dans la forme toxi-infectieuse, la température est élevée, le catarrhe est généralisé et la dyspnée a bien le type asthmatique.

Selon le même auteur, une dyspnée paroxystique, avec expiration difficile et râles sibilants, peut se montrer dans la grippe, tout comme dans l'asthme des foins, l'hystérie et l'adénopathie bronchique. Graves, dans ses cliniques, signale la tendance des asthmatiques à contrac-

ter la grippe. Trousseau relate aussi des phénomènes de ce genre. G. Sée assimile l'influenza à la
fièvre des foins. Le Professeur de Oliveira mentionne, à propos d'une épidémie familiale, le fait
d'un petit garçon présentant les caractères formels de l'accès asthmatique.

Il est possible, à notre avis, que dans quelques
cas, la cause prédisposante ait résidé dans l'adénopathie trachéo-bronchique. Cette hypothèse n'en-
lève d'ailleurs rien à l'intérêt de ces faits.

Il est peu probable que, dans quelques observations, il se soit agi de laryngite striduleuse. Le
stridulisme n'a que des analogies lointaines avec
l'asthme.

Dans une forme *toxi-infectieuse* de l'asthme grippal, la manifestation nerveuse est intimement
liée à l'infection. Ici, les allures dramatiques de
la maladie pourraient faire porter un pronostic
très sombre; heureusement, le dénouement est
très rarement fatal. Chez tous ces sujets, la prédisposition à l'asthme reconnaît une influence
héréditaire, et la grippe possède une action déter-
minante des plus accentuées en agissant sur le
bulbe par ses toxines. Le Professeur de Oliveira
se demande si la grippe ne pourrait pas créer une
inflammation spéciale au niveau des aires sensi-
tives génératrices d'accès d'asthme; l'hypothèse
est séduisante. Le pronostic ne serait pas grave,
excepté chez les tout petits enfants. L'auteur, peu

partisan de la quinine, recommande, dans ces cas, le chlorhydrate d'ammoniaque, l'aconit et les enveloppements humides (*Semaine médic.*, mai 1903).

Nothnagel a, dès 1890, décrit, comme manifestation fréquente de la grippe, des accès d'asthme, accidents dramatiques dus très probablement à l'action de toxines sur le système nerveux, notamment sur le nerf phrénique ou le nerf vague, peut-être même sur les terminaisons nerveuses intra-pulmonaires.

Parmi les troubles nerveux *sine materia*, Huchard a signalé la grippe cardiaque se manifestant par « des lipothymies, un état syncopal, des « syncopes qui peuvent être mortelles, par un état « de lenteur du pouls, par des accès d'arythmie « ou d'intermittence cardiaque, par des symptô- « mes graves de collapsus cardiaque et quelque- « fois même par des accidents douloureux res- « semblant à l'angine de poitrine ». Il est peu probable, suppose Huchard, qu'il s'agisse de myocardite. Ces accidents à allures paroxystiques indiquent soit un état parétique du nerf vague avec congestion pulmonaire, lenteur du pouls, etc., soit un trouble fonctionnel du bulbe, avec respiration de Cheyne-Stokes. Vovart, de Bordeaux, avait avancé, dès 1881, que la grippe est surtout caractérisée par une névrose du pneumogastrique. Nous avons déjà parlé du pouls instable décrit par

Huchard. La tachycardie avec hypotension artérielle a été signalée par ce dernier comme un des
phénomènes les plus graves de la grippe.

Dans la sphère du pneumogastrique, il s'agit
tantôt d'excitation, tantôt de parésie. Comme
troubles relevant de ces états du nerf vague, on
a signalé du ralentissement du pouls, des pneumonies bâtardes, sans réaction et rapidement
envahissantes, des phénomènes asphyxiques, etc.
Qu'il s'agisse de troubles bulbaires ou de névrite
du pneumogastrique, il y a dans cette symptomatologie quelque chose de bien spécial à la grippe.

La grippe bulbaire peut se présenter sous deux
formes : les syndromes *vago-paralytique* et *vago-
hyperkinétique.* Il s'agit tantôt de *bradycardie,* avec
un petit nombre de pulsations, tantôt d'une *tachycardie,* avec diminution considérable de la tension
artérielle. Dans ce dernier cas, le pouls se fait remarquer par sa petitesse, sa mollesse, son inégalité et sa fréquence quelquefois extrême.

Dans le cours de la grippe infectieuse, Huchard,
Le Clerc et d'autres observateurs ont constaté des
douleurs rétro-sternales ressemblant à de l'angine
de poitrine. En 1876, Berthollo signalait déjà des
faits de ce genre. Malcorps, de Bruxelles, avait
parlé en 1874 « d'une douleur qui se fait sentir au
« niveau du quart, du tiers ou de la moitié supé-
« rieure du sternum ». Les irradiations dans le
bras gauche ne sont pas mentionnées, mais il est

question d'un état particulier d'angoisse, de sentiment de mort imminente et d'une ébauche d'état syncopal.

Peter cite deux cas d'angine de poitrine grippale. L'un des malades, atteint de « pneumonhémie hypostatique », avec crachats sanguinolents, se plaignait d'une douleur sternale avec irradiations dans l'épaule et le coude gauches. Il n'existait pas de sensibilité du phrénique ni de douleur péricardique. Ce malade mourut subitement. L'autre sujet, une jeune femme, eut trois jours de suite une crise d'*angor pectoris* « par hyperhémie du plexus cardiaque ».

La moelle allongée est le théâtre où les toxines grippales concentrent fréquemment leur action. Les trois branches du nerf pneumogastrique sont touchées et leur altération peut provoquer des troubles plus ou moins profonds dans le poumon, le cœur ou l'appareil gastro-intestinal.

Parmi les symptômes qui relèvent de l'atteinte bulbaire, un des plus importants est la respiration de Cheyne-Stokes. On sait en quoi consiste ce phénomène morbide : les mouvements respiratoires, d'abord énergiques et rapides, deviennent graduellement plus faibles et plus lents, puis se produit une pause de quelques secondes donnant l'image de la mort. Ensuite, les mouvements vont en augmentant de rapidité, pour décroître bientôt, et ainsi de suite.

GRIPPE CÉRÉBRALE. — Examinons quelques cas simples. Le Dr E. Sergent a communiqué, en 1904, à la Société médicale des Hôpitaux, une observation de délire post-grippal chez une hystérique où le diagnostic fut particulièrement subtil. Cette femme, à l'occasion d'une grippe légère, présenta tout à coup des phénomènes délirants, accompagnés de symptômes méningitiques. La première pensée fut qu'il s'agissait de méningite grippale. Le délire consista en une volubilité excessive et une agitation très bruyante ; la malade chantait des cantiques et composait des prières incohérentes. Il se produisit ensuite de l'inégalité pupillaire, de la raideur généralisée avec signe de Kernig et de la rétention d'urine. Faisant des bonds terribles dans son lit, elle faillit à plusieurs reprises se briser les membres contre le mur. Tous ces troubles se dissipèrent, et, en quelques jours, les derniers vestiges de la confusion mentale s'éteignirent. On ne put pratiquer la ponction lombaire. On avait pensé un moment à une méningite tuberculeuse.

PSEUDO-MÉNINGITE. — Les observations de cet état morbide concernent surtout des enfants. Gaucher, en 1890, eut l'occasion de voir une petite fille de six ans atteinte d'accidents d'apparence méningitique : céphalalgie, cris, fièvre, vomissements, irrégularité et ralentissement du pouls, accidents qui disparurent au bout de vingt-quatre heures. Juhel-Rénoy observa un fait semblable qui donna lieu à une double erreur de pronostic et de diagnostic. Il avait existé des symptômes de torticolis, de la raideur de la nuque, de la dépression du ventre en bateau, de la lenteur du pouls et la raie méningitique. Sevestre, à la même époque, eut l'occasion de voir deux exemples de cette forme inquiétante. Nous relevons dans ces observations un groupe de phénomènes significatifs : céphalalgie violente, crises nerveuses, gémissements douloureux, grincements de dents, douleurs auriculo-temporales, coma, mâchonnement, parésie palpébrale, etc.

Ces accidents d'apparence méningitique, Sevestre croit qu'avec un peu d'attention on peut les interpréter sans pessimisme. Nous avons vu nous-même, vers 1895, avec le Dr Soueich, un enfant de trois ans, et, avec le Dr Rambert, une fillette de six ans qui présentèrent l'un et l'autre des troubles cérébraux très sérieux, avec somnolence, constipation, ventre en bateau, vomissements, strabisme, inégalité pupillaire, gémissements, etc. Or, dans ces deux circonstances, malgré la gravité des symptômes qui ne laissaient plus aucune illusion aux parents, nous crûmes devoir parler de la possibilité de la guérison, en raison d'abord de la grippe régnante, ensuite parce que l'aspect des petits malades ne donnait

pas l'impression absolue de la méningite vraie.
Il s'agissait de méningisme, c'est-à-dire d'un
groupement morbide qui a été très contesté,
surtout au point de vue de la légitimité de l'expression ; c'est là pourtant une appellation
peut-être préférable, à notre avis, à celle de
pseudo-méningite.

Hutinel, qui a observé souvent ces phénomènes
méningés chez les enfants, dans les streptococcies
malignes, dans la grippe, etc., déclare qu'il est
difficile au médecin le plus sagace d'éviter
l'erreur. Dans les quelques autopsies qui ont été
pratiquées, on ne découvre aucune altération encéphalique, mais on peut se rendre compte que
les sinus et les vaisseaux veineux sont gorgés de
sang et que la substance grise participe à cette
congestion passive. On note aussi de l'œdème
sous-arachnoïdien et les ventricules sont disten-
dus par un liquide séreux. Ces vaso-dilatations et
ces œdèmes sont très certainement dus à l'action
de certaines toxines.

Le Dr L. Peyrazat (Thèse Toulouse, 1907) a établi que le méningisme hystérique peut se surajouter à un état infectieux persistant tel que la
grippe. C'est au déclin de la maladie, au moment
où la guérison paraît imminente, que la céphalalgie s'accentue et que surgissent des signes de
méningisme : vomissements, constipation et
fièvre quelquefois. Dans l'observation de Peyrazat,

la céphalalgie était hémi-crânienne, localisée à la région auriculo-temporale, avec irradiations dans toute la tête, avec photophobie et exacerbation par le mouvement. Fait important, cette céphalée coïncidait avec des zones hyperesthésiques et hystérogènes du cuir chevelu.

Dans certains cas de méningisme hystérique, grippal ou autre, dit l'auteur, on a pu constater du délire tranquille ou violent, du strabisme convergent, de la mydriase, de l'hyperacousie, du dermographisme, des modifications du rythme respiratoire, enfin, quelquefois le signe de Kernig et le signe de Babinski.

L'observation très intéressante du Dr Peyrazat, recueillie dans le service du Professeur Mossé, concerne une domestique de vingt ans qui présentait depuis longtemps une impressionnabilité nerveuse extrême. En mars 1906, à propos du cambriolage de la maison de ses maîtres, elle eut des crises d'hystérie très nettes, crises arrêtées par la pression ovarienne.

En janvier 1907, cette jeune fille contracta la grippe qui régnait alors dans le village où elle était en condition. Les phénomènes grippaux paraissaient s'atténuer, lorsque survint brusquement une aggravation telle qu'on songea à la méningite. Les principaux symptômes furent les suivants : céphalée violente, siégeant surtout à la région auriculo-temporale droite, photophobie,

hallucinations, raideur de la nuque, vomissements, ventre en bateau, abattement marqué, etc.

Le médecin, appelé en ce moment pensa à une
méningite. A son entrée à l'Hôtel-Dieu, on constata que la malade se couchait en chien de fusil et
qu'elle se plaignait avec insistance de sa tête ; il
existait de la douleur spinale à la pression et le
membre inférieur droit était le siège d'une hyperesthésie marquée. Pas de signe de Kernig ; pas
de troubles de la motricité ; réflexe rotulien normal. L'acuité visuelle examinée par le Professeur Frenkel égalait 1 ; un peu de rétrécissement
du champ visuel à droite.

Progressivement, tous ces phénomènes s'amen-
dèrent, et, le 12 avril 1907, la malade quitta le
service. Il est utile d'ajouter qu'il n'avait jamais
existé de fièvre pendant le séjour à l'hôpital.

De ce qui précède, l'auteur se croit autorisé à
déduire que si, « pendant le cours et, mieux
« encore, au déclin d'une grippe, on se trouve
« en présence de phénomènes méningitiques,
« chez un sujet précédemment entaché d'hystérie,
« quelle que soit leur intensité, il faudra songer
« à la possibilité d'une attaque de méningisme
« post-grippal ; surtout lorsque, par quelque
« anomalie, par quelque discordance dans les
« symptômes observés, le tableau clinique s'éloi-
« gne du tableau classique de la méningite vraie
« et de la méningite tuberculeuse ».

17

Pflüger, Uhtkoff, Oppenheim, Cornil ont publié divers cas d'encéphalopathie d'origine grippale, la plupart suivies de guérison.

Dans la forme bénigne, le Professeur Grasset énumère des symptômes divers : céphalalgie violente, persistante, gravative, siégeant aux tempes, aux régions sus-orbitaires, douleur de la nuque, de la région occipitale, rachialgie, hébétude où agitation, vomissements, insomnie, quelquefois parésies d'un ou de plusieurs membres, névralgies diverses, tachycardie, rétention d'urine, etc.

Trouillet et Esprit ont décrit des cas moyens et graves, mais curables, de méningo-encéphalopathie grippale, où les symptômes furent vraiment alarmants. Ces distingués observateurs ont noté des crises épileptiformes, des contractures, etc., et, dans une période plus avancée, de l'aphasie, de la paraplégie, de l'hémiplégie, etc.

Les observations de méningo-encéphalite avec lésions profondes sont nombreuses. L'hémorragie cérébrale peut déterminer des ictus apoplectiques (cas de Barthélémy). Chez une femme de quarante ans, Cornil (Acad. de Méd., 1895) constata de la céphalée, de la fièvre, de la somnolence, puis du coma avec stertor, de l'hémiplégie droite, de l'incontinence d'urines et des matières fécales. A l'autopsie, il rencontra un épaississement de la pie-mère qui était infiltrée d'un liquide jaune et opaque. Dans le cerveau droit, il existait un petit foyer hémorragique dans la substance grise ; en plus, foyer hémorragique intra-cortical dans la première occipitale. A l'examen bactériologique, pas de bacilles. Cornil cite, en outre, trois observations du Dr Durante avec guérison. Dans un cas, il avait existé du coma, du stertor, de l'hémiplégie droite et de l'aphasie.

Dans les cas graves étudiés par Grasset, les altérations anatomo-pathologiques consistaient en piqueté hémorragique, exsudat gélatineux sur la convexité, quelquefois semis de granulations élastiques difficiles à écraser ; parfois, présence d'abcès, dilatation des ventricules avec production de flocons blanchâtres. Pendant la vie, on avait pu relever des symptômes, tels que : crises épileptiformes, opisthotonos, délire violent, strabisme ; dans une deuxième période, aphasie, paraplégie, hémiplégie, relâchement des sphincters, dilatation pupillaire, coma, dysphagie et tachycardie par lésions bulbaires. La guérison se produisait quelquefois, laissant des reliquats morbides, des paralysies persistantes, des névrites de longue durée.

Dans onze autopsies pratiquées par Trouillet et Esprit, les lésions ont varié suivant la durée de la maladie. Dans les cas foudroyants, on ne put constater parfois qu'un processus congestif dans les méninges et dans le cerveau ; dans d'autres cas existaient un exsudat gélatineux et tremblo-

tant, un semis granuleux, comme dans les observations de Grasset que nous venons de citer. Dans
les cas à évolution lente, la substance cérébrale
était diffluente et parsemée de quelques abcès.

L. Colin a observé des méningites vraies, suppurées, à streptocoques, dans une épidémie de grippe.

Lombroso, de Florence, a eu à traiter huit cas
de méningite et a eu à déplorer deux décès.
Fürbringer cite deux cas d'encéphalite hémorragique, avec foyers symétriques intéressant, dans
l'un les circonvolutions, dans l'autre les ganglions
centraux qui étaient presque détruits.

Trabesco a vu un cas fort intéressant de méningite grippale chez un enfant de six mois ; il avait
existé de la diarrhée sanguinolente, de la fièvre,
des vomissements, de la raideur de la nuque, de
la déviation conjuguée, du myosis et des convulsions. Une ponction lombaire avait démontré
l'existence de leucocytes polynucléaires et de bacilles fins intra et extra-cellulaires ; les cultures
mirent en évidence le bacille de Pfeiffer. La mort
eut lieu au cinquième jour et l'autopsie décela
des fausses membranes de couleur jaunâtre à la
surface du cerveau et du cervelet ; il existait un
peu de pus à la base du cerveau.

Le Dr Stéphane Dubois (Thèse Paris, 1903) a étudié la méningite purulente à bacille de Pfeiffer.
Il s'agit quelquefois de grippes atténuées et l'infection s'effectue soit par la voie naso-pharyn-

gienne, soit par la caisse du tympan. Le cocco-
bacille peut se montrer seul ou associé. Les
symptômes sont ceux d'une méningite ordinaire,
dépendant d'ailleurs de la localisation et de la
topographie de la lésion. En général, les malades
succombent. Le diagnostic s'éclaire surtout par la
ponction lombaire avec examen et culture du
liquide céphalo-rachidien.

Bozzolo, de Florence, a cité deux cas de *polioencéphalite aiguë hémorragique*, à forme comateuse,
rappelant la maladie du sommeil des nègres, avec
hémorragies minimes dans les parois du troisième
ventricule. Les symptômes observés consistèrent
en coma, parésies oculaires et faciales (mydriase,
strabisme, diplopie), céphalée, raideur de la nuque; à relever, en outre, des vomissements, du dermographisme et le signe de Kernig; tout cela
avec absence de fièvre. L'auteur croit qu'il s'agissait probablement de la polioencéphalite aiguë de
Wernicke.

Nous avons eu nous-même l'occasion de voir,
en 1895, alors que régnait la grippe, un certain
nombre de cas analogues, et plusieurs confrères distingués voulurent bien rédiger, sur notre
demande, quelques observations tout à fait probantes. On remarquera que, dans leur cas, les
Drs Terson, Cavalié et Py ont nettement incriminé
la grippe.

En 1895, nous eûmes à traiter, conjointement

avec les Drs Caubet, Gendre et Rambert, un homme de cinquante-trois ans, diabétique depuis long-temps, et qui fut pris, le 22 juillet, d'une violente céphalalgie avec vomissements, bientôt suivie d'une ophtalmoplégie externe bilatérale. La fièvre survint bientôt, puis le coma, et le malade fut emporté en trois jours. Nous pouvions nous demander si cette polioencéphalite ne reconnaissait pas pour cause un agent infectieux d'origine grippale. Nous ajouterons que notre malade n'était pas syphilitique. On peut considérer ce cas comme un cas de polioencéphalite suraiguë. Or, le Dr Gendre nous apprit que, quelque temps auparavant, il avait soigné, conjointement avec le Dr Cavalié, à Toulouse, un cas absolument identique, d'origine grippale, chez une femme de trente-neuf ans, mais qui avait évolué en quinze jours. La malade, atteinte d'ophtalmoplégie externe bilatérale, avait succombé aussi dans le coma.

Voici cette observation que nous devons à l'obligeance du Dr Cavalié :

OBSERVATION I

Mme X..., âgée de trente-neuf ans, fut prise d'influenza le 1er février 1895. Appelé à lui donner mes soins, vers le 10 février, elle me déclara que, depuis le début de sa maladie, elle toussait et crachait avec une extrême fréquence. Ses forces l'avaient aban-

donnée et elle se voyait dans l'impossibilité de va-
quer aux soins du ménage. A mon premier examen,
écrit le D' Cavalié, je constatai chez cette malade une
bronchite généralisée avec de nombreux points de
congestion pulmonaire aux deux bases. Elle avait
une rhinite intense et un catarrhe des conjonctives
très marqué. La céphalalgie était très violente et
l'inappétence absolue. Il n'y avait jamais eu de
vomissements.

La température montait à 38°,5 et l'insomnie était
à peu près complète. Le cœur, le foie et la rate
étaient sains. La malade me raconta qu'elle éprouvait dans ses membres inférieurs une telle faiblesse
qu'il lui était impossible de faire un pas. Après
quelques jours d'amélioration dans tous ces symptômes, sauf pourtant dans l'abondance des crachats
et l'écoulement nasal et oculaire, la céphalalgie
reparut. La faiblesse des membres inférieurs s'accentua au point que la malade était dans l'impossibilité de se tenir debout. La sensibilité à la douleur et à la température était conservée dans les
membres parésiés. Jusqu'au 20 février, l'intelligence était restée normale. A partir de cette époque jusqu'à la mort, il y eut un peu de subdelirium
à de rares intervalles. Le 22, elle éprouva quelques
troubles oculaires mal définis, mais la vue était
conservée. Il survint alors, d'après l'affirmation du
D' Gendre, une ophtalmoplégie bilatérale. Le 22
au matin, la cécité devint absolue. Le D' Gendre

déclara que les milieux de l'œil étaient sains, et crut, comme moi, à une paralysie d'origine centrale, à une polioencéphalite. C'est alors que survinrent des convulsions, d'abord partielles, puis générales.

L'intelligence ne fut troublée qu'à de rares intervalles, et, dans cette deuxième phase de la maladie, la température ne s'éleva jamais au-dessus de 37°. La constipation était opiniâtre.

L'examen des urines, fait à plusieurs reprises, ne révéla jamais la présence de sucre ou d'albumine. La malade succomba le 9 mars 1895. Personnellement, pas d'antécédents pathologiques. Son père avait succombé à la suite de phénomènes cérébraux. Plusieurs frères et sœurs étaient morts en bas âge de méningite. Un seul frère vit encore; il est âgé d'une trentaine d'années et d'une intelligence au-dessous du médiocre. Une fille de M. X... est hystéro-épileptique.

OBSERVATION II

Dans le courant du mois de janvier 1895, nous fûmes appelé à donner des soins à M. X..., âgé de quarante-sept ans, négociant. Cet homme, ancien syphilitique, après avoir éprouvé des troubles pulmonaires avec fièvre relevant directement de la grippe, fut en proie tout à coup à des désordres oculaires graves. Le malade présenta de la diplopie, du strabisme, de l'affaiblissement de la vue et une paresse des paupières supérieures. Le Dr Terson, professeur à la Faculté de Médecine, appelé en consultation, diagnostiqua une polioencéphalite d'origine probablement grippale, et eut même l'obligeance de nous apporter des documents récents sur cette question encore peu connue. Il va sans dire que, pour notre honorable collègue, la syphilis jouait le rôle de cause prédisposante; mais les troubles oculaires qui avaient apparu si rapidement étaient dus, d'après lui, à une infection aiguë d'une autre nature. Le malade se rétablit assez rapidement. Nous l'examinons de temps en temps et sa vue ne laisse rien à désirer.

OBSERVATION III
(Communication orale).

Le Dr P... a constaté, dans le courant d'août 1895, deux cas d'ophtalmoplégie bilatérale chez deux jeunes filles, l'une âgée de onze ans, l'autre de treize, habitant deux maisons voisines. Les parents de ces deux jeunes filles sont ouvriers à une tréfilerie. Après avoir constaté chez l'une et chez l'autre de ces malades des atteintes de grippe, le Dr P... ne fut pas peu étonné de voir se manifester chez elles une chute successive des deux paupières; si bien qu'ayant cru d'abord à une paralysie faciale simple, il se trouva en présence de paralysies en apparence doubles et qui, en réalité, constituaient une ophtalmoplégie externe bilatérale. Il ne se produisit pas de phénomènes cérébraux et les deux malades guérirent rapidement.

OBSERVATION IV

(Due à l'obligeance du Dr B...)

X... finira quatre-vingt-trois ans au mois d'avril 1896. — 18 octobre 1895 : est pris de frissons, tousse pendant une semaine, puis se plaint de maux de tête et de ventre et perd l'appétit au point de ne plus accepter qu'un peu de lait pour toute nourriture. Ce nouvel état dure environ trois semaines. — 18 novembre : brusquement, le malade est pris d'aphasie, de surdité verbale et de paresse du côté droit ; les paupières supérieures sont paralysées et le malade a les yeux constamment fermés ; la surdité verbale est intermittente, l'occlusion des yeux persiste pendant plusieurs jours. Constipation opiniâtre. Pendant trois semaines, le malade n'ingère presque rien. — 28 février : l'appétit est revenu mais la constipation persiste. Impuissance du membre supérieur droit, où les doigts seuls présentent un peu de mobilité. Quant au membre inférieur du même côté, le malade peut l'avancer en le traînant, à la condition d'être soutenu. Le côté gauche est libre. Les yeux, que le malade peut maintenant ouvrir, sont le siège d'un larmoiement considérable. La parole n'est pas revenue. — Le

vieillard en question demeure non loin du boulevard, où logent les deux jeunes malades du
Dr P...

OBSERVATION V

Dans le courant du mois de novembre 1895,
nous vîmes, en consultation avec le Dr G..., une
dame de soixante ans, rue des P... Cette dame,
albuminurique avérée, mais ayant une santé en
apparence satisfaisante, fut prise subitement d'une
hémiplégie droite, précédée par de la céphalalgie.
Deux jours après se produisit un prolapsus de la
paupière supérieure droite, suivi, vingt-quatre heures après, d'une paralysie de la paupière gauche.
Le surlendemain, apparition du coma et mort. Le
Dr G... et nous, sur les instances de la famille,
avions prescrit une application de sangsues aux
apophyses mastoïdes.

Nous ferons remarquer que les troubles encéphaliques avec ophtalmoplégie, qui avaient emporté
si rapidement cette malade, n'appartiennent guère
à la symptomatologie de l'urémie, mais constituent
plutôt de la polioencéphalite. Étant donné la constitution régnante, la lésion rénale n'avait été ici
qu'une cause prédisposante.

OBSERVATION VI

Le 17 décembre 1895, nous fûmes appelé, en l'absence du Dr P..., chez Mme de X..., âgée de vingt-trois ans. Cette jeune femme présentait depuis quelques jours une céphalée opiniâtre, avec un peu d'affaissement des facultés intellectuelles. Le médecin de la famille, à qui la gravité de ces phénomènes n'avait pas échappé et qui avait institué une médication énergique, avait, pour rassurer la malade, prononcé le mot de neurasthénie. Le jour de notre visite, la malade, assise immobile sur une chaise et pouvant marcher difficilement, nous frappa par l'état de ses yeux. Il existait du strabisme récent, un état parétique des paupières supérieures et un affaiblissement notable de la vue. La malade ne répondait que par monosyllabes à nos questions. Le lendemain, nous la vîmes en consultation avec le Dr P..., mais déjà les phénomènes cérébraux s'étaient aggravés et la malade succomba dans le coma deux jours après la consultation.

Cette jeune femme n'avait pas d'antécédents pathologiques sérieux et était douée d'une constitution en apparence des plus robustes.

OBSERVATION VII

(Due à l'obligeance du D⁻ A...)

M. X..., rue du T..., était âgé de cinquante à cinquante-cinq ans, jouissait d'une bonne santé habituelle, n'était pas alcoolique et niait avoir eu la syphilis.

Fin septembre 1895, il commença à éprouver des douleurs de tête, perdit l'appétit et devint triste. Ces douleurs, très supportables d'abord, devinrent plus violentes dans les premiers jours d'octobre ; elles siégeaient du côté droit dans les régions sus-orbitaire et temporale, irradiant dans toute la moitié droite de la tête jusqu'à la nuque. Elles semblaient d'abord revenir périodiquement, plus intenses dans l'après-midi, puis elles devinrent continues.

En même temps, la *paupière tendait à s'abaisser, et l'œil droit était affecté de strabisme externe.*

La vue de ce côté s'affaiblit ; tout le côté droit de la face était, par moments, secoué de mouvements convulsifs.

Vers le 10 octobre, le malade, très affaibli, ne pouvait plus quitter son lit ; il éprouvait toujours une répulsion absolue pour les aliments, et la fièvre était très intense. Vers le 12, le D⁻ A... trouva, un matin, que les paupières de l'œil droit étaient rouges et tuméfiées, la conjonctive oculo-palpébrale était fortement œdématiée, l'œil larmoyant et chassieux. Le lendemain, *l'œil gauche était dans le même état.*

Le malade était dans la prostration ; il répondait pourtant aux questions qui lui étaient posées et disait ne pas souffrir. L'état général devint plus grave dans la journée et la mort survint dans la nuit suivante.

Cette observation a la plus grande analogie avec celle de notre premier cas de polioencéphalite (ancien diabétique).

OBSERVATION VIII

Le cas en question n'a pas été observé à Toulouse même, mais à A..., non loin de Toulouse. La jeune malade a été d'abord traitée dans son pays par le Dr E..., puis, plus tard, à P..., par le Dr M..., qui a bien voulu nous adresser des notes précieuses. L'enfant fut examinée par le Professeur G..., de Montpellier, qui porta le diagnostic de *polioencéphalomyélite.*

Voici d'abord la relation écrite par le grand-père de la malade. Nous la transcrivons sans modification :

« Arrivée le 1ᵉʳ août 1895 à Ch... (162 mètres d'altitude), dans les environs de Toulouse, l'enfant était très fatiguée, se plaignant de la tête, des jambes, et toussant beaucoup. La nuit fut agitée, et, le lendemain, elle eut *un œil gonflé* et qui lui faisait mal : on appliqua des compresses d'eau fraîche.

« Le surlendemain, cet œil était guéri, mais le *second, à son tour, devint gros et douloureux.* La toux persistait ; pas d'appétit. Quatre jours après, la santé paraissait revenue ; l'enfant jouait, mangeait, mais la toux continuait et le sommeil était agité. Vers le 23 août, sans que rien fit prévoir une maladie, elle vomit son diner ; elle eut un léger saignement de nez ; il survint une fièvre assez vive. Le lendemain, après une nuit sans sommeil, la fièvre s'accentua et l'enfant se plaignit de la tête. Application de compresses d'eau sédative sur la tête et de sinapismes aux membres inférieurs. Le Dr E... prescrivit de l'huile de ricin, et, sans se prononcer d'une manière définitive, inclina vers l'idée d'un embarras gastrique fébrile. La fièvre empira les jours suivants ; le pouls atteignit 120. Chose singulière, la toux qui existait depuis des mois cessa complètement dès que la maladie fut accentuée de la sorte. Avec l'augmentation de la fièvre survint un accès de convulsions accompagné de délire. Son corps était arc-bouté *(sic)*, la tête s'enfonçant, alors que le ventre s'élevait et que les jambes fléchies ne pouvaient s'allonger (signe de Kernig). L'épine dorsale formait une ligne courbe, convexe (?). L'enfant ne pouvait rester un quart d'heure dans la même position ; il fallait la changer de lit, la mettre sur les genoux des uns et des autres ; bref, aucun repos ni nuit ni jour. L'état fébrile a duré neuf jours ; la constipation était opiniâtre.

Les jambes fléchies étaient le siège de douleurs
intolérables ; aucune friction ne les calmait.

« M. le Dr E... diagnostiqua une *paralysie infantile d'origine infectieuse.*

« Après cet état fébrile de neuf jours, la santé
s'est améliorée, mais les jambes et le bras droit
sont restés inertes. »

Telle est la rédaction écrite par le grand-père
de la jeune malade pour mettre sous les yeux
du Dr G... toutes les péripéties de la maladie.
L'enfant fut transportée à Montpellier vers la fin
d'octobre. On connaît déjà le diagnostic de polioencéphalomyélite.

Notes du Dr M... — L'enfant, âgée de six ans,
est manifestement hémiplégique et paraplégique.
La face est paralysée à droite ; mais il faut une
grande attention et d'heureux hasards d'observation pour reconnaître moins de puissance de con-
traction dans les muscles du côté droit de la face
que dans ceux du côté gauche.

Il n'y a plus de ptosis sensible, ni d'inégalité de
pupilles, ni de larmoiement, etc.

Le bras droit ne peut pas être élevé jusqu'à
l'horizontale ; les muscles de la main ont assez
bien repris la plus grande étendue de leur contractilité ; la malade remue facilement tous les doigts.
Les membres inférieurs sont paralysés, et quoiqu'ils
le soient entièrement, il semble que le membre

droit le soit encore plus que le gauche. Cela n'a
rien de surprenant, puisque le membre inférieur
droit est doublement paralysé par suite de la lésion
cérébrale et de la lésion médullaire. Abolition des
réflexes, Paralysie flasque. Sensibilité normale
partout. Rien du côté des sens. Les facultés intellectuelles et affectives ont conservé leur intégrité.
Le D' G... prescrivit de l'iodure, l'électrisation
par les courants continus et les bains très chauds.
La galvanisation a été mal supportée. L'enfant
vient d'avoir la rougeole et la paralysie n'a pas
paru s'aggraver. Il s'est même produit dans ces
derniers temps une amélioration notable dans la
paralysie faciale et dans celle du bras droit. Enfin,
depuis quelques jours, l'enfant se dresse sur ses
jambes et peut rester debout quelques instants, en
s'aidant, il est vrai, de ses bras.

Le D' M..., dans la conversation que nous
avons eue avec lui, nous avait parlé d'atrophie
musculaire; il n'en est pas question dans son
observation.

Du long exposé qui précède, il résulte clairement, à notre avis, que la constitution médicale
de la ville et de la région a présenté, en 1895, des
particularités insolites, bizarres, et qui méritaient
d'être relevées. Nous croyons avoir prouvé que la
polioencéphalite peut être d'origine infectieuse et
se présenter sous forme épidémique.

Comme le fait remarquer M. le Professeur Raymond, dans son livre le plus récent (chapitre *Oph-talmoplégie externe bilatérale*), grâce aux progrès de la bactériologie dans ces dernières années, le rôle des infections dans le déterminisme des lésions des centres nerveux a été mis en lumière par la méthode expérimentale (Gilbert et Lion, Roux et Yersin, Charrin, Roger, etc.). Certaines toxines d'origine bactérienne peuvent déterminer des altérations du système nerveux central. Des lésions analogues ont été rencontrées chez l'homme à la suite de maladies infectieuses. Le Professeur Raymond incrimine la rougeole pour le cas d'un enfant atteint d'ophtalmoplégie externe bilatérale.

Si la pathologie expérimentale (et il reste d'ailleurs beaucoup à faire sur ce sujet) a prouvé l'existence de la polioencéphalite infectieuse, la clinique n'a pas encore parlé. Nous avons essayé, de par la clinique et l'épidémiologie, d'apporter quelque lumière sur ce point délicat de la neuropathologie. Notre enquête a été faite avec toute la conscience possible, et nous laissons à d'autres plus expérimentés et plus savants le soin de démêler la part de vérité que renferment nos recherches et nos observations.

Les déterminations médullaires et névritiques, les encéphalopathies et les névroses grippales seront étudiées au chapitre des complications.

XI

Rapports de la Grippe avec diverses maladies.

Il peut arriver que la grippe évolue parallèlement à une autre maladie aiguë ou chronique, fièvres éruptives, fièvre typhoïde, coqueluche, rhumatisme articulaire aigu, érysipèle, névroses, paludisme, diabète, goutte, emphysème pulmonaire, tuberculose pulmonaire, affections hépatiques, urinaires, cardiaques, etc. L'une de ces maladies peut précéder ou suivre l'influenza. Dans ces circonstances, comment se comporte la grippe? Quelles sont les modifications cliniques subies par les maladies parallèles ou consécutives? Autant de questions pour lesquelles nous ne possédons, il faut bien le dire, que des données insuffisantes.

Pour la grippe et la fièvre typhoïde, les liens pathologiques sont assez bien établis; nous avons déjà traité cette question à propos des formes abdominales et nous avons analysé, à ce sujet, le remarquable mémoire de Potain. L'association de ces deux maladies infectieuses constitue un type hybride, perverti et qui a grande chance de revêtir des allures graves; cette sommation pourtant n'est pas certaine et le problème n'a jamais été réellement envisagé dans les diverses épidémies que nous avons traversées. Les six cas de Potain se sont tous terminés par la guérison, sans complications et sans reliquats bien sérieux. Pourtant, chez un malade traité en ville plus tard, le dénouement fut fatal. Après la défervescence de la dothiénentérie, et alors que la convalescence paraissait certaine, la grippe se réveilla avec une violence extrême et occasionna la mort. Dans un cas de Ménétrier où la fièvre typhoïde succéda manifestement à la grippe, les choses se passèrent assez bien et l'infection éberthienne, bénigne dans ses allures, parut céder le pas à celle de Pfeiffer.

Rendu a observé un cas plus sérieux. Un garçon apprenti avait présenté des signes de fièvre catarrhale grippale pendant cinq ou six jours ; il était mieux et avait repris son travail, lorsqu'il fut pris d'une fièvre typhoïde à allures sévères et insolites, telles qu'un mutisme absolu, de l'albuminurie, etc. ; finalement, il fut atteint d'une otite suppurée.

A. Siredey prodigua ses soins à un de ses amis chez qui survint, au cours de la grippe, une fièvre typhoïde avec dénouement mortel, après des symptômes comateux, à la fin du second septénaire. Il semble bien, d'après Siredey, que la grippe ait été le véritable facteur de l'aggravation de la fièvre typhoïde, en entraînant des complications rénales.

Nous avons eu l'occasion d'examiner récemment (novembre 1906), avec le Dr Ch..., un homme de quarante ans qui, après avoir présenté des phénomènes très nets de grippe, fut pris de délire, de diarrhée, et chez qui se montrèrent de vraies taches rosées lenticulaires ; les urines étaient albumineuses. La convalescence parut s'établir, péniblement d'ailleurs, lorsque le malade succomba inopinément à des troubles urémiques.

Dans plusieurs observations de Widal, la grippe éclose la première ne semble pas avoir activé la dothiénentérie. Chantemesse, par contre, a vu un soldat, sortant d'une grippe légère, succomber en quelques jours à une fièvre typhoïde dont le diagnostic ne pouvait faire de doute.

Pourquoi la grippe jouirait-elle d'ailleurs du privilège d'atténuer l'infection éberthienne, alors qu'il est avéré qu'elle stimule toutes les maladies infectieuses ? On en a la preuve pour la pneumococcie, la streptococcie, la staphylococcie, la colibacilhémie, la tuberculose. L'influenza, au même titre que la rougeole, a pu favoriser plus d'une fois l'avènement d'une granulie.

Hanot a cité deux cas où une infection streptococcique est survenue dans le cours de la grippe. Dans un de ces cas, celle-ci affecta la forme typhoïde, puis éclatèrent une broncho-pneumonie, un épanchement pleurétique et finalement une méningite circonscrite de la base qui emporta le malade. On trouva le streptocoque dans le liquide pleural, dans le suc du poumon, dans le foie, dans la rate, etc.

Le rôle de la grippe dans l'apparition du rhumatisme articulaire vrai paraît réel. C'est l'opinion de G. Weber qui, depuis 1889, a vu fréquemment des malades atteints de rhumatisme présenter des symptômes d'infection grippale. Dans ses recherches à l'hôpital Beaujon, il a pu déceler, chez des sujets atteints de rhumatisme aigu, l'existence antérieure d'une grippe ; d'où la nécessité chez les rhumatisants d'obtenir une asepsie rigoureuse de la bouche et des fosses nasales.

Dans un cas de grippe avec fièvre à type septicémique, Carrieu et Pelon, de Montpellier, ont obtenu la guérison avec le sérum de Marmorek. Il avait existé des troubles cérébro-méningés.

Cette observation, lue au Congrès français de Médecine de 1898 tenu à Montpellier, est intitulée : *Grippe avec fièvre à type septicémique. Traitement par les injections de sérum antistreptococcique de Marmorek. Guérison.* Elle est fort intéressante et remarquable par plusieurs points : d'abord, l'existence d'accidents méningés au début, une pleuro-pneumonie consécutive ; ensuie, un type bien particulier de la courbe thermique, enfin, la méthode thérapeutique mise en œuvre.

Des exemples de cette forme inquiétante de la maladie, disent les deux auteurs, ont été rapportés par Gaucher, Comby, Juhel-Rénoy, Sevestre, etc. Le diagnostic de méningite fut d'abord posé, mais cette méningite guérissait. La courbe du malade de Carrieu et Pelon fit hésiter le diagnostic entre celui de fièvre rémittente paludéenne non traitée et celui de septicémie. Le sujet n'avait jamais eu de paludisme et la quinine, par voie hypodermique, n'avait aucune prise sur la fièvre. Il n'existait aucun foyer de suppuration (tissu cellulaire sous-cutané, articulations, séreuses) qui pût expliquer cette fièvre. Le Professeur Carrieu, pensant qu'il s'agissait d'une septicémie due au streptocoque, prescrivit une injection de 15 centimètres cubes de sérum de Marmorek. L'état général du malade s'améliora rapidement. La septicémie était bien due au streptocoque que l'on trouva dans les crachats.

Nous avons déjà parlé de l'observation de Ch. Garnier concernant une pneumonie grippale se compliquant de phtisie caséeuse.

MALADIES CHRONIQUES. — C'est sur le terrain névropathique que la grippe exerce surtout son action néfaste ; toutes les névroses sont aggravées par elle. Les observations dans ce sens abondent, et de nombreux auteurs ont mis en relief ce fait incontesté. Nous citerons Grasset, Le Joubioux,

Joffroy pour l'hystérie; Séglas, Mairet, G. Ballet,
pour les psychoses et la neurasthénie; Villard
pour la chorée; Marriot, Kræpelin pour l'épilepsie.
Les attaques de migraine, les crises épileptiformes, les névralgies diverses subissent une stimulation qui a pour résultat de multiplier leur apparition et de prolonger leur durée.

Les *alcooliques,* comme on pouvait s'y attendre, sont fâcheusement impressionnés par les
toxines grippales, non seulement dans leur système nerveux, mais encore dans toutes les affections viscérales, plus ou moins latentes, dont ils
sont porteurs. Ils voient leur tremblement s'accentuer, les fonctions cardiaques s'affaiblir et devenir irrégulières; ils éprouvent des nausées, des
vertiges, des ictus congestifs. En temps d'influenza, leurs bronchites, leurs broncho-pneumonies s'accompagnent volontiers de délire. La
dyspnée, dans ces circonstances, est très prononcée et la bronchoplégie est imminente. S'ils se
relèvent, ils traînent une convalescence pénible,
et des maladies, latentes jusqu'alors, telles que
myocardite scléreuse, cirrhose hépatique, etc.,
deviennent manifestes. Rendu, qui a étudié cette
question, a vu chez un alcoolique une vieille
affection du foie retentir sur le cœur et provoquer
un ictère hémaphéique et de l'acné. Des accidents graves peuvent se développer chez les
hépatiques, notamment la dilatation cardiaque

rapide par action des toxines sur les nerfs du cœur.

La lithiase biliaire peut s'aggraver notablement du fait de la grippe ; Comby a publié sur ce sujet une observation très concluante. Nous avons nous-même entendu, tout récemment, un malade nous affirmer que sa première colique hépatique avait apparu quelque temps après une attaque d'influenza.

Qu'il s'agisse d'une dyspepsie, d'un ulcère de l'estomac, d'une appendicite, assoupie depuis longtemps, on voit surgir des accidents parfois redoutables qui peuvent mettre la vie en péril.

Nous donnons des soins, depuis plusieurs années, à une dame âgée aujourd'hui d'une quarantaine d'années qui, lors de la grande épidémie de 1889-1890, éprouva, dans la convalescence d'une grippe moyenne, des troubles gastriques intenses, bientôt compliqués d'hématémèses. Depuis cette époque, cette personne est en proie périodiquement à des troubles significatifs, douleurs vives xyphoïdo-vertébrales, vomissements alimentaires ou sanguinolents. Elle rattache sans hésitation tous ces phénomènes à son attaque de grippe déjà lointaine.

Ce fait démontre une fois de plus la vérité de la théorie infectieuse de l'ulcère simple de l'estomac soutenue, si nous ne nous trompons, par le Professeur Letulle. Un fait récent, qui n'a rien à

voir d'ailleurs avec la grippe, nous a démontre
le bien fondé de l'opinion de Letulle. Il s'agit
d'une jeune femme de trente ans qui n'avait
jamais éprouvé le moindre trouble dyspeptique,
et qui, quelques mois après sa quatrième grossesse, essuya une atteinte de rhumatisme articulaire aigu. Après la sédation des douleurs articulaires, il survint des douleurs gastriques violentes
accompagnées d'abondantes hématémèses qui ont
profondément anémié la malade. Nous ajouterons, pour être complet, que ce rhumatisme, très
net d'ailleurs, avait cessé assez brusquement et
avait été suivi presque immédiatement des phénomènes gastriques en question.

Le sulfate de quinine employé pendant la
grippe n'empêche pas les *paludéens* de voir
réapparaître les accès de fièvre intermittente.
R. Grenier a publié six observations très nettes
de réveil d'un impaludisme ancien. Pendant la
convalescence de la grippe, il se produisit des
accès à type quotidien. L'action de la quinine sur
ces accès fut d'une efficacité rapide, alors qu'elle
avait été d'un effet nul pendant la fièvre catarrhale.

On connaît les longues trèves de la *tuberculose
pulmonaire* avec guérison apparente; une grippe
inopportune peut remettre tout en cause. Six faits
rapportés dans la *Revue de la Tuberculose*, en 1897,
sont très démonstratifs à cet égard. Dans l'un

d'eux, un homme de cinquante-deux ans avait
eu, trente ans auparavant, une tuberculose pleurale qui paraissait guérie à tout jamais ; survint
une grippe qui ralluma l'affection ancienne et
emporta le sujet. Dans une observation de
Huchard, une vieille fille de soixante ans, arthritique, avait essuyé une première poussée tuberculeuse à vingt et un ans, puis une autre dix ans
après, une troisième et une quatrième à quarante-cinq et cinquante-deux ans ; c'est la grippe
qui causa l'aggravation rapide d'une tuberculose
considérée comme éteinte (Thèse Colonna d'Istria,
Paris, 1895). La cause de ces longues trèves paraît
être la constitution arthritique des sujets.

Il n'y a pas de raison pour que la *syphilis* ne
puisse subir un réveil plus ou moins évident par
le fait de la grippe. Une observation de Holz paraît, à ce point de vue, assez concluante. Il s'agit
d'un homme de trente-cinq ans chez qui, à propos
d'une infection grippale, il apparut des douleurs
orbitaires très vives qui furent bientôt suivies
d'une petite tuméfaction du bord supérieur de
l'orbite avec épaississement de l'os. Un traitement antisyphilitique fit disparaître rapidement
cette lésion.

D'après Bouloumié, la grippe exerce une action
réelle chez les *arthritiques,* non pas précisément
en réveillant les manifestations articulaires, mais
en troublant les fonctions digestives et rénales et

en provoquant directement la gravelle biliaire.
Nous avons quelques raisons de penser que, chez
les goutteux, la grippe favorise l'apparition de
crises aiguës. D'après Maurice Faure, elle peut
créer des complications rhumatismales et névropathiques, ainsi que des infections naso-pha-
ryngiennes.

Il n'est pas de praticien qui n'ait observé certaines conséquences funestes de cette affection
chez les vieux *emphysémateux,* chez les *cardiaques*
et chez les *albuminuriques.* La bronchite capillaire, la bronchoplégie, l'asystolie et l'urémie
sont d'une fréquence inusitée dans les périodes
d'épidémie.

Au point de *vue chirurgical,* Verneuil a bien
mis en relief l'action fâcheuse de l'influenza sur
les blessures et les opérations, en favorisant la
tendance à la pyohémie. D'après l'éminent clinicien, dans l'histoire de cette maladie, comme dans
celle de certaines maladies infectieuses, un chapitre spécial doit être consacré par les chirurgiens,
ou, tout au moins, pour leur usage et à leur profit.
On a pu constater, pendant l'épidémie de 1890,
des complications procédant nettement du processus suppuratif. Lorsque la grippe fomente
des désordres chirurgicaux, c'est en entraînant
des collections purulentes ou des épanchements cavitaires, soit primitifs, soit secondaires,
uniques ou multiples, et, dans ce dernier cas,

tous les signes classiques de l'infection purulente
peuvent faire explosion. Une inflammation sup-
purative, bénigne dans sa manifestation primor-
diale, peut envahir les méninges, comme on l'a
vu à la suite d'abcès de la paupière, de l'oreille
et du sinus maxillaire. Le pronostic des suppurations de cette origine est donc sérieux et
l'intervention chirurgicale s'impose assez fréquemment, notamment pour les pleurésies purulentes.

Nous relevons, dans la communication faite
par Verneuil à l'Académie de Médecine en 1890,
deux observations bien significatives à cet égard.
Il s'agit, dans la première, d'un charretier de
vingt-neuf ans, robuste et bien portant, quoique
entaché d'alcoolisme, et chez qui une grippe de
moyenne intensité avait laissé à sa suite une
convalescence imparfaite. Une rechute donna
lieu à une broncho-pneumonie et provoqua consécutivement un abcès sous-pectoral à pneumocoques, une arthrite purulente sterno-claviculaire
et une endocardite végétante. Malgré le drainage
de l'abcès, le sujet succomba. La deuxième observation concerne une dame de quarante-quatre ans
qui, à la fin d'une convalescence de grippe, subit
l'ablation partielle du sein pour une petite tumeur
de date récente, non adhérente à la peau ni aux
parties profondes et avec quelques petits ganglions dans l'aisselle. La plaie opératoire suivit

une marche très simple et très naturelle. Malheureusement, consécutivement au réveil des accidents grippaux, il survint une pyohémie tardive et la malade succomba treize jours après l'opération.

Il existe souvent un contraste frappant entre la bénignité réelle des affections locales et des opérations pratiquées contre elles et la gravité extrême des accidents généraux consécutifs. La terminaison funeste doit être sans conteste attribuée à l'infection en question. Si l'on excepte, dit Verneuil, les opérations d'urgence (qui forment toujours une catégorie à part) et celles que nécessitent les affections qui compliquent la grippe, toute opération qui serait permise chez un patient ordinaire sera ajournée chez un convalescent de cette maladie jusqu'à rétablissement complet. Il ne faut pas d'ailleurs oublier que la convalescence est généralement tardive et que les rechutes sont fréquentes et graves. Si l'ajournement trop prolongé de l'intervention était susceptible de menacer gravement la santé du sujet, il faudrait bien sans doute entreprendre l'opération, mais instituer sans délai un traitement préalable vigoureux au moyen des ressources de l'hygiène et d'une thérapeutique rationnelle.

Le rôle du chirurgien devient très délicat quand la grippe, à titre de maladie intercurrente, vient s'abattre sur un malade, un opéré ou un blessé, car elle peut imprimer des modifications très sérieuses à la maladie ou au processus réparateur de la blessure.

D'après Berger et Peyrot, les affections chirurgicales, au cours de l'épidémie de 1890, se seraient comportées chez les malades d'une façon normale. Par contre, Desmons, de Bordeaux, conseille, en dehors des cas d'urgence, de s'abstenir autant que possible, pendant les épidémies d'influenza, de toute opération en général, mais spécialement de celles qui doivent porter sur les cavités buccales, nasales, pharyngiennes et respiratoires.

William H. Bennet a publié quatre observations très brèves, mais qui justifient les craintes à concevoir, non seulement quand une blessure survient après la grippe, mais encore lorsque cette dernière infection se manifeste dans le cours d'une affection chirurgicale ; l'éminent chirurgien a pu constater une tendance très marquée à la pyohémie et à la dispersion des foyers purulents. « En vérité, déclare-t-il, pour « retrouver dans ma mémoire de tels exemples « d'infection purulente aiguë, il faut me reporter « à la période pré-antiseptique de la chirurgie. »

Verneuil a, lui aussi, eu à déplorer l'avènement de suppurations plus ou moins étendues dans certaines affections antérieures à la grippe (kystes de l'ovaire, hydarthroses, cystites, etc.). Il put voir

surgir chez certains blessés des phlébites, des artérites et des lymphangites. L'influenza retarde les
cicatrisations, désunit les plaies opératoires déjà
fermées. Quelquefois, le traumatisme réveille cette
affection, et celle-ci, à son tour, aggrave le traumatisme ; ce sont alors des complications diverses :
état fébrile, broncho-pneumonies intenses, septicémie, pyohémie, sphacèle des plaies avec érysipèles ou lymphangites sur les bords. On doit
insister très rigoureusement sur le drainage et
les lavages antiseptiques après l'incision des
abcès grippaux. On a remarqué que cette affection accélérait la marche des tumeurs.

Dans le service du Professeur Trélat, des opérés
ont eu à souffrir de cicatrisations entravées par
la grippe survenant peu de temps après l'intervention chirurgicale. Des abcès froids grattés et
bourrés de gaze iodoformée ne se sont réparés
que très lentement.

Déjà, avant que la sollicitude de Verneuil eût
été mise en éveil, le Professeur Jeannel, de Toulouse, avait entretenu ses élèves de l'action funeste de l'influenza chez des opérés qui, dans des
circonstances normales, eussent guéri sans inci-
dents. Chez une jeune femme ayant subi l'ablation des deux ovaires, dix jours après la guérison
d'une grippe légère, les choses avaient si bien
marché que le succès ne pouvait faire l'ombre
d'un doute. Pourtant, l'opérée, à la grande sur-

prise du chirurgien, succomba avec des phénomènes de péritonisme, du délire, du trismus et
de la contracture des membres. Le savant Professeur rejeta avec raison l'idée d'une infection
d'origine abdominale et conclut nettement au
réveil néfaste d'une grippe à forme abdominale.
L'autopsie, comme on s'y attendait, ne révéla
aucune lésion, même minime, soit dans le péritoine, soit dans le petit bassin.

De tous ces faits, il faut conclure avec Verneuil
que des opérations rationnelles, d'ordinaire bénignes, irréprochablement exécutées, peuvent
amener une mort inattendue, si elles sont pratiquées trop près d'une attaque de grippe.

INFLUENZA ET GROSSESSE. — Consulter Demelin
(*Journ. des Pratic.*, 1896). A. Paré, Mauriceau,
Dionis, Levret, etc., avaient remarqué l'action
fâcheuse de la grippe sur la grossesse. De nos
jours, Labadie-Lagrave, Queirel, etc., accusent
cette maladie de produire l'avortement. Ruffé
(Thèse Lyon, 1894), à propos d'obstacles suscités
à la grossesse, place la grippe au même rang que
le choléra, la variole, la fièvre typhoïde et le paludisme. Séguel (Thèse Paris, 1895) est moins
pessimiste et donne des chiffres moins découra-
geants. Pour ce dernier auteur, au moment du
travail, les contractions utérines seraient peu
énergiques et très espacées : d'où une durée in-

solite de l'accouchement. Pendant les suites de couches, il est quelquefois difficile de différencier la grippe de l'infection puerpérale. C'est ainsi que, en 1901, nous avons traité, conjointement avec les Professeurs Secheyron et Ch. Morel, de Toulouse, une jeune femme récemment accouchée, chez qui la température, les frissons, l'agitation nous firent conclure à une fièvre puerpérale. Au bout de quelques jours, l'apparition d'un léger délire et un certain degré de ballonnement du ventre nous fit songer à la fièvre typhoïde. Enfin, l'éclosion d'une congestion pulmonaire mobile nous fit accepter définitivement le diagnostic d'influenza qui, heureusement, fut le vrai.

Dans les cas sévères, après les couches, on voit surgir des frissons, de la fièvre, de la trachéo-bronchite, de la broncho-pneumonie. Après une rémission trompeuse, la fièvre se rallume et la broncho-pneumonie évolue pendant des semaines. Parmi les complications, il faut citer la pleurésie, la conjonctivite purulente, l'abcès de la glande vulvo-vaginale, le phlegmon du ligament large, la *phlegmatia alba dolens*, etc.

Chez le *nouveau-né*, d'après Fiessinger, Comby, Cadet de Gassicourt, etc., les troubles respiratoires seraient très rares. Voici, d'après Strassmann, comment évolue la grippe chez le nouveau-né : la maladie débute le troisième, le sixième ou le neuvième jour. L'abaissement de la température peut aboutir à 35° et même à 32° (?). Runge admet, au contraire, la production d'hyperthermie. Il existe du coryza, de la dyspnée, de l'enrouement, de la diarrhée; l'amaigrissement est très rapide. Dans les cas sérieux, l'enfant est plongé dans une somnolence plus ou moins marquée. La maladie dure trois ou quatre jours, quand elle est bénigne. Les complications oculaires et auriculaires (Comby), la pneumonie, la broncho-pneumonie sont très fréquentes. L'enfant peut succomber au bout de trois jours avec de la contracture tétanique (Ruffié). S'agit-il d'une infection intra-utérine, ou d'une contagion s'exerçant *post partum?* Le débat n'est pas tranché. Il est probable que les deux modes d'invasion existent.

Le Dr Séguel, dans une thèse remarquable (Paris, 1895), a étudié la grippe dans ses rapports avec la grossesse, les suites de couches et les maladies de l'appareil génital de la femme. Au Moyen-Age, nous rappelle l'auteur, l'influenza comme cause d'accouchement prématuré et d'hémorragie a été notée par de nombreux médecins : Valesco, de Tarente, en 1410; Forest, en 1557; Pasquier, en 1411; Ch. Guillemeau, en 1621; Bartholin, en 1672; Mauriceau, en 1694; Dionis, en 1718; Beccaria, en 1730; Levret, en 1753; Baudelocque, en 1781, etc., etc. La notoriété de ces observateurs rend indiscutable la réalité de ces faits.

Ménétrier, cité par Séguel, a publié, dans sa thèse bien connue, plusieurs observations de grippe compliquant la grossesse. L'observation XX, notamment, a trait à l'histoire d'une femme de vingt-cinq ans qui, atteinte d'une pneumonie de cette origine, fit une fausse couche de trois mois et demi, le septième jour de sa maladie. Le Professeur Proust et le Dr Bertillon, rappelle encore Séguel, affirment que neuf mois après la grande épidémie de 1889-1890, le nombre des naissances diminua sensiblement. D'après Proust, la grippe semble agir d'une façon défavorable sur la grossesse et ses suites. Dans son exposé historique, l'auteur cite encore une observation de G. Meyer, de Berlin, concernant un avortement dû à l'influenza. Il rappelle les faits de Bonnemaison, de Toulouse, prouvant l'identité existant, au point de vue de l'origine, entre les fièvres puerpérales, purulentes, typhoïdes, les érysipèles, certaines pneumonies et, en général, toutes les affections malignes. Il s'agit, comme nous l'avons déjà vu, des manifestations septicémiques et pyohémiques de la grippe. Dans cet historique, figure l'opinion du Professeur Leyden (*International Klinisch,* 1890) sur la tendance des femmes atteintes d'influenza aux métrorragies et aux autres variétés d'hémorragie. Huber, en revanche (*Centralblatt,* 1890), nie l'action de la grippe sur la fréquence des avortements.

De 1890 à 1895, nombreux sont les auteurs qui se sont préoccupés de cette question ; Séguel cite les Professeurs Proust, Verneuil, Bouchard, J. Teissier, les Drs Widal, Troisier, Labadie-Lagrave, Trastour, Queyrel, Rémy, etc.

Sa thèse, très documentée, rapporte dix observations d'hémorragies utérines en rapport avec l'influenza, observations empruntées à divers cliniciens. Il y aurait, d'après Séguel, quelque chose de plus qu'un simple hasard dans ces métrorragies ou ces règles plus ou moins abondantes, faisant irruption à diverses époques de l'évolution grippale. Pour ce qui concerne les lésions génito-urinaires de même origine, notre auteur relate quelques observations empruntées à la thèse de Leclerc (Strasbourg, 1891) et concernant des tumeurs diverses, telles que myomes sous-séreux, kystes ovariques, carcinome des ovaires, tuberculose des organes génitaux, etc. D'après Leclerc, l'influenza favoriserait même la transformation des tumeurs bénignes en tumeurs malignes. A propos de cette action dans la grossesse, la thèse du Dr Séguel renferme des observations très significatives dues au Professeur Queyrel, de Marseille, du Professeur Rémy, de Nancy, et une observation inédite recueillie à la Clinique Baudelocque. Les cas de Queyrel sont fort instructifs ; il s'agit de phénomènes grippaux avec température élevée et apparition de dou-

leurs bien avant le terme. La rupture de la poche
des eaux peut se faire prématurément, avant tout
début du travail, au début même du travail,
enfin, à la dilatation complète. Les contractions
utérines semblent plus languissantes. La grippe
peut aussi déterminer des suppurations dans divers organes et simuler parfois la fièvre puerpérale.

Mlle Schirsky (Thèse Paris, 1898) a étudié également la maladie dans ses rapports avec la puerpéralité. Ce court, mais substantiel travail est
surtout constitué par un important faisceau d'observations. Il résulte de ces recherches cliniques
que la grippe présente une certaine gravité pendant la grossesse, et l'auteur signale surtout,
comme cause de complications, la ténacité de la
toux. Les placentas ne présenteraient pas de
lésions réellement grippales, et, chez les femmes
accouchées, on n'observerait pas d'hémorragies
graves dans les suites de couches. En revanche,
elles seraient plus facilement infectées, et, dans
ces circonstances, ces infections secondaires de
la maladie pourraient acquérir une gravité particulière. L'auteur signale aussi des complications associées et une *phlegmatia alba dolens*
suscitée peut-être par le bacille de Pfeiffer.

XII

La Grippe épidémique chez les Enfants.

J. Comby, dès 1890, a publié une importante étude sur la grippe infantile, étude basée sur la statistique clinique.

Nous résumons de notre mieux ce travail devenu classique.

La population infantile de Paris, prise en bloc, fut atteinte dans la proportion de 40 %, la morbidité de la population adulte ayant été de 60 %. Dans notre région méridionale, à la même époque, la morbidité chez les enfants atteignit un chiffre analogue. Comme à Paris, d'ailleurs, on ne songea guère à invoquer, parmi les causes occasionnelles, l'influence banale du refroidissement. La contagion très discutée, comme on le sait, surtout au début de l'épidémie, était en réalité le facteur étiologique le plus vraisemblable.

La symptomatologie est, d'après l'éminent clinicien, d'une netteté et d'une uniformité remarquables, sauf peut-être pour les nouveau-nés qu'il faut examiner minutieusement et qui sont d'ailleurs rarement infectés.

Chez les enfants très jeunes, les symptômes nerveux se réduisent à l'*abattement* et à la *somnolence*. La *céphalalgie*, d'une durée variable, arrache

des cris et des pleurs aux petits malades ; il n'en
faut pas davantage pour faire penser à la méningite, les médecins les mieux intentionnés faisant
alors chorus avec la famille.

Dans les premières heures, un *délire* nocturne
peut se manifester à des degrés divers ; les *convulsions* se montrent rarement et elles sont aussi
un symptôme de début.

Les *algies* grippales, assez fréquentes, occupent
des sièges variés.

La *rachialgie,* chez les jeunes garçons, est quelquefois intolérable ; le *torticolis* est fort rare. Tous
ces désordres sont heureusement de courte durée,
grâce à la force de réaction de ces petits sujets.

Les *troubles digestifs* se sont montrés, lors de
l'épidémie étudiée par Comby, dans près de la
moitié des cas ; les vomissements alimentaires,
bilieux ou glaireux, furent fréquents. A noter
l'état saburral de la langue et une pharyngite
érythémateuse compliquée d'une toux quinteuse.
Les piliers du voile du palais et les amygdales
présentaient aussi une inflammation superficielle.

H. Gillet, dans la variété angineuse ou guttu-
rale chez les enfants, parle d'un certain degré
d'adénopathie cervicale concomitante.

La *constipation* fut la règle ; rarement, on
constata une *diarrhée* abondante et fétide. Dans
un cas de grippe ambulatoire, la diarrhée s'accompagna de mœlena. L'hypertrophie de la rate

fît toujours défaut, et cette affirmation s'appuya
sur cinq autopsies pratiquées par Comby.

La *fièvre* survint presque toujours d'emblée,
précédée quelquefois par de petits frissons ; les
sueurs furent rares. Cette fièvre, qui pouvait
atteindre 40°, était essentiellement rémittente, et
le cycle fébrile, d'une durée variable, ne présenta
rien de défini. Le pouls était d'ordinaire d'une
grande fréquence, même avec une fièvre modérée
et sans participation apparente du myocarde.

Les *troubles respiratoires*, chose imprévue, manquèrent dans la grande majorité des cas. La toux,
assez fréquente pourtant et quelquefois quinteuse
ou coqueluchoïde, s'expliquait par la pharyngite érythémateuse. La *bronchite*, absente dans la
grippe simple, est considérée par Comby comme
une véritable complication. Le *coryza*, qui ne
manquait jamais, donnait lieu à un écoulement
fluide, rarement à de l'enchifrènement ou à des
éternuements.

II. Gillet, L. d'Astros déclarent que chez l'enfant
jeune la poussée laryngée se décèle par des accès
striduleux (faux croup grippal).

L'*épistaxis*, phénomène initial et d'abondance
médiocre, fut observée chez dix-huit petits sujets
du service de Comby. Dans vingt-trois cas, les
conjonctives et l'appareil lacrymal furent atteints
d'une façon très légère.

Les *éruptions*, assez rares, consistaient en herpès

labialis, urticaire, érythème, miliaire sudorale, roséole, érythème scarlatiniforme, érythème morbilliforme.

La broncho-pneumonie ne se montra qu'une fois, avec de la dyspnée et un souffle doux, sans râles ni matité. Un cas d'hémoptysie survint chez un garçon de quatorze ans.

Le Dr L. d'Astros parle d'accidents *pseudo-typhiques* chez les enfants. La langue est rouge aux bords, blanche au centre ; la diarrhée, le ballonnement du ventre, la somnolence, une fièvre de moyenne intensité complètent le tableau. D'ailleurs, cet état n'est pas de longue durée et l'incertitude se dissipe bientôt. Ces symptômes coexistent parfois avec une broncho-pneumonie.

Les *complications oculaires* furent les suivantes : conjonctivite simple avec sécrétion muco-purulente, kératite double dans trois cas, alors qu'il existait déjà des taies sur les cornées.

Les complications auriculaires furent relativement rares. A signaler enfin un pseudo-rhumatisme infectieux, pendant la convalescence, chez un garçon de quatorze ans. Gellé, à cette époque, observa fréquemment des otites bilatérales d'une bénignité relative, l'imperméabilité de la trompe d'Eustache, la rougeur avec opacité de la membrane du tympan. En résumé, l'oreille moyenne ne fut le théâtre d'aucune de ces complications graves dont la grippe est coutumière chez les adultes.

Il résulte de cet excellent travail, que le pronostic de l'affection, chez les enfants, fut réellement favorable. Les petits coquelucheux, les petits bronchitiques n'éprouvèrent pas de sérieuses complications dans leur état, malgré l'épidémie. Comby affirme, en revanche, que la convalescence fut, en général, longue et pénible. Chose assez remarquable, les cas, en apparence légers, évoluaient souvent avec une durée insolite. A noter aussi que l'invasion fut brusque avec des symptômes inquiétants, tels que céphalalgie et vomissements.

Cet éminent praticien admet trois formes : 1° l'*influenza ambulatoria*, où les enfants, tout en ne gardant pas le lit, avaient un facies altéré et amaigri, la langue fortement saburrale et une fièvre très modérée; 2° *une forme moyenne*, avec fièvre vive, prostration nerveuse et propension aux complications énumérées plus haut; 3° *la forme grave*, avec céphalée violente, délire et allures inquiétantes.

Ce tableau, si bien tracé par Comby et que nous avons essayé de résumer brièvement, est à peu près superposable à ceux d'autres auteurs, notamment Dauchez, Hochstelter, etc. (*Revue des Maladies de l'Enfance*). Il faut dire que, dans des épidémies ultérieures, les enfants paraissent avoir payé un tribut plus lourd. L. Furts (*Scalpel*, 1897) a vu des complications graves, notamment des broncho-

pneumonies, des néphrites infectieuses, des cas
d'otite moyenne avec perforation du tympan, un
abcès mastoïdien avec phlegmon des tissus
voisins.

Stoos, de Berne, a observé une petite épidémie
de grippe à pneumocoques, chez des enfants,
dans l'hiver de 1898. Dans certains cas de bronchite descendante et de broncho-pneumonie,
l'examen bactériologique décela l'existence du
pneumocoque, du staphylocoque et du streptocoque, mais pas celle du bacille de Pfeiffer. En
résumé, il s'agissait pour l'auteur d'une forme
particulière de grippe, mais pas d'influenza, à
proprement parler.

Il ressort d'un certain nombre de statistiques
(Dr H. Gillet, *Traité des Mal. de l'Enf.*) que les
enfants, même à un âge très tendre, peuvent subir
assez fréquemment les atteintes de la grippe. Il
est rare pourtant que l'affection atteigne les nourrissons au-dessous de six mois.

D'après le Dr Chambrelent, de Bordeaux, l'enfant peut être tué par la grippe dans le sein maternel. D'autres, Flesch et d'Astros, cités par
H. Gillet, ont remarqué que des nourrices infectées avaient pu continuer l'allaitement sans transmettre l'affection à leurs nourrissons.

H. Gillet se demande si cette immunité relative
ne résulterait pas de l'absorption d'une antitoxine
grippale par le lait, comme on l'a signalé pour le

tétanos, la fièvre typhoïde, la diphtérie, la coqueluche. Goldschmidt a aussi invoqué l'action protectrice du vaccin animal.

Nous relevons dans cette excellente description quelques faits intéressants ou insolites. Dans une observation de Bristowe, il aurait existé une hématémèse vraie avec sang écarlate.

Pour ce qui concerne la fièvre, il faudrait distinguer, d'après d'Astros, de Marseille, une *forme écourtée,* et un type à *fièvre prolongée.* Dans cette dernière, il n'existerait pas de cycle régulier, de périodicité analogue à celle du paludisme.

Au point de vue thoracique, H. Gillet a pu constater, dans quelques cas, une dyspnée toxémique avec orthopnée, *sine materia* en quelque sorte.

Dans la variété grave, le même auteur rappelle des faits de Flesch se rapportant à des lésions intestinales avec perforation. Il admet aussi, comme d'Astros, une variété *pseudo-typhique* ou *muqueuse.*

Pour ce qui concerne le *méningisme grippal,* il reconnaît avec Sevestre, Comby, etc., que le tableau clinique se calque sur celui de la méningite et particulièrement sur celui de la méningite tuberculeuse.

Comme complications se produisant dans le système nerveux, outre les pseudo-méningites, on peut voir apparaître des méningites vraies, la chorée, l'hystérie, des paralysies et des pseudo-paralysies, la sclérose en plaques, etc.

En ce qui regarde le pronostic, d'accord en cela avec la plupart des auteurs, H. Gillet admet que la grippe, chez les enfants, revêt une certaine bénignité.

Schvaz, en 1899, a signalé douze cas de fièvre ganglionnaire chez des enfants entourés de personnes grippées. Cela pouvait être, d'après lui, une forme ganglionnaire de la maladie.

Rousseau-Saint-Philippe, en 1902, a décrit une grippe gastro-intestinale chez des enfants de un jour à quinze mois. Chez certains, il exista des vomissements incoercibles pendant vingt-quatre heures quelquefois, des cris perpétuels, un abattement profond. Chez des garçons de huit à quinze ans, l'embarras gastrique prit les allures d'une fièvre typhoïde. Cela faisait songer à l'état typhoïde présenté par certaines maladies, telles que des pneumonies spéciales, des érysipèles, le phlegmon diffus, l'ostéomyélite aiguë, la périostite phlegmoneuse diffuse. Dans cette grippe typhoïde, les complications broncho-pulmonaires et cérébrales furent fréquentes. Chez des enfants de deux à huit ans, le même auteur constata des vomissements avec douleurs cœcales et péricœcales faisant penser à l'appendicite, à l'obstruction intestinale, à la péritonite. La fièvre était vive ; le foie et la rate étaient augmentés de volume. Malgré ces symptômes alarmants, l'apaisement s'établissait le plus souvent. Dans une forme aiguë à allures moins dramatiques, après un embarras gastrique à début insidieux, se répétant à deux ou trois reprises, il survenait du catarrhe bronchique, puis une fièvre continue faisant inévitablement songer à la dothiénentérie; mais il n'existait pas d'épistaxis, pas de taches rosées, pas de fuliginosités; la constipation était la règle; la température était plus capricieuse, les poussées congestives plus brusques et plus mobiles. Les phénomènes cérébraux étaient, en outre, plus marqués et le délire précoce faisait redouter le méningisme. Les suites, d'ailleurs, furent toujours favorables.

L. Ballin a décrit une épidémie de grippe avec coryza infectieux dans un asile d'enfants. L'examen bactériologique des sécrétions nasales chez vingt nourrissons décela onze fois la présence du bacille de Lœfler. Dans deux cas, les inoculations démontrèrent qu'il s'agissait du bacille pseudodiphtérique. Vu l'absence de ce bacille chez les parents, frères et sœurs, on ne pouvait invoquer que l'influence du séjour dans une salle commune.

Roger-Voisin (*Revue des Malad. de l'Enf.*, 1904) a étudié, dans trente-huit observations prises dans le service du Professeur Hutinel, les troubles méningés au cours des infections aiguës de l'appareil respiratoire (pneumonies et broncho-pneumonies). Les symptômes relevés furent les suivants : convulsions partielles ou généralisées, raideur de la nuque et des jambes, opisthotonos, demi-coma, parésies diverses, ptosis, etc. On nota aussi quelquefois le Cheyne-Stokes, de l'arythmie, la raie méningitique, la mydriase, du nystagmus, le signe de Kernig. La mort, heureusement, n'était pas certaine. A l'autopsie, on trouva, dans quelques cas, des couches de pus ou des plaques purulentes sur la convexité. Le plus souvent, il n'existait pas trace de pus, mais une infiltration de la pie-mère par un liquide clair (œdème). Il n'y avait parfois que de la simple congestion. Le désaccord entre la clinique et l'anatomie pathologique était flagrant.

Comme on l'a vu plus haut, il n'est fait mention dans ce travail important que d'infections aiguës de l'appareil respiratoire, consistant surtout en pneumonies et en broncho-pneumonies. Il n'est pas excessif de supposer que, dans d'assez nombreux cas, il s'agissait, peut-être, d'infections grippales.

L. Jundell (même *Revue*, 1904) a publié deux cas de méningite grippale. Chez une fillette de huit mois, il s'agissait plutôt d'une méningite cérébro-spinale. L'ensemencement du liquide obtenu par la ponction lombaire décela le bacille de Pfeiffer.

Dans la deuxième observation, concernant un

nourrisson, au cours d'une broncho-pneumonie, des symptômes cérébraux très accentués entraînèrent la mort. Les méninges présentaient de la suppuration et on rencontra encore le cocco-bacille.

Le Dr Laumonier, dans un intéressant travail publié dans la *Revue de Thérapeutique* (1905), important surtout par les recherches hématologiques et urologiques, donne de la symptomatologie de la grippe infantile une description qui se rapproche par bien des points de celle des auteurs précédents. Un fait lui paraît acquis : c'est que les nourrissons sont un peu moins fréquemment frappés que les enfants plus âgés.

L'auteur signale des douleurs diverses, des névralgies, surtout une céphalalgie frontale qui peut être assez intense pour arracher des cris aux petits malades et faire redouter l'avènement d'une méningite.

L'anorexie est complète et l'enduit opalin de la langue rappelle très bien *la langue grippale* de Faisans ; la diarrhée est fort rare. L'amygdalite est fréquente, accompagnée parfois d'une légère tuméfaction des ganglions du cou.

Les troubles de l'appareil respiratoire, non constants d'ailleurs, rappellent exactement ceux qu'a décrits Comby.

Dans la période d'état, Laumonier signale les rash scarlatiniformes et morbilliformes surve-

nant surtout dans les épidémies graves, les
sueurs surtout nocturnes accompagnées de miliaire sudorale.

L'auteur, résumant l'évolution clinique de la
maladie, adopte la tétrade suivante : abattement,
douleur, fièvre. Nous avons résumé par ailleurs
ses recherches importantes sur la fièvre, l'uro-
logie et l'hématologie dans la grippe infantile.

XIII

Les Complications de la Grippe.

Il est peut-être quelque peu subtil de vouloir
délimiter les frontières qui séparent les symptômes habituels et courants de la grippe de ceux
qui constituent de véritables accidents. Le chapitre des complications est, il faut bien le dire,
des plus touffus ; mais il importe de dégager le
plus nettement possible la série de ces troubles
insolites qui peuvent imprimer à la maladie un
cachet particulier de gravité. Notre intention est
d'ailleurs de faire un choix sévère parmi les trop
nombreux accidents exposés, souvent un peu
complaisamment, par la pléiade d'observateurs
qui ont écrit sur ce vaste sujet. Nous passerons
en revue successivement les appareils et les

organes de l'économie, cette méthode nous paraissant la plus pratique et la plus sûre pour mettre en valeur les diverses complications de la maladie.

Le lecteur remarquera bien vite que, plus encore que pour les pages qui précèdent, nous avons été dans l'obligation de résumer une foule de documents consistant surtout en observations très variées et comportant parfois de longs détails. Un travail de synthèse, en laissant forcément dans l'ombre les noms d'auteurs d'un grand mérite, était une œuvre irréalisable. Nous avons préféré dresser une sorte de répertoire clinique, suffisamment substantiel, du reste, à moins d'illusion de notre part, et qui, malgré une aridité apparente, ne laissera pas que de présenter quelque intérêt. N'avions-nous pas d'ailleurs le devoir rigoureux de placer sous les yeux des lecteurs toutes les pièces du débat ?

XIV

Appareil respiratoire *(Complications)*.

Les bronchites diffuses ou capillaires, la congestion pulmonaire, la pneumonie lobaire, la broncho-pneumonie et les diverses pleurésies sont si fréquentes, dans les épidémies d'influenza, que nous avons cru devoir les décrire, avec tous les développements nécessaires, dans le chapitre de la grippe simple. Nous avons aussi donné place à quelques observations de spléno-pneumonie qui pourraient à la rigueur être considérées comme des complications réelles. Peut-on considérer comme des accidents les *hémoptysies* qui surviennent chez des sujets prédisposés à la tuberculose ? Oui, à la rigueur, si la phtisie était absolument latente, si le malade, par exemple, était porteur de quelque foyer bacillaire inconnu, adénopathie bronchique ou même pleurésie, etc.

Dans l'épidémie de 1837, l'hémoptysie figure dans les accidents au même titre que l'hémorragie intestinale et la métrorragie. Des suppurations pulmonaires survenues à la fin de l'hépatisation grise et devenant le point de départ d'une infection pyohémique généralisée (endocardite ulcéreuse, abcès miliaires des reins, arthrites purulentes) peuvent être considérées à bon droit comme des complications rares et graves. Verneuil a publié une observation de ce genre et Jaccoud a observé un cas à peu près identique. Une broncho-pneumonie qui, sans cause appréciable, devient une cause d'infection généralisée avec extension par localisations successives, ne peut être considérée comme une phlegmasie banale, mais bien comme une chose exceptionnelle.

Les congestions grippales des sommets des poumons n'ont, la plupart du temps, rien de bacillaire. Il peut même se produire consécutivement une expectoration purulente que Graves avait parfaitement remarquée, et qui, dans certains cas, prenait l'apparence des crachats nummulaires. Le médecin ne peut guère se soustraire à l'idée d'une lésion tuberculeuse ; c'est ainsi que le Professeur J. Teissier admet une forme *pseudophymique* de l'influenza. Dans des cas de ce genre, l'examen bactériologique des crachats peut seul dissiper toute incertitude, à la condition encore que ces recherches soient répétées. Il peut exister, en effet, dans un sommet ou dans les deux, de gros râles sous-crépitants avec souffle bronchique et expectoration muco-purulente ; dans une autopsie, on ne rencontra qu'une congestion pulmonaire intense. Le pronostic d'une pareille complication est assez grave et on cite plusieurs cas de mort (Chatin et Collet). Ce qui rend le diagnostic délicat, c'est que, dans certaines circonstances, le souffle acquiert le timbre caverneux et qu'on se croit en présence de signes cavitaires. La soudaineté des accidents chez un sujet vigoureux et l'absence du bacille tuberculeux peuvent tempérer l'impression fâcheuse du médecin, et, sans le rassurer pleinement, le faire songer à la possibilité d'une broncho-pneumonie tuberculeuse. La pathogénie de ces signes pseudo-cavitaires paraît assez obscure. S'agit-il, comme substratum de ce souffle bronchique exagéré, d'une induration ancienne ou passagère du parenchyme pulmonaire ? Ce problème est fort difficile à résoudre.

Des *épistaxis* rebelles, accompagnées d'autres phénomènes graves, ont été signalées par Holz, parmi les complications sévères de l'influenza. Un peut classer aussi dans cette catégorie l'*œdème du larynx* observé par Cartaz, la paralysie du récurrent (Schmitz) et les faits signalés par Rothi de paralysie des abducteurs avec périchondrite, abcès de l'épiglotte et ulcérations du pharynx. Moure a décrit, parmi les manifestations laryngées, une forme infiltro-œdémateuse, caractérisée par de la dysphagie douloureuse. La muqueuse arythénoïdienne est œdématiée, d'un rouge vif et fait saillie à l'entrée de l'œsophage.

La *forme ulcéreuse* montre des ulcérations en coup-d'ongle recouvertes d'un exsudat grisâtre ou des ulcérations cratériformes. Dans la *forme myopathique,* apparaît une paralysie de tout un groupe de muscles (constricteurs ou dilatateurs). Ces paralysies assez rares peuvent se rencontrer dans la diphtérie et dans la fièvre typhoïde. Les spasmes sont exceptionnels; Revillod a observé un cas de mort par spasme glottique.

Le Dr Guément, de Bordeaux, a lu au Congrès français de Médecine, en 1895, une observation de paralysie post-grippale intéressant le larynx en même temps que le pharynx et le voile du palais où 'elle avait débuté. Les nerfs moteurs avaient été surtout frappés, mais avec une intensité inégale. Le muscle crico-arythénoïdien postérieur avait été épargné, alors que tous les muscles innervés par le laryngé inférieur étaient plus ou moins affaiblis ; le dilatateur de la glotte avait conservé sa contractilité. Le malade avait une aphonie complète et, grâce à la voix chuchotée, il pouvait répondre par monosyllabes. Nous passons sous silence les troubles inhérents à la paralysie du voile et du pharynx. Cette observation présente une analogie frappante avec la paralysie diphtérique.

Dans l'épidémie de 1889-1890, les complications du côté du larynx paraissent avoir été relativement rares. On a signalé, dans quelques cas, une inflammation exsudative de la muqueuse des cordes vocales. Du côté de la musculature, on a noté parfois, soit des phénomènes paralytiques, soit des troubles d'incoordination motrice.

Ewald a cité un cas d'empyème de l'antre d'Highmore avec névralgie du trijumeau, délire et mort. J. Meyer a observé un cas semblable chez un nourrisson. Cartaz a publié des observations de rhinorrée et de suppuration des sinus.

A propos de complications pulmonaires, Fraenkel cite des cas de *gangrène pulmonaire*, au nombre de cinq, après l'influenza. Ces gangrènes avaient eu pour point de départ de petits abcès situés au centre des lobules chez des sujets atteints de pneumonie et dont trois succombèrent. L'examen bactériologique décela à la fois le streptocoque et le bacille de Pfeiffer. De Caze a publié aussi quatorze cas de la même complication.

Rhyner, à son tour, a cité trois observations de pneumonie grippale terminées par le sphacèle du poumon. Comme on le voit, la gangrène pulmonaire n'est pas une rareté dans la grippe.

Nous rangeons encore parmi les accidents insolites de l'influenza, la bronchite pneumococcique à marche traînante. Le Dr Nacemé, de Tunis, en a publié deux observations intéressantes (*Journal des Praticiens*, 1903). A relever dans les cas en question l'absence de fièvre, un état général relativement grave, l'amaigrissement et l'anorexie. La toux incessante s'accompagna d'une expectoration assez abondante, banale ou de couleur chocolat clair. L'auscultation ne fournit rien de précis.

Complication aussi, si l'on veut, le syndrome asthmatique décrit par le Dr Olinto de Oliveira dont nous avons déjà longuement parlé. Nous avons fait remarquer précédemment qu'il est assez délicat d'établir une barrière bien nette entre les symptômes de la grippe et les complications proprement dites, et le lecteur voudra bien nous excuser si nous n'apportons pas dans cette délimitation une méthode plus rigoureuse. Si cette énumération des accidents insolites de l'appareil respiratoire dans l'influenza paraît un peu sommaire, c'est que, précisément à propos de la forme thoracique, nous avions déjà presque épuisé le sujet. C'est ainsi que nous avons cru pouvoir décrire, au sujet de cette dernière forme, certaines pleurésies purulentes, la spléno-pneumonie, le pyo-pneumothorax, etc.

Si nous voulons tirer quelques conclusions utiles des lignes qui précèdent, nous pourrons affirmer que le caractère majeur des complications de l'appareil respiratoire, c'est la tendance à l'infection dans sa plus large acception. A relever encore cette singularité que possède la grippe de prendre le masque de la tuberculose pulmonaire, en donnant lieu à des phénomènes pseudo-cavitaires. La fréquence des congestions hémoptoïques, de l'hémoptysie même, justifie une fois de plus la propriété hémorragipare que quelques auteurs décernent à la grippe. S'il s'agit du larynx, c'est la provocation de l'infiltration œdémateuse, d'ulcérations et de paralysies musculaires.

Du côté des bronches, il y a lieu de relever la tendance ascensionnelle du catarrhe (catarrhe grimpant), en outre l'existence d'un processus inflammatoire tout spécial et aboutissant parfois à la suppuration en nappe.

Le parenchyme pulmonaire, lui aussi, s'enflamme souvent d'une façon démesurée et, volontiers, se laisse envahir par le sphacèle. Enfin, l'impression exercée par la grippe sur l'innervation pulmonaire est telle, dans certains cas, que l'on assiste soit à des troubles dyspnéiques d'une intensité extraordinaire, soit à une véritable paralysie bronchique.

XV

Appareil circulatoire (Complications).

L'*endocardite* figure au milieu d'autres complications concomitantes dans certaines observations. Dans quelques pneumonies malignes avec localisations extra-pulmonaires multiples, Ménétrier a relevé l'endocardite végétante. Le même accident est signalé par Jaccoud. Dans une observation de Verneuil déjà citée et concernant une broncho-pneumonie infectieuse, on voit figurer la même variété d'endocardite à côté d'autres lésions suppuratives ; sans compter qu'une endocardite ancienne peut être ravivée par la grippe, comme dans un cas de Laveran.

Dans une forme pyohémique aiguë, décrite par Huchard, certains malades paraissant atteints d'une manifestation grippale (pneumonie, angine, etc.) évoluant normalement, sont, sans cause appréciable, sous le coup d'une infection générale, et l'endocardite est toujours en bon rang parmi les autres complications septicémiques. Bloch, chez une personne ayant été en contact avec une malade atteinte d'infection purulente consécutive à la grippe, a vu se produire une *endocardite,* une néphrite, une orchite, etc.

L'endocardite n'est donc pas une rareté, et il faut toujours chercher à la dépister dans les états infectieux suscités par l'influenza. C'est ainsi que Samson, sur cent grippés atteints de troubles cardiaques, douleurs précordiales, tachycardie, arythmie, a noté dix fois des lésions valvulaires, ce qui n'est pas négligeable. Il existerait une forme légère et une forme maligne de l'endocardite de cet ordre (Pawinski). Dans une observation de Fiessinger, concernant une fillette de quatre ans chez qui l'endocardite était au dix-septième jour, on constata un souffle mitral très rude.

Le streptocoque peut infecter l'endocarde, comme l'ont observé Oulmont et Barbier. Finkler, dans quarante-cinq cas de pneumonies bâtardes à streptocoques, a observé des localisations dans l'endocarde et dans les méninges. Jehle, dans deux cas d'endocardite grippale, a observé le

bacille de Pfeiffer au niveau des valvules aortiques.

D'après Batz (Thèse Bordeaux, 1896), l'endocardite primitive est rare; elle survient de préférence après des lésions broncho-pulmonaires,
une otite, etc. Il existe une variété ulcéro-végétante se traduisant par de l'angoisse précordiale,
des palpitations, de l'arythmie, un état typhoïde.
Les signes d'auscultation sont peu précis; le pronostic est sombre.

Cornil et E. Barié (Soc. médec. Hôpit., 1904)
ont communiqué une fort intéressante observation d'endocardite mitrale ulcéro-végétante à
staphylocoques, d'origine grippale, avec rupture
de la grande valve de la mitrale et anévrisme val-
vulaire perforé de la petite valve. Il s'agissait
d'une malade atteinte d'infection secondaire post-
grippale et qui fut emportée en douze jours, à la
suite d'une endocardite infectante ulcéro-végétante de la mitrale. En plus de la présence de no-
dosités végétantes et fongueuses sur cette valvule, il y a lieu de relever la rupture partielle de
la grande valve de la mitrale et la présence d'un
anévrisme, perforé à son contre, siégeant sur la
petite valve. Il avait existé à la pointe un souffle
holosystolique rude, mais non râpeux, qui était
devenu plus tard plus intense et un peu musical.
A remarquer que le processus infectieux avait
envahi le rein d'une façon toute particulière.

L'inflammation de l'endocarde n'apparaît, en réalité, dans le cours de la grippe, que lorsque cette dernière s'accompagne de quelque infection secondaire ; le streptocoque semble être l'agent ordinaire de cette complication, le bacille de Pfeiffer ne la provoquant que dans des cas fort rares. C'est surtout dans le pseudo-rhumatisme grippal, que l'endocarde et le péricarde sont fréquemment envahis. En général, lorsque, dans ces conditions, l'infection gagne la membrane interne du cœur, les lésions sont profondes, ulcéreuses, fongueuses, perforantes, donnant lieu cliniquement à des souffles très accentués.

Laveran a signalé la *péricardite* coïncidant avec une pleurésie et une péritonite suppurées. La péricardite, dans quelques observations, figure en même temps que l'endocardite parmi d'autres localisations. Elle peut être, dans certaines circonstances, provoquée par le pneumocoque (Ménétrier). Le Dr Charvat a publié un cas de grippe avec péricardite suppurée ayant entraîné la mort. Dans un cas de Juhel-Rénoy concernant un jeune garçon, l'infection grippale s'attaqua à l'endo-péricarde, au poumon, à la plèvre, au rein, etc. Le Dr Batz (Thèse Bordeaux, 1896) affirme que la péricardite grippale survient soit directement, soit surtout secondairement à des complications broncho-pulmonaires. Il n'existe jamais d'exsudat hémorragique, mais souvent un exsudat purulent avec des microbes divers. Les symptômes sont d'ordinaire très accusés, avec irradiations douloureuses variées. Le pronostic paraît assez grave. La péricardite avait déjà été signalée par Gintrac en 1837. Worms en a observé deux cas bénins à l'hôpital du Gros-Caillou.

MYOCARDITE. — Huchard a décrit la grippe cardiaque; nous en avons déjà parlé. Il s'agit, comme nous l'avons vu, de syncopes, de brady-cardie, d'arythmie, d'intermittences cardiaques; il peut se produire des symptômes graves de collapsus cardiaque, des accidents douloureux simulant l'angine de poitrine. Peter a observé, comme nous le savons aussi, des phénomènes angineux consécutifs, d'après lui, à la névrite du plexus cardiaque.

D'assez nombreux auteurs ont relevé des troubles dus certainement à la méiopragie du myocarde. La forme cardiaque de la grippe est révélée, d'après Duflocq, par la rapidité, la petitesse, la dépressibilité du pouls; il n'existe pas de matité; la pointe n'est pas rejetée au dehors; pas de bruit de galop; le cœur droit n'est pas intéressé; il y a parfois de la douleur précordiale avec irradiations jusqu'à la naissance de l'épaule gauche. Dans un cas de Potain, à forme gastro-intestinale, le pouls filiforme atteignit 150 pulsations et la mort eut lieu par syncope. On peut invoquer, à ce propos, un réflexe d'origine intestinale.

Alison, dans l'épidémie de Baccarat (*Gaz. hebd. de Méd. et de Chir.*, 1890), a observé l'endo-péricardite et la dilatation du cœur avec asystolie. Guttmann a vu deux cas de tachycardie, avec guérison ; chez deux sujets traités par Rendu (*Soc. méd. Hôp.*), la mort se produisit rapidement au décours d'une broncho-pneumonie grippale d'apparence bénigne. Soudainement, survinrent des accidents d'asphyxie rapide par paralysie cardio-pulmonaire. S'agissait-il d'une paralysie du pneumogastrique par trouble fonctionnel d'origine bulbaire? C'est là une explication rationnelle. Samson a observé aussi des altérations du rythme cardiaque consécutives à l'influenza, notamment des symptômes basedowniens (exophtalmie, tuméfaction du corps thyroïde). Dans certains cas, l'arythmie cardiaque était d'une intensité insolite. Le médecin anglais invoque, comme pathogénie, une lésion des racines du pneumogastrique. Il put, en effet, constater plusieurs fois une tachycardie continue ou paroxystique, avec dyspnée et sensation de défaillance cardiaque ; à l'auscultation du cœur, rien d'anormal.

Legendre décrit des épanchements péricardiques, Follet des souffles endocardiaques, Huchard des lésions du myocarde avec des syncopes, le pouls lent et irrégulier. Le Dr Camescasse a pu, dans une épidémie, observer de nombreux accidents cardiaques qu'il a étiquetés sous le nom de *pancardite grippale*. Il s'agissait de dyspnée avec syncopes, douleurs interscapulaires, pouls rapide et instable; il y eut plusieurs cas de mort subite, par suite d'accidents myocarditiques.

Le Professeur Henschen, d'Upsala, a pu diagnostiquer la dilatation aiguë du cœur dans la grippe. Warfringe a vu aussi deux cas semblables suivis de mort et où l'autopsie fut tout à fait probante. C'est surtout chez les alcooliques que le danger serait grand.

Van Vogel a montré que, dans l'armée bavaroise, le nombre des cardiopathies a progressé de 3,6 à 6,1 pour 100 depuis la grande épidémie d'influenza. Les troubles fonctionnels ont été bien étudiés par Saundby qui a surtout relevé les modifications dans la fréquence et dans le rythme du pouls, modifications pouvant persister plusieurs mois encore après une attaque de grippe.

Schott a vu apparaître des états névropathiques du cœur avec hypotension, tachycardie, bradycardie, ces troubles pouvant, à la longue, provoquer une réelle dilatation cardiaque. Dans certains cas, il s'agirait d'une véritable neurasthénie du cœur.

Saundby et Schott ont signalé la dégénérescence graisseuse du myocarde ; le premier parle de la dilatation aiguë capable d'entraîner une insuffisance fonctionnelle de la valvule mitrale. Wassermann note aussi l'arythmie et le collapsus cardiaque consécutivement à la dilatation aiguë des cavités ; Forckheimer a constaté des accidents identiques chez l'enfant. L'inégalité du pouls, la tachycardie et la bradycardie sont mentionnées dans un certain nombre d'observations. Il a déjà été question des douleurs angineuses signalées notamment par Peter et par Huchard. Ces phénomènes peuvent s'expliquer, soit par l'inflammation du plexus cardiaque, soit par des altérations vasculaires du myocarde.

La *phlébite*, phénomène fréquent dans maintes affections infectieuses, ne pouvait manquer de compliquer la grippe : en fait, elle a été signalée par différents observateurs. Ferrand cite deux cas, dont l'un fut mortel et dont le second reconnaissait pour cause le streptocoque qui fut rencontré dans le sang. Potain a publié une observation de phlébite profonde du mollet ; Burlureaux, celle d'une phlébite poplitée accompagnée de délire aigu et où l'on trouva, à l'autopsie, les lésions habituelles des maladies infectieuses. Un autre cas de Ferrand concerne une phlébite survenue après une pleuro-pneumonie grippale ; elle occupa d'abord, sous forme de *phlegmatia* les deux membres inférieurs, puis gagna la veine cave et occasionna une ascite. Troisier a observé une phlébite du membre inférieur droit, au cours de la grippe; pendant la convalescence, le membre inférieur gauche fut pris à son tour; la température s'éleva à 39°,5; puis survinrent des douleurs violentes dans les veines profondes et un œdème rapide. Il s'agissait d'une infection secondaire par le streptocoque. Il y a lieu de relever, dans cette intéressante observation, quelques symptômes importants. La peau était légèrement rosée, avec quelques marbrures; elle était plus chaude que du côté opposé. Une légère pression sur le trajet des veines, le ballottement des masses musculaires, provoquaient une douleur intolérable. Les douleurs spontanées, par leur violence, arrachaient des plaintes continuelles et le malade se tordait littéralement dans son lit. C'était bien une phlébite et non une *phlegmatia*, en raison, dit Troisier, du caractère aigu et de l'allure fébrile que prit immédiatement l'affection.

Antony, pendant l'épidémie de 1890, a eu l'occasion d'observer des phlébites chez des militaires grippés avec complications du côté des organes respiratoires. Chez un malade, atteint de pseudo-rhumatisme infectieux, il constata une phlébite de toutes les veines du membre inférieur gauche, occasionnée par le streptocoque pyogène.

Nous avons déjà cité, à propos d'une observation de splénomégalie grippale, le cas d'un homme

qui présentait en outre une *phlegmatia alba dolens*
et qui guérit au bout d'un certain temps. Bucquoy, Rendu, Galliard, Desnos en ont publié
aussi un certain nombre de cas. Chez un enfant
atteint de pneumonie double et dont l'autopsie
fut pratiquée par Baginski, il existait des thromboses des veines du cerveau. On a signalé des
embolies et des thromboses relevant d'inflammations veineuses.

La *thrombose artérielle*, plus rare, détermine
quelquefois des gangrènes circonscrites. Nous
avons déjà relaté, à propos de la broncho-pneumonie grippale, une observation de Rendu concernant une gangrène des membres inférieurs.
L'artère centrale de la rétine, les artères du cerveau ont été intéressées dans quelques rares
observations. A propos des thromboses artérielles
consécutives à l'influenza, Leyden a vu chez un
sujet l'oblitération de l'humérale gauche, avec
disparition du pouls radial, tuméfaction et cyanose de la main. Les toxines grippales agiraient
sur le système artériel de la même façon que le
poison typhique. Le Dr Devrient, chez un homme
de quarante et un ans, atteint de grippe grave avec
prostration, a observé, le troisième jour, une
tuméfaction rouge et douloureuse occupant toute
la verge, accompagnée d'induration ganglionnaire
au pli de l'aine. L'apparition de phlyctènes gangréneuses nécessita l'excision étendue des parties

mortifiées. Le malade n'était pas alcoolique ; il n'avait eu ni syphilis ni blennorragie et n'avait subi aucun traumatisme.

L'*aortite* aiguë peut naître dans le cours de la grippe, tout comme dans la fièvre typhoïde et la variole ; elle se traduit par des douleurs épigastriques et sous-sternales, avec souffle systolique rude à la base (Fiessinger). Le Dr Breton a décrit une aortite chronique avec néphrite chez une malade de vingt-huit ans qui avait eu la grippe huit ans avant. Pendant la convalescence, cette malade éprouva des douleurs rétro-sternales très vives, irradiant dans le dos, des palpitations et de la dyspnée. On constatait un bruit diastolique parcheminé. Trois ans plus tard, après un refroidissement, elle présenta de l'œdème des membres inférieurs, puis une anasarque totale et une série de crises d'asystolie ; plus tard encore, survint de l'albuminurie. Cet état de brightisme, avec troubles cardiaques, resta stationnaire pendant quatre ans. A son entrée à l'hôpital, on perçut un souffle diastolique rude, en jet de vapeur, au niveau de l'orifice aortique et aussi dans le sixième espace intercostal gauche, près du sternum. L'examen radioscopique démontra que la crosse aortique était légèrement dilatée.

Boisramé (Thèse Paris, 1899) a étudié l'artérite aiguë au cours de la grippe. Cette affection, analogue à celle de la fièvre typhoïde, apparaît pendant la convalescence, du troisième au quatre-vingt-dixième jour. Il s'agit, en général, de sujets âgés à artères adultérées. Sous l'influence d'une cause occasionnelle, traumatisme léger, compression des membres, l'artérite peut surgir et occuper la poplitée, l'iliaque externe, la tibiale antérieure, l'humérale, la pédieuse; l'artère centrale de la rétine peut être touchée. Le début est insidieux; les douleurs spontanées sont exagérées par les mouvements et la pression; la température est abaissée, et le sujet a la sensation d'onglée. Il existe des battements artériels; le cordon artériel est induré et la peau est modifiée dans sa coloration. Dans les deux tiers des cas, cet état aboutit à la gangrène sèche.

Le Dr Weinlechner a observé un anévrisme temporal consécutif à l'influenza. Il s'agissait d'une tumeur siégeant à la région temporale droite et provoquant des douleurs avec irradiations à la face et au front. Il existait un mouvement d'expansion et un souffle systolique. Nous avons décrit en temps et lieu la configuration de cette tumeur. Il y avait eu au début un travail d'artérite infectieuse semblable à ce qu'on voit dans d'autres maladies de même nature. Dans un cas analogue, le Dr Teleky a vu tous les symptômes disparaître spontanément et le soi-disant anévrisme guérir sans aucune intervention qu'une cure thermale (*Journ. des Pratic.*, 1894).

Le Dr Duchesneau a publié (*Gaz. hebd. de Méd. et de Chir.*, 1890) une observation intéressante de gangrène des membres, consécutive à l'influenza, d'après le diagnostic du Professeur Poncet. Parmi les symptômes les plus saillants, il faut relever de l'engourdissement, des sensations de cuisson violente et des élancements dans le pied et le tiers inférieur de la jambe à droite. La peau devint violacée, puis noirâtre; il se produisit une gangrène sèche du membre inférieur droit et l'aspect était celui d'une région momifiée; le Professeur Poncet pratiqua l'amputation de la jambe à la partie moyenne. A propos de cette observation, le Dr Dor cite un cas tout à fait analogue communiqué par le Professeur Eichhorst à la Société des médecins de Zurich. Les douleurs avaient été d'une violence extraordinaire dans les deux membres inférieurs; les pieds et les jambes, jusqu'à la partie moyenne, étaient d'un bleu noirâtre, froids et absolument insensibles. Il s'agissait d'une gangrène symétrique à laquelle le malade succomba. Eichhorst eut à traiter, quelque temps après, un homme robuste de vingt-deux ans qui, après une influenza très violente, fut pris tout à coup de douleurs dans le pied et la jambe gauches, avec insensibilité complète et coloration gris bleuâtre de la peau. Le malade guérit grâce aux frictions continues du membre et son réchauffement par l'eau chaude.

Au mois de février 1890, le Dr Loison présenta à la Société des Sciences médicales de Lyon le membre inférieur gauche d'un homme de trente-sept ans, amputé pour cause de gangrène, après une attaque moyenne d'influenza. A la Société des médecins de la Charité, à Berlin, Senator et Gerhardt ont signalé, en 1890, chacun un cas de gangrène imputable à l'influenza. Dans le cas de Gerhardt, il s'agissait d'une gangrène symétrique des membres inférieurs. Le sujet avait éprouvé des troubles visuels ; or, dans cette maladie, on a signalé, comme on le sait, l'étroitesse des artères rétiniennes.

A la même époque, Poncet a eu à traiter un sujet de cinquante-six ans qui, après une grippe sévère, présenta une gangrène sèche du deuxième orteil (le côté n'est pas mentionné), avec quelques accidents phlegmoneux au niveau de la face dorsale du pied et avec extension du côté de la face plantaire. Le mauvais état général du malade fit rejeter toute intervention chirurgicale.

Le Dr Drasche a observé, en 1890, deux cas d'influenza avec *purpura hemorragica*. Dans l'un, il y eut, outre de l'hématurie, des suffusions sanguines sous-cutanées très étendues à tous les doigts notamment. Il se développa ensuite dans ces doigts une gangrène superficielle qui guérit cependant après élimination des lambeaux gangrenés.

Le Dr Wiesel (*Zeitsch.-f. Heilkunde*, 1907) a tout récemment étudié l'action des infections aiguës, grippe, diphtérie, fièvre typhoïde, pneumonie, septicémie, etc., sur certaines affections des vaisseaux artériels et notamment sur la production d'une artérite en plaques des coronaires. Ne pourrait-on pas s'expliquer ainsi les troubles angineux dont il a été question dans le cours de ce travail? Wiesel a pu constater macroscopiquement de petites plaques jaunes ou des foyers de sclérose. Histologiquement, on peut s'assurer que les lésions intéressent surtout la tunique moyenne, atteignant la couche musculaire et le tissu élastique ; la guérison serait, paraît-il, assez fréquente, sans reliquats bien apparents. L'artério-sclérose juvénile serait l'aboutissant de ces altérations ; l'auteur n'a jamais constaté, d'ailleurs, l'endartériolite oblitérante invoquée en France comme *substratum* de la myocardite aiguë infectieuse.

Toutes les myocardites, examinées par le Dr Wiesel, étaient accompagnées de lésions artérielles, et cette altération du muscle cardiaque serait la cause de certains cas de mort subite survenue dans la convalescence de quelques maladies infectieuses.

En résumé, la note dominante pour ce qui concerne les accidents de l'appareil circulatoire, c'est la fréquence des troubles parétiques et douloureux, l'atteinte profonde subie par le muscle cardiaque et la facilité avec laquelle il se laisse distendre. La tachycardie, l'arythmie si fréquemment mentionnées, relèvent d'une véritable asthénie cardiaque, et celle-ci, à son tour, est subordonnée elle-même à cette asthénie grippale qui est, comme nous le savons, la marque de fabrique, si on peut dire, ou mieux encore le stigmate capital de la grippe.

Les inflammations de l'endocarde et du péricarde, encore que relativement fréquentes, sont incontestablement au second plan.

Les infections vasculaires, artérites et phlébites, sont peut-être moins rares et acquièrent, dans la majorité des cas, un caractère de gravité indéniable ; c'est ce qui ressort des observations assez nombreuses qui précèdent, recueillies et résumées par nous, après des recherches quelque peu laborieuses.

La grippe partage avec la syphilis le fâcheux privilège de créer des dilatations anévrismales.

Comme le lecteur a pu le constater, nous avons tenu à enregistrer, malgré leur monotonie apparente, les documents concernant l'artérite grippale, en raison de l'intérêt qu'ils présentent au point de vue du pronostic et du traitement.

XVI

Complications gastro-intestinales.

Nous avons déjà mentionné, à propos des formes abdominales de la grippe, une série de troubles dont quelques-uns pourraient, à la rigueur, être considérés comme des accidents. Mais, comme nous l'avons déjà fait remarquer, une distinction tranchée entre les symptômes usuels et les complications vraies est à peu près impossible. A propos de l'anatomie pathologique, nous avons aussi énuméré certaines lésions buccales ne se traduisant guère que par un aspect spécial ou un énanthème variable ; nous les rappellerons assez brièvement. Gellé a observé des amygdalites suppurées ; Laveran et Lemoine ont vu des parotidites à streptocoques ou à staphylocoques. Des angines graves accompagnent souvent des états septicémiques créés par la grippe. Drasche a décrit une éruption rubéoliforme du voile du palais et du pharynx coïncidant avec une éruption scarlatiniforme de la peau et associée à des accidents graves : paralysie des quatre membres, phénomènes à tendance gangréneuse, tuméfaction de la rate, etc. Nous renvoyons aussi au chapitre de l'anatomie pathologique pour les complications buccales et dentaires (stomatite ulcéreuse, gingivite, périostite alvéolo-dentaire, etc.). Nous ne reviendrons pas non plus sur les pharyngites, les troubles gastriques, l'entérite, la péritonite, l'appendicite, etc., qui peuvent constituer des formes graves. Tout ce qui concerne l'appareil digestif a été épuisé, et cela nous a paru logique, dans la description des formes gastro-intestinales. Nous prions donc le lecteur de se reporter à cette étude. Nous avons vu que si aux troubles gastro-intestinaux venaient s'associer le météorisme, la diarrhée, la sensibilité du ventre, la tuméfaction de la rate, l'embarras du praticien devenait considérable, dans les premiers jours tout au moins, en face d'une complication morbide qui fait songer inévitablement à la fièvre typhoïde.

L'*embarras gastrique infectieux*, décrit par Huchard, peut quelquefois être suivi d'une *anorexie* tellement opiniâtre et tellement prolongée qu'elle équivaut à une véritable complication. Il en est de même de la *constipation* qui peut s'accompagner d'un météorisme marqué et qui peut ainsi donner lieu à une *entéroplégie* par parésie des nerfs intestinaux (Lemoine), pouvant être ainsi assimilée à la bronchoplégie si bien étudiée par Huchard.

La *dyspepsie nervo-motrice* de la convalescence

s'accompagne de pesanteurs d'estomac, de flatulence, quelquefois de lienterie, et est une manifestation de la neurasthénie post-grippale. Nous ne reviendrons pas sur l'entérite dysentériforme et le type cholériforme, accidents que nous avons déjà assez longuement étudiés.

Kundrat et Guyot ont signalé la *péritonite purulente* associée à la pleurésie de même nature. Laveran a vu aussi cette variété d'inflammation péritonéale accompagner l'endocardite, la péricardite séreuse, la streptococcie splénique et la congestion pulmonaire double. Dans une observation de Legendre, on voit un catarrhe gastro-intestinal avec angiocholite coïncider avec des accidents bulbaires. Dans l'épidémie de 1775, Stoll et Heberden citèrent des parotidites suppurées et des éruptions pustuleuses aux lèvres.

Laveran, en 1890, a fait l'autopsie d'un sujet qui fut pris de dysenterie pendant la grippe et succomba avec un pneumothorax. On a vu, pendant l'épidémie d'influenza (Thèse Jarre, Paris, 1890), des parotidites, des pleurésies, des péricardites et des *péritonites* suppurées exister simultanément.

Dans deux observations de Laveran concernant des pneumonies grippales, l'autopsie révéla une péritonite aiguë suppurée dont il fut impossible de découvrir la cause dans les organes abdominaux qui, examinés un à un, étaient absolument sains. Guyot a traité, au milieu de l'épidémie de 1890, une femme atteinte de péritonite survenue sans cause et coïncidant, comme le démontra l'autopsie, avec une hypertrophie de la rate.

A propos de splénomégalie grippale, Chante-messe et Widal ont fait, en 1890, l'autopsie d'une femme dont la rate était très volumineuse. Les poumons étaient atteints de congestion générali-sée, avec écume bronchique abondante.

Nous rappellerons l'observation de Jürgensen (voir page 113) où, après une pneumonie grippale, l'autopsie décela un abcès sous-diaphragmatique plus volumineux que le poing, derrière le lobe gauche du foie et derrière la rate. Le canal cholé-doque et les conduits biliaires étaient fortement dilatés.

A. Siredey et Tinel (*Bullet. Soc. méd. Hôpitaux,* mars 1907) ont signalé des entérites aiguës mor-telles survenues dans la convalescence de pneu-monies grippales. Dans deux cas, la maladie fut d'une gravité insolite et sa marche foudroyante. Chez l'un des malades, âgé de vingt-six ans, l'état rappelait le collapsus de la dysenterie grave ou du choléra : voix éteinte, faciès péritonéal, dou-leurs abdominales violentes; vomissements bi-lieux, diarrhée séreuse. A l'autopsie, congestion intense de l'intestin et hémorragie intra-parié-tale. Histologiquement, vaso-dilatation énorme des vaisseaux de la muqueuse et de la sous-

muqueuse, avec extravasations sanguines inters-
titielles.

Dans deux autres cas, observés dans un service
de chirurgie, les malades avaient été envoyés
avec le diagnostic d'appendicite ou de péritonite
par perforation. Après des opérations d'urgence,
avec de grandes hésitations néanmoins, on trouva
seulement un intestin congestionné, violet, comparable à l'aspect d'une aubergine cuite. Aucun des
malades ne présenta la réaction agglutinante, non
seulement vis-à-vis du bacille d'Eberth, mais encore du coli-bacille ou des principales variétés de
paratyphoïdes. Dans les cultures où dominait le
coli-bacille, on rencontra un diplocoque, ou plutôt
un diplobacille court, trapu, assez petit, ne prenant pas le Gram.

Le Dr Triboulet a communiqué, en 1899, à la
Société médicale des Hôpitaux, quatre faits de
sialorrhée post-grippale. Dans une observation
personnelle, la malade fut prise d'une sialorrhée
progressive qui lui faisait rejeter quotidienne-
ment un tiers, puis deux tiers de litre, enfin un
litre environ de salive ; l'écoulement s'arrêtait
pendant le sommeil. La salive, claire et filante le
matin, était mousseuse dans la journée. La bouche était très saine ; il n'existait aucun gonflement des glandes salivaires, sous-maxillaires ou
parotides. Pas d'albuminurie, partant, pas
d'urémie.

La question d'iodisme devait être écartée, quoique la malade eût ingéré quelque peu d'iodure de potassium, car la salivation était survenue vingt jours après ; il n'existait pas d'ailleurs de coryza, d'éruptions, ni de gonflement des glandes salivaires.

L'hypothèse d'une crise hypersécrétoire, comme il s'en produit dans les névralgies très intenses du trijumeau, était inadmissible. C'était bien la grippe, car les Drs Levassort et Monmarsan signalèrent, à cette époque, des cas identiques. La toxine grippale peut très bien agir, comme le dit Triboulet, sur le point bulbaire qui commande la sécrétion salivaire.

Pour ce qui concerne les *complications hépatiques,* nous croyons devoir appeler l'attention du lecteur sur les autopsies relatées par le Dr Deverre dans sa thèse. Deux observations ont trait à des ictères graves terminés par la mort, deux autres à un ictère infectieux pseudo-catarrhal bénin et à un ictère infectieux consécutif. Le Dr Deverre fait remarquer que l'infection biliaire n'apparaît pas au début de la grippe, mais au bout de quelques jours et même pendant la convalescence ; ce caractère, d'après l'auteur, n'est pas sans analogie avec l'albuminurie tardive de la scarlatine. La décoloration des selles n'est pas un symptôme constant. Dans certains cas, il ne s'agit pas d'obstruction du cholé-

doque, mais bien d'acholie, par suite de l'altération profonde de la cellule hépatique. L'analyse
des urines, dans trois observations, n'a pas décelé la présence des pigments biliaires.

XVII

Grippe et Maladies du Système nerveux

(Complications).

Il est avéré que les épidémies de grippe ayant
sévi à diverses époques ont, à des degrés divers,
provoqué des manifestations nerveuses très
variées. Aussi, les documents qui existent sur
ce sujet sont nombreux et réellement intéressants. Nous n'avons à relever ici que les déterminations insolites, les autres ayant été énumérées
précédemment. Ce sont ces troubles qui, en
l'absence de fièvre catarrhale, ont pu être quelquefois méconnus et ont fait songer assez fréquemment à la dengue.

Le Dr J. Marty a publié dans les *Archives générales
de Médecine* (novembre 1898) un très important
travail sur les accidents cérébro-spinaux de la
grippe. L'auteur résume d'abord de façon très
intéressante l'historique de cette question. Il rappelle qu'en 1580, Henisch (Saxe), Sennert (Rome),
notèrent des phénomènes nerveux inquiétants. De

1718 à 1729, Camerarius et Beccaria décrivent des grippes à forme cérébrale, le premier en Thuringe, le second à Bologne. Ozanam rapporte des cas de même ordre observés, en 1765 en Allemagne, en 1800 à Lyon, en 1802 à Milan. En 1837, Nonat signale un fait de pseudo-méningite. Petrequin enregistre divers cas de folie avec suicides. Brionne (Thèse Paris, 1890) cite un cas de névralgie du phrénique, une méningite de la base suivie de mort, un cas à début apoplectiforme, un cas de paraplégie.

Henry (*Revue de la Suisse romande*) relate le cas d'un employé de chemin de fer qui s'affaissa subitement à la gare et dormit dix-huit heures consécutives, sans suites sérieuses au réveil. Fiessinger, cité dans le même travail, étudie les phénomènes spino-méningés. Leyden (Soc. méd. int., Berlin) signale diverses formes nerveuses avec céphalée intense, raideur de la nuque, délire, et parfois coma mortel. Kelsch et Antony (*Arch. de Méd. milit.*, t. XVIII) notent quelques décès occasionnés par des méningites ou des congestions apoplectiformes survenues d'emblée après l'attaque grippale. Trastour relate cinq observations de grippes à forme nerveuse terminées par la guérison, une grippe à forme cérébrale suivie de mort, un cas avec phénomènes d'aliénation mentale et inégalité pupillaire terminée par la guérison, enfin, un

22

cas avec aphasie temporaire, délire et abattement extrême. Leroyer et Gallois (*Bullet. méd.*)
publient une observation de myélite aiguë grippale. Dans un fait de Paviot (*Bullet. méd.*, 1895),
on constata avec étonnement l'absence de lésions à l'autopsie. Michel Lévy avait déjà relevé,
à une certaine époque, la coïncidence des épidémies de grippe et de méningite cérébro-spinale.
Les quelques cas de méningite cérébro-spinale
observés à Rochefort pendant quinze années survinrent tous pendant la seule année où la grippe
a régné dans cette ville. Le Dr Degroote (Thèse
Lille) cite de nouvelles observations de sclérose
en plaques survenues après la grippe.

Après cette étude historique, que nous tenions
à résumer, le Dr J. Marty cite ses observations
personnelles, très importantes et très intéressantes. Il s'agit d'un cas de grippe avec trismus, de
plusieurs cas de pseudo-méningite, d'une méningite à prédominance spinale et de trois cas de
méningite grippale avec mort. A relever, au point
de vue clinique, l'irrégularité et la variabilité
des phénomènes cutanés (hyperesthésie, hypoes-
thésie), des névralgies occipitales et abdominales, etc.

Le travail de J. Marty, tant au point de vue des
recherches historiques que des observations personnelles, présente un grand intérêt.

Paul Blocq (*Gaz. hebd. de Méd. et de Chir.*, 1890)

fait remarquer que la grippe nerveuse a été surtout fréquente chez les *intellectuels*, notamment
dans les lycées, dans les écoles du Gouvernement,
tout en se montrant très rare dans la population
ouvrière. C'est chez les enfants qu'on a observé,
nous l'avons déjà vu, des phénomènes de méningisme. Dans certains cas, les douleurs, chez les
adultes, prédominant au niveau de l'articulation
coxo-vertébrale, avec irradiations dans le territoire du nerf sciatique, la confusion avec la dengue était presque inévitable. En général, les affections nerveuses qui ont surgi sous l'action des
toxines grippales ont consisté en névroses telles
que la neurasthénie, l'hystérie et les maladies
mentales. C'est à titre d'agent provocateur que la
grippe a mis en évidence diverses névropathies
chez des prédisposés. C'est ainsi que chez des
arthritiques à hérédité nerveuse plus ou moins
chargée, elle suscite fréquemment de la faiblesse
générale, de l'inaptitude au travail, des vertiges,
de la céphalée en casque, de l'atonie stomacale,
de la parésie des membres inférieurs, en un mot,
des signes formels de neurasthénie. Dans des
cas plus accentués, l'insomnie est rebelle, l'anxiété,
l'angoisse prédominent et l'abattement est poussé
à l'extrême. En 1890, d'après P. Blocq, quelques
cas de chorée, des névralgies faciales, cervicales
et sciatiques, des paralysies faciales ont pu être
rationnellement imputées à la grippe. P. Blocq a

observé, en outre, des états nerveux provoqués
exclusivement par la peur de l'épidémie. C'est par
une sorte d'auto-suggestion que le tableau de la
forme nerveuse de l'influenza a pu être réalisé
sans augmentation de la température.

On trouve des renseignements intéressants,
au sujet de l'*hystérie* post-grippale, dans la thèse
de Le Joubioux (Paris, 1890). Chez un soldat observé par Grasset et rapporté dans ce travail, il se
produisit brusquement des troubles de la vue,
une chute avec perte de connaissance, de la contracture douloureuse des membres, de l'anesthésie, de l'analgésie et un tic palpébral, Huchard,
cité dans la même thèse, a observé aussi, avec
son ancien interne Marigny, une grippe compliquée d'accidents hystériques se montrant pour
la première fois. Séglas a cité deux cas analogues.
Dans une observation de J. Voisin, il exista de la
céphalalgie avec hémiparésie et hémianesthésie
sensitivo-sensorielle. L. Rambaud a vu un cas de
somnambulisme. Le Joubioux publie une observation personnelle d'automatisme ambulatoire
avec mélancolie. C'est à l'asthénie post-grippale,
à l'altération profonde de la nutrition, et, vraisemblablement, à une action élective des toxines
grippales sur le centre cérébro-spinal, qu'il faut
attribuer l'explosion de la névrose. C'est là la
théorie de Le Joubioux et nous l'admettons sans
difficulté.

R. Gomez, chez un enfant de sept ans, a vu des contractures et des douleurs musculaires généralisées; les muscles faisaient saillie sous la peau des membres inférieurs, du thorax et de l'abdomen. La raideur de la nuque, l'opisthotonos, le trismus, le rictus sardonique, l'exagération des réflexes rotuliens, enfin l'hyperexcitabilité électrique complétaient le tableau de cette *tétanie* grippale. La guérison fut obtenue en cinq semaines par les lavages du sang.

G. Minciotti a guéri par l'électricité, en six semaines, un cas de diplégie faciale provoquée par l'influenza.

Stonkovenkoff cite le fait d'une femme âgée qui éprouva des accès vertigineux à la suite d'une perturbation morale consécutive à la grippe. Il existait des bourdonnements, du bruit dans la tête, des secousses dans les bras et les jambes, du Cheyne-Stokes, des nausées, des vomissements, le tout avec conservation très nette de la conscience. Un soulagement réel se produisit par l'application de compresses froides et par l'administration de la valériane. S'agissait-il d'hystérie ? Était-ce du vertige de Ménière ? Ces deux hypothèses peuvent être mises en avant.

Boëri (*Riforma medica*) a vu, chez une fillette de onze ans, des *accès épileptiformes* engendrés par la grippe. On connaît l'opinion de P. Marie sur l'étiologie infectieuse de l'épilepsie. Buck et Moor

ont constaté des *tremblements* dans un cas de forme
nerveuse de l'influenza; le tremblement prédo-
minait dans le bras droit, avec un rythme moyen
de cinq à six secousses par seconde. L'agitation
faisait défaut pendant le sommeil et s'exagérait
par les fatigues et les émotions ; pas d'atrophie
musculaire, pas de réaction de dégénérescence;
pas de symptômes oculo-pupillaires. Il s'agissait
vraisemblablement d'une manifestation hystérique. La guérison fut obtenue par le chlorhydrate
de spermine.

Vers la fin de l'épidémie de 1889-1890, on aurait
observé, dans la province de Mantoue, des cas
extraordinaires de léthargie prolongée se terminant quelquefois par la mort. R. Longuet a consacré à l'étude de ce syndrome un article des plus
intéressants dans la *Semaine médicale* (juillet 1892).
Nous le résumons très succinctement. Cette affection, à laquelle on donna le nom de *nona*, fut
considérée, d'après des rapports administratifs,
comme absolument légendaire. Pourtant, vers la
même époque, des faits similaires furent observés
en Autriche, en Suisse, en Allemagne, en Danemark, en Angleterre et en Amérique, par divers
médecins (Traujen, Muller, Hammerschlag, Pries-
ter, Hallager, Barrett, Frome Young, etc.). Dans
toutes ces observations, il s'agissait d'un sommeil
profond, d'une léthargie, survenant longtemps
après la convalescence d'une attaque d'influenza

et persistant souvent plusieurs jours. Des complications analogues s'étaient produites dans plusieurs épidémies anciennes, notamment dans
celle de Tubingue en 1718 et de Lyon en 1800. A
relever parmi les symptômes de la nona de 1890,
en même temps que le coma, la raideur de la nuque, du trismus, de la dilatation ou de l'inégalité
pupillaire, la constipation, quelquefois de l'am-
nésie après la guérison. Longuet parle de cas
frustes.

Cet état léthargique post-grippal pouvait être
confondu avec la narcolepsie, s'observant parfois
chez les obèses, les névropathes, les cardiaques, etc.; avec le sommeil hystérique, le vertige paralysant de Gerlier et avec la maladie du
sommeil des nègres.

Mauthner, de Vienne, en 1890, plaçait la nona
dans la substance grise ventriculaire. Gillet de
Grandmont émit l'hypothèse d'une ophtalmoplégie externe, à propos d'une malade chez
laquelle il avait constaté la chute des paupières
et l'immobilité des globes oculaires. On a pu se
demander s'il ne s'agissait pas de méningite cérébro-spinale où d'urémie grippale. En réalité, la
pathogénie de cette maladie, aujourd'hui disparue
et presque légendaire, est inconnue, en raison de
l'absence d'autopsies (R. Longuet, *Semaine médicale*, 9 juillet 1892).

L'épidémie de 1889-1890 a été remarquable par

la variété et l'intensité des déterminations névropathiques. Il n'est pas de praticien qui n'ait
observé, à cette époque, l'atteinte profonde provoquée par la grippe dans le système nerveux, et
nous avons déjà insisté sur cette question. Depuis
lors, nous n'avons plus rencontré, dans des
constitutions saisonnières, sans conteste grippales, cet ébranlement profond, cette prostration
extraordinaire, ces singulières douleurs névralgiques, ces états neurasthéniques stupéfiants, ces
troubles cérébraux violents qui, à cette époque,
étaient de pratique courante.

On peut relever dans diverses observations des
troubles insolites consistant en contractures, tétanie, douleurs épigastriques intenses, névralgies
du plexus cardiaque, manifestations hystérifor-
mes, etc. Dans des cas assez nombreux, on signale
une véritable sidération du système nerveux.

PSYCHOSES GRIPPALES. — La tendance manifeste
de la grippe à porter son action sur le myélencé-
phale explique le grand nombre d'affections mentales qui se développent sous son influence.

Nous avons déjà parlé du délire fébrile simple
apparaissant au moment de la fièvre, disparaissant après elle et qui peut revêtir, comme dans le
cas de Joffroy, l'intensité de l'agitation maniaque.
Séglas, G. Ballet, Kræpelin, Mairet, etc., ont
rencontré, après la période fébrile, des états de

dépression mélancolique. J. Voisin a cité des cas
de confusion mentale, de vagues systématisa-
tions délirantes. Le plus souvent, la toxine grippale ne fait qu'éveiller une prédisposition latente,
comme cela a lieu pour certains cas de mélancolie ou de délires systématisés.

Camia a observé deux fois une psychose consécutive à l'influenza. Il s'agissait de deux femmes
exemptes d'hérédité et qui succombèrent après
avoir présenté des symptômes de confusion mentale. Il existait des lésions chromatolytiques
de l'écorce.

D'après H. Fehr, qui a observé en Danemark
cinquante-quatre cas d'aliénation mentale causés
par la grippe, les individus, en raison de la qualité particulière de la toxine et des points faibles résidant en eux, ne contractent pas telle ou
telle maladie mentale, mais celle à laquelle leur
organisme se trouve le plus prédisposé. Le Doc-
teur Toulouse admet que la confusion mentale
post-grippale revêt trois formes : l'état démentiel,
la stupeur, l'agitation avec hallucinations.

J. Séglas a eu l'occasion d'observer, à la suite
d'une grippe même légère, des troubles intellectuels très nets de nature dépressive. Dans les cas
les plus simples, il existait de la paresse des facultés intellectuelles, de la mémoire, de l'attention
et surtout de la volonté. La durée fut toujours
assez courte. Chez une dame, après une grippe

des plus bénignes, Séglas constata un accès de délire mélancolique avec anxiété, idées de ruine et craintes de mort, Chez un malade atteint d'obsessions avec conscience, la grippe suscita un accès de folie du doute. Certains obsédés ont vu leur psychose s'exagérer considérablement par le fait de l'infection épidémique. G. Ballet a cité le cas d'une jeune fille qui, pendant l'épidémie de 1890, fut prise d'un accès de délire mélancolique très accusé.

E. Régis (*Précis de Psychiâtrie*, 3ᵉ édit.) étudie dans la grippe les psychoses de la période fébrile ou *psychoses per-grippales* et les psychoses de la convalescence ou *psychoses post-grippales*. Il peut exister, d'après Kiru cité dans ce remarquable ouvrage, des délires fébriles ou psychoses transitoires aiguës avec hallucinations, cris, parfois symptômes de méningite ou des psychoses proprement dites avec agitation ou dépression, idées mélancoliques, idées de grandeur ressemblant parfois au délire alcoolique et se terminant d'ordinaire favorablement. D'après Régis, ce qu'il importe surtout d'indiquer, c'est que les psychoses grippales de la période fébrile se traduisent par de la *confusion mentale*, en particulier, par du délire *hallucinatoire aigu* ou du *délire aigu*. Ce délire grippal se termine rarement par la mort.

Les psychoses de la convalescence ou post-infectieuses sont divisées par Kræpelin, cité par Régis, en *délire de collapsus, démence* ou *délire hallucinatoire avec stupeur, délire asthénique* et *démence aiguë* ou *stupidité*. Il s'agirait là, en somme, de certaines variétés de confusion mentale. L'éminent Professeur de Bordeaux insiste, lui aussi, sur la ténacité de cette asthénie physique et mentale de la grippe résultant de la dénutrition et de l'épuisement de l'organisme. Il fait une place à part à la *paralysie générale*. Souvent, rien ne manque au tableau clinique, mais les symptômes peuvent varier d'un jour à l'autre et, fort heureusement, au bout de quelques semaines, ces troubles, si graves en apparence, se dissipent complètement. Il ne s'agirait donc pas d'une pseudo-paralysie générale, mais d'une forme régressive ou temporaire.

Les lésions anatomiques de ces psychoses, étudiées par Pierret et Camia et résumées par Régis, sont celles des méningo-encéphalites aiguës diffuses d'origine infectieuse. Il s'agit de stase globulaire dans les vaisseaux, de diapédèse avec accumulation de globules blancs dans les gaines, d'émigrations lointaines de globules blancs dans tous les espaces disponibles; ils se réunissent, pleins de vitalité, autour des cellules nerveuses les plus altérées. Ces cellules elles-mêmes présentent un protoplasma trop clair et un noyau déformé plus ou moins excentrique. Pierret a cru distinguer des bacilles très petits dans le voisinage de quelques cellules nerveuses.

Les *polynévrites grippales* ont été étudiées par un certain nombre d'auteurs, notamment par Raymond, J. Teissier, Diemer, R. Cestan et Bardonneix. Ces deux derniers, à propos de trois observations personnelles, ont publié sur cette question une vue d'ensemble très intéressante (*Gaz. des Hôpit.*, 1900). C'est encore l'hérédité qu'il faut invoquer dans l'apparition de ces localisations nerveuses. En général, la polynévrite post-grippale est une complication tardive. Dans un cas de Breton, il s'écoula trois mois avant que les nerfs périphériques fussent définitivement frappés. La face est rarement prise, et ce sont surtout les fonctions motrices qui sont altérées. Les troubles de la sensibilité sont pourtant constants, mais faibles, et cèdent le pas à l'asthénie. On constate les troubles trophiques habituels, notamment l'amyotrophie ; les sphincters, suivant la règle, sont respectés. Dans les trois cas de Cestan et Bardonneix, la polynévrite tardive présenta les caractères suivants : irrégularité de la marche, prédilection pour les extrémités des membres et pour les muscles interosseux, adjonction de phénomènes ataxiques aux troubles paralytiques ; il existait peu de troubles de la sensibilité ; c'était surtout la paralysie motrice qui dominait.

Dans un cas de Weil et Regaud, de Lyon, où la grippe fut de moyenne intensité, tous les symptômes d'une polynévrite évoluèrent en moins d'un mois et emportèrent le malade. A l'autopsie, les lésions des nerfs étaient extrêmement accusées et exactement superposables à la distribution des symptômes. Les lésions portaient sur la myéline et le cylindre-axe. La moelle était saine; les cultures du sang furent négatives. Nous avons déjà relaté une autopsie de même nature résumée dans la thèse de Diemer.

Leyden a observé deux cas de névrite et de paralysie ascendante aiguë à la suite de l'influenza. Le premier consistait en une névrite périphérique avec tous les signes classiques. Dans le deuxième, le malade avait été emporté par le syndrome de Landry et, à l'autopsie, on trouva un gonflement des cylindres-axes de la moelle, ainsi qu'une tuméfaction avec aspect arrondi des cellules ganglionnaires. Pour Leyden, la paralysie ascendante aiguë présenterait deux formes anatomiques : 1° une lésion des nerfs périphériques (polynévrite); 2° une lésion bulbaire avec propagation, soit par en haut, soit par en bas.

D'après Diemer, la symptomatologie a quelque chose de spécial ; il s'agit surtout de troubles moteurs consistant en paralysies de siège très variable. Les quatre membres peuvent être atteints, mais le plus souvent la paralysie envahit les mem-

bres inférieurs ou les membres supérieurs, avec
prédominance d'un côté. C'est surtout le pneumogastrique qui est affecté, et c'est ainsi qu'on s'explique la fréquence et la gravité des troubles
cardio-pulmonaires. On a observé des paralysies
du nerf moteur oculaire commun, du moteur
oculaire externe, du nerf optique. En général, la
paralysie est surtout accentuée aux extrémités
des membres. Nous n'insisterons pas sur la réaction de dégénérescence qui, bien entendu, est un
signe constant.

Le Professeur Raymond a insisté sur l'irrégularité de la marche de ces polynévrites, certaines
paralysies disparaissant rapidement, tandis que
d'autres sont d'une ténacité désespérante. Aux
troubles paralytiques s'adjoignent fréquemment
des phénomènes ataxiques. La flaccidité est la
règle, et les troubles de la sensibilité sont peu
accusés (fourmillements, sensations de froid).
Signalons encore le peu de gravité des troubles
trophiques et vaso-moteurs ; l'atrophie n'est
jamais très accusée et ne survient que lorsque
la paralysie a cessé de s'accroître. Grasset a relevé l'apparition des escarres fessières, Huchard
des éruptions de zona et Bidon des crises sudo-
rales. Les réflexes cutanés sont affaiblis et les réflexes tendineux abolis dans la plupart des cas.
Les sphincters sont le plus souvent intacts.

Dans un important travail que nous résumons

(Congrès de Médecine de Bordeaux, 1895), le Professeur Mossé a étudié la myélite et la polynévrite grippales. L'auteur rappelle très justement combien il est difficile d'établir, au lit du malade, le diagnostic différentiel entre les polynévrites et certains syndromes myélopathiques. Dans le premier cas, il s'agissait d'une polynévrite des membres inférieurs ; dans le second, d'accidents de méningo-myélite, à début bulbo-spinal ; dans le troisième, d'une paralysie ascendante progressive à type mixte polynévritique et spinal ayant abouti à la paralysie générale spinale.

Dans l'observation I, l'impotence des membres inférieurs associée à un certain degré d'incoordination et à quelques douleurs put faire songer un instant au tabes, mais les réflexes patellaires étaient conservés, et il n'existait ni signe de Romberg, ni signe d'Argyll-Robertson. L'évolution de la maladie prouva qu'il s'agissait d'une polynévrite périphérique ayant pu simuler un nervo-tabes. Il existait sur plusieurs points de la réaction de dégénérescence. La guérison se produisit assez rapidement.

L'observation II concerne un homme de quarante-neuf ans atteint d'une grippe à allures graves, chez qui se produisit d'abord de la raideur de la nuque, puis survinrent des crampes dans les jambes et des douleurs spontanées dans les membres inférieurs ; plus tard, météorisme,

parésie vésicale, paralysie des membres inférieurs sans contractures, avec conservation des
réflexes patellaires. Après des péripéties diverses,
a malade obtint une guérison complète à Lamalou,

L'observation III a trait à une dame de trente-
d(ix ans, rhumatisante et quelque peu hystéri-
qui. Une attaque de grippe aiguë franche entraîna
des douleurs dans les jambes, puis une impotence
du mb bre inférieur gauche ; les phénomènes
paralytiques envahirent le membre inférieur
droit. I gressivement, apparurent de l'impuissance musculaire de la masse sacro-lombaire, de
la difficulté de la miction et une constipation
opiniâtre ; un peu plus tard, successivement,
parésie du membre supérieur gauche et du bras
droit ; douleurs spontanées très vives, amyotrophie des membres supérieurs, avec déformation
en griffe de la main gauche. Tous ces phénomènes s'accentuèrent en se compliquant de troubles sérieux de la sensibilité (paresthésie, analgésie incomplète, thermanesthésie, etc.). On put
se demander tout d bord si l'hystérie n'était
point le facteur prin al, mais un examen
attentif démontra qu'il gissait d'une paralysie
ascendante, infectieuse, p st-grippale, paraissant
susceptible de régression. En effet, l'amélioration
sembla s'affirmer, mais, quelques semaines après,
l'état s'aggrava pour s'amender de nouveau et le
pronostic dut être réservé. En résumé, l'ensemble

des symptômes rappelait la paralysie générale spinale de Duchenne.

Mossé, après avoir présenté l'histoire très détaillée de ces trois cas — et nous avons été obligé, à notre grand regret, de résumer très brièvement ce remarquable exposé, — Mossé se demande quelle est la raison prochaine de la production, de l'évolution et de la localisation de ces accidents. Sa conclusion principale, qui nous paraît fort rationnelle, c'est qu'il est impossible d'établir des séparations tranchées entre les polynévrites et les myélites développées sous l'influence des maladies infectieuses générales.

Le Dr Jacobson a cité le cas curieux d'une jeune fille de vingt-trois ans atteinte déjà de gigantophytie congénitale et partielle (doigts en baguette de tambour) chez qui se produisit une polynévrite toxique, après une pneumonie grippale. On put assister alors à une accentuation de la maladie. Il survint un affaiblissement croissant de la musculature et une difformité des mains par gigantisme ; les dernières phalanges étaient en forme de crosse et les ongles étaient très recourbés. Par suite de l'atrophie des muscles interosseux, la main était molle, comme cartilagineuse. Une difformité analogue existait aux pieds avec grossissement des genoux et de l'extrémité inférieure du tibia. Le bord alvéolaire de la mâchoire supérieure était épaissi et saillant ; le

23

menton était très fort; les lèvres, très volumineuses, étaient débordantes; il existait enfin une
cyphose dorso-lombaire. Le Dr Jacobson émit
l'hypothèse d'une ostéo-arthropathie hypertro-
phiante pneumique. A la gigantophytie partielle
congénitale s'étaient associées des paralysies dues
à des névrites périphériques, résultant de l'infection grippale.

LA GRIPPE MÉDULLAIRE. — Leyden, nous venons
de le voir, avait déjà signalé la paralysie ascendante aiguë. Laveran a aussi observé la maladie
de Landry dans un cas de pneumonie grippale;
le malade, après une atteinte progressive de la
moëlle ou bulbe, succomba avec des phénomènes asphyxiques. Dans un cas de Flessinger, la
myélite aiguë, rapidement envahissante et d'un
pronostic sévère, passa à l'état chronique. Un malade de Ferréol, âgé de soixante-trois ans, sur-
mené, nosomane et morphinomane, présenta,
au moment de la convalescence, une paraplégie
qui l'emporta en quelques jours, après avoir pris
un caractère ascendant et être remontée au
bulbe.

Pitres a publié une observation de paralysie
asthénique diffuse post-grippale, avec paralysie
flasque des quatre membres, sans atrophie musculaire, sans modifications qualitatives des
réactions électriques, sans troubles trophiques

ni sensitifs, sans atteinte des sphincters, enfin, avec abolition des réflexes tendineux et conservation des réflexes cutanés. Le diagnostic oscilla entre l'asthénie des convalescents, la paralysie asthénique diffuse de Gubler, la paralysie générale subaiguë de Duchenne et la maladie de Landry.

Le diagnostic fut douteux aussi dans un cas de paralysie myasthénique post-grippale observé par Abricassoff. Il se produisit une faiblesse motrice généralisée, une lassitude très rapide de la musculature volontaire de tout le corps.

Dans les trois observations précédemment résumées, le Professeur Mossé relève d'une façon expresse un cas de paralysie ascendante.

Boutin (Thèse Lyon, 1900) a étudié, à son tour, le syndrome de Landry post-grippal. Il admet deux modes cliniques : 1° un début insidieux avec bénignité et régression rapide des accidents ; 2° un début aigu avec persistance des symptômes généraux, une marche ascendante de la paralysie et une terminaison mortelle. D'après l'auteur, il s'agit de l'altération d'un même système anatomique : le neurone moteur périphérique. Le pronostic dépend du mode de début, de l'évolution et de la marche de la paralysie, de la persistance des phénomènes généraux, après la naissance du syndrome.

Laurenti (*Riforma medica*, 1894) cite un cas de

gangrène symétrique, d'origine spinale, chez une petite fille grippée. Le sphacèle était limité aux phalanges des orteils et aux membres supérieurs, de l'extrémité des doigts aux avant-bras. La lésion occupait probablement, d'après lui, la portion de substance grise située entre la corne postérieure et la corne antérieure.

Dans un cas de Pailhas, le sujet atteint de paralysie de Landry, en pleine épidémie, put heureusement guérir, après avoir présenté de l'aphasie.

Apostoli et Planet ont publié un cas de myélite aiguë infectieuse avec guérison. On dut abandonner successivement le diagnostic d'atrophie musculaire progressive et de névrite post-grippale du nerf cubital gauche. Au bout d'un an et demi, on se trouva en face du tableau de la sclérose latérale amyotrophique. Puis survint un brusque changement de direction; pendant seize mois, l'état fut stationnaire; enfin, après un arrêt du processus, la rétrocession progressa jusqu'à la guérison.

Dans un cas de *paralysie spinale spastique* (Clinique de Senator, 1899), un garçon de treize ans fut pris de raideur des membres inférieurs, avec secousses convulsives intermittentes. La démarche était spasmo-parétique; pas d'atrophie; exagération des réflexes rotuliens; intégrité des nerfs crâniens; rien dans les sphincters. La guérison eut lieu. Il s'agissait probablement d'une myélite transverse de la partie inférieure de la moelle dorsale.

Fiessinger a cru reconnaître des symptômes de *méningite spinale* chez une jeune fille de dix-huit ans qui, dès le début de sa grippe, accusa une rachialgie violente et qui, au bout de quinze jours, présenta du nasonnement de la voix, de la dysphagie, de la dyspnée, de la contracture des muscles de la nuque et du dos. La malade succomba quarante-huit heures après ces derniers accidents avec de la tachycardie.

Jolly a signalé un cas de poliomyélite survenu chez une dame, trois semaines après une forte attaque d'influenza. Il exista des phénomènes douloureux, de la paralysie des membres supérieurs droits et du membre inférieur du même côté. La guérison se fit en un an, interrompue par quelques récidives. Souvent, d'après cet auteur, les myélites préexistantes ou le tabes présentent une aggravation notable du fait de l'influenza. Un chauffeur, observé par Freund, fit une chute sur le dos dans son tender et n'éprouva que quelques douleurs. Sept jours après, une attaque de grippe aggrava les souffrances et provoqua une parésie avec amyotrophie des quatre membres. Il s'était produit sans doute, d'après ce clinicien, tout d'abord une hémorragie dans les enveloppes de la moelle par suite de la chute, puis une suppuration en ce point par l'action de la grippe. La guérison se fit incomplètement.

Les toxines grippales peuvent réveiller un processus médullaire éteint ou activer la marche d'une affection systématisée. Qu'il s'agisse de sclérose des cordons postérieurs ou d'une atrophie ancienne de certains îlots cellulaires, on voit éclater des complications inflammatoires inattendues au voisinage des parties autrefois lésées. Les muscles épargnés dans une vieille poliomyélite, par exemple, présentent des lésions dégénératives. Tout comme la diphtérie, la variole, l'érysipèle, etc., l'influenza peut créer une véritable sclérose en plaques.

A propos d'altérations du sympathique, Holz a cité la curieuse observation d'un homme de trente ans chez qui, consécutivement à la grippe, survinrent des accès de suffocation, avec difficulté de la déglutition, coïncidant avec une tuméfaction aiguë d'une moitié du corps thyroïde atteignant le volume d'un œuf de poule. Puis, apparurent successivement des douleurs lombaires violentes, de l'albuminurie et de l'exophtalmie bilatérale. Il survint un peu plus tard du ptosis, sans paralysie des muscles de l'œil et un rétrécissement très accentué de la pupille droite. Le malade souffrait depuis cinq ans d'une forte hyperhydrose du côté droit. Or, avant l'apparition des symptômes sus-mentionnés, il s'était établi à

droite une anhydrose, tandis que l'hyperhydrose
ancienne passait à gauche. Ces symptômes rappelant ceux qu'on obtient, chez les animaux, par
la section du nerf sympathique cervical, étaient
dus probablement, d'après Holz, à la pression
exercée par le goitre, lequel, à son tour, avait été
provoqué par l'influenza.

Rendu a publié (*Bullet. Soc. méd. Hôpit.*, 1901)
une intéressante observation de méningite cérébro-spinale d'origine grippale, compliquée de
poliomyélite antérieure aiguë avec guérison par
la ponction lombaire et les bains chauds. Le
diagnostic, extrêmement difficile, avait été d'abord
celui de rhino-pharyngite supérieure, d'ordre infectieux, donnant lieu à des manifestations articulaires. Il fallut l'apparition, au cinquième jour,
de la raideur du cou et du signe de Kernig pour
lever tous les doutes. Fait important, la méningite cérébro-spinale se compliqua d'accidents de
poliomyélite diffuse tout à fait analogues à ceux
de la paralysie infantile. Rendu se demanda,
après une objection de Comby, si la paralysie secondaire était le fait d'une poliomyélite ou d'une
polynévrite, mais, finalement, il conclut à une
lésion d'emblée centrale.

A propos de cette observation, Lermoyez cita
deux cas qu'il résuma ainsi : Début par une otite
aiguë, d'apparence banale, au cours d'une bonne
santé, élévation rapide de la température, phéno-

mènes cérébro-spinaux; la paracentèse du tympan, faite à temps, n'arrête pas la marche des accidents; rapidement éclate le syndrome typique de la méningite cérébro-spinale. Il est possible, d'après Lermoyez, que l'infection méningitique partie du nez puisse gagner le crâne par une autre voie.

Les déterminations médullaires de la grippe ne se présentent pas toujours, fort heureusement, avec ce cortège de symptômes aussi alarmants. Romaro (*Riforma medica*, 1894) a publié un cas de paralysie transitoire des membres inférieurs et de la vessie, consécutivement à une congestion neuro-paralytique due à l'influenza. En mars 1907, nous avons observé nous-même, chez une jeune malade du Dr C..., de Toulouse, des troubles congestifs cérébro-médullaires qui avaient été précédés par des phénomènes très nets de grippe et qui simulèrent, à s'y méprendre, le début d'une méningite cérébro-spinale (céphalalgie, vomissements, raideur de la nuque, signe de Kernig, etc.). Des sangsues aux apophyses mastoïdes, du calomel et des bains chauds enrayèrent rapidement ces symptômes inquiétants.

Friedmann a eu à traiter trois cas de myélite inflammatoire. Chez une femme de cinquante ans, il put constater d'abord une hémiplégie avec douleurs rachidiennes, puis une paralysie avec douleurs en ceinture et état spasmodique. La mort eut lieu un an et demi après. Dans la deuxième observation, un homme de vingt-sept ans fut pris de paraplégie avec douleurs rachidiennes aussi ; plus tard se produisit un état paréto-spasmodique avec symptômes de névrite rétro-bulbaire. Dans le troisième cas, un homme de quarante-deux ans présenta de la rétention d'urine, un tremblement généralisé, des douleurs rachidiennes et encore un état paréto-spasmodique. La guérison eut lieu également.

La *paralysie bulbaire progressive* peut résulter de la grippe. Stembo, de Saint-Pétersbourg, en a observé un cas chez une femme de quarante-huit ans. Les symptômes, très caractéristiques, consistèrent en embarras de la parole, reflux des boissons par le nez, déglutition difficile, voix nasonnée et enrouée ; les lèvres étaient amincies avec sifflement et moue impossibles ; les labiales et les linguales étaient difficilement prononcées ; la langue était tremblante et amincie. Il existait, en outre, une parésie évidente du constricteur du larynx et une paralysie du crico-arythénoïdien gauche. Le pronostic fut considéré comme sombre.

ENCÉPHALOPATHIES. — A propos de la forme nerveuse, nous avons étudié les pseudo-méningites, les méningites et les méningo-encéphalites. Il reste à énumérer certaines lésions encéphaliques heureusement rares et dont il a été d'ailleurs fait mention dans le chapitre de l'anatomie pathologique.

Guttmann a publié deux cas de *paralysie cérébrale* après l'influenza. Dans le premier, les symptômes consistèrent en affaiblissement des membres droits avec douleurs légères. La paralysie progressa rapidement ; quatre mois après, survinrent du nystagmus, des paralysies oculaires, un tremblement intentionnel des mains et des pieds et l'exagération des réflexes. Ces signes indiquaient, d'après l'auteur, la période de sclérose d'un processus inflammatoire ayant atteint le cervelet et le pont de Varole, processus masqué par les symptômes de la grippe. Dans le deuxième cas, il se manifesta des signes de ramollissement progressif avec troubles de la parole, hémiplégie progressive aussi et incontinence des réservoirs.

Une observation d'Alexander James concerne une jeune fille de vingt-trois ans qui subit deux attaques d'influenza à huit mois d'intervalle ; dans la dernière, on constata une impotence complète des quatre membres, avec incontinence des sphincters, des troubles de la déglutition et la disparition des réflexes. A l'autopsie, on trouva un cerveau œdémateux, une moelle congestionnée et des hémorragies microscopiques dans les cornes antérieures des renflements cervical et lombaire.

Nous avons déjà mentionné les abcès du cerveau consécutifs à des sinusites frontales et ethmoïdales d'origine grippale (Belin). Dans un cas cité par Virchow, qui pratiqua des recherches anatomo-pathologiques, un individu atteint d'influenza succomba avec tous les signes de l'apoplexie foudroyante. Rappelons qu'il existait plusieurs foyers hémorragiques dans le cerveau. Fürbringer a publié un cas analogue : une jeune fille de vingt-sept ans, après des symptômes très nets de grippe, succomba à une attaque d'apoplexie. On rencontra aussi plusieurs foyers hémorragiques dans les deux hémisphères.

Nous avons déjà résumé les symptômes si bien décrits par Grasset et Cornil dans les encéphalopathies graves. Dans trois observations de ce dernier, malgré la gravité du pronostic, la guérison eut lieu.

Dans certaines formes graves de l'otite grippale où le rocher est tout entier enflammé (panotite), les malades succombent quelquefois par leptoméningite diffuse.

Un empyème aigu du sinus sphénoïdal peut provoquer une collection purulente occupant une partie du rocher et envahissant la fosse crânienne antérieure (cas du Dr Halle). Dans une observation de Guttmann, avec encéphalite probable d'une petite portion du cervelet et de la protubérance et sclérose consécutive, les symptômes,

très variés, furent les suivants : titubation, tremblement intentionnel, exagération des réflexes
rotuliens et plantaires, paralysie des muscles des
yeux, nystagmus bilatéral ; tout cela avec conservation de l'acuité visuelle. La sclérose consécutive avait altéré les origines de plusieurs nerfs
craniens. On porta, néanmoins, un pronostic
favorable.

Chez une demoiselle de dix-neuf ans observée
par Nauwerk et Leichtenstern, il exista des douleurs occipitales, des vomissements, des otorragies, du Cheyne-Stokes et du coma. A l'autopsie,
il s'écoula un liquide trouble par la section
du corps calleux. L'examen bactériologique décela
l'existence de bacilles un peu plus gros que celui
de Pfeiffer.

Chez une femme soignée par le Dr Dufour, de la
Rochelle, et dont nous avons résumé l'observation,
nous rappellerons que la mort eut lieu par ramollissement aigu du cerveau avec hémiplégie droite
et aphasie.

Après cette longue énumération des complications nerveuses, on ne peut qu'être frappé de la
fréquence et de la gravité de ces accidents. La
neurasthénie post-grippale est de notion vulgaire ;
l'éclosion de troubles psychiques chez les prédisposés ou les dégénérés est également bien
connue.

Un fait singulier se dégage aussi des allures

tout à fait insolites des troubles névropathiques dans les épidémies d'influenza. Il s'agit presque toujours de manifestations complexes, bizarres, incohérentes, réellement déconcertantes au point de vue du diagnostic et surtout du pronostic. Dans la plupart des cas, qu'il s'agisse de perturbations *sine materia,* ou d'altérations organiques, le cortège symptomatique est rarement superposable aux descriptions nosologiques classiques. On se trouve en face, fort souvent, d'un mélange inextricable de phénomènes où le praticien dérouté ne peut saisir le moindre fil conducteur. Accidents tétaniques ou épileptiformes, tremblements divers, fatigue insurmontable, paralysies, contractures, amyotrophies, etc., tout cela s'associe sans ordre connu, affectant des apparences de gravité extrême et se terminant souvent par une guérison inattendue.

S'il s'agit de polynévrites, ce sont des allures étranges, différant par bien des points de l'évolution classique et s'associant presque toujours à des lésions médullaires incontestables.

La grippe médullaire est encore plus extraordinaire et on ne compte pas les observations où des cliniciens consommés ont été entraînés à entasser hypothèses sur hypothèses. Les types classiques sont débordés ; plus de systématisation, mais des lésions disséminées un peu partout et donnant lieu à une symptomatologie touffue, incohérente et indéchiffrable, se terminant parfois par une résolution complète.

Le même désordre se présente dans les encéphalopathies. Il ne s'agit presque jamais d'une hémorragie cérébrale typique, d'un ramollissement, d'une hémorragie méningée, d'une méningite isolée, mais de types associés; on verra se produire, par exemple, une paralysie des quatre membres, des paralysies oculaires partielles, des ophtalmoplégies, ou encore des foyers hémorragiques multiples, des points d'encéphalite disséminés, des altérations simultanées de plusieurs nerfs craniens à leur origine. On voit surgir pêle-mêle des otorragies, du coma, du Cheyne-Stokes, des vomissements, du nystagmus, etc. C'est encore, comme pour la moelle, la dissémination sans ordre des lésions, avec une symptomatologie multiple et défiant souvent tout diagnostic raisonnable. Il faut ajouter, cependant, qu'on peut relever la prédominance marquée des processus hémorragipares.

XVIII

Appareil urinaire.

Les urines renferment souvent de l'albumine dans le cours de la grippe. Il se produit parfois

une hématurie prémonitoire d'une néphrite catarrhale, ou indiquant tout au moins une congestion
rénale. Cette congestion initiale du rein a été observée par Le Gendre qui en a publié une importante observation. Quand la grippe s'accompagne
de pneumonie, l'albuminurie est presque toujours
abondante. Les abcès miliaires des reins figurent
dans les complications suppuratives de la grippe
(Ménétrier). Dans les angines infectieuses de
même origine, la généralisation, dont elles constituent les foyers primitifs, peuvent déterminer
une néphrite aiguë capable de passer à la chroni-
cité. Chez les brightiques, nous avons vu quelquefois une grippe légère faire éclater des accidents
urémiques. D'après le Dr Tuvache, la néphrite
grippale est souvent ignorée ; c'est pendant les
convalescences traînantes que la localisation rénale se prépare sans bruit. Les symptômes sont
surtout respiratoires, avec une toux quinteuse et
une dyspnée qui fait songer à l'asthme. On peut
constater des douleurs lombaires, prises quelquefois pour un simple lumbago, de la céphalée, des
bourdonnements d'oreille, la bouffissure des paupières, la pâleur de la face et des fourmillements
aux extrémités. Parfois, après de l'hématurie et
des épistaxis, surviennent des accès de suffocation. Le pronostic est assez sévère et, même
après la guérison, le rein reste toujours un organe de moindre résistance. Parfois, la néphrite

aiguë se manifeste par des troubles urémiques soudains.

Dans un cas du Dr Breton, il existait une néphrite chronique associée à une aortite. Mais ces complications, au lieu d'être précoces et à marche rapide, ne se manifestèrent que longtemps après les premiers phénomènes grippaux. L'aortite fit éclosion dans la convalescence, au bout de trois semaines, mais ce ne fut que trois ans plus tard, après un refroidissement, que surgirent l'œdème des jambes, puis une anasarque totale ; un peu plus tard, apparurent tous les signes du brightisme, avec six grammes d'albumine.

Juhel-Rénoy a vu un malade chez qui l'infection grippale s'attaqua au rein, à l'endopéricarde, au poumon, à la plèvre, aux amygdales et aux veines du membre inférieur gauche. Cette malignité n'est pas rare, comme nous le savons, dans les épidémies d'influenza.

Dans son étude sur cette affection, le Dr G. Stewart mentionne l'albuminurie et l'hématurie comme complications possibles. Le Dr Soumaripas, de la Canée, a étudié la néphrite grippale chez les enfants. Les formes symptomatiques de la lésion rénale apparaissent sous des aspects fort dissemblables. Parfois, la maladie débute d'une façon insidieuse et peut rester longtemps latente, ne se traduisant que par des signes d'anémie. Dans des cas rares, les petits malades présentent

toutes les variétés de phénomènes urémiques avec
œdème plus ou moins étendu. Chez quelques-uns,
tout se borne à de la céphalée, à quelques épistaxis, quelques douleurs lombaires et un peu de
bouffissure de la face. Chez quelques petits malades, ce sont des convulsions éclamptiques ou du
coma. Chez des enfants un peu plus grands, on
peut voir surgir des manifestations psychiques,
telles que anorexie nerveuse, mélancolie, abattement, délire avec cris perçants. D'après notre
savant confrère Crétois, la fréquence de cette
néphrite grippale chez l'enfant serait de 5 % environ des cas. La durée serait de trois à cinq semaines. La guérison aurait lieu assez fréquemment.

Desnos a cité un cas de *pyonéphrose* consécutivement à une violente attaque de grippe. Il
exista d'abord des douleurs lombaires vives
exaspérées par la pression. Au bout de deux
mois, apparition d'une tumeur rénale et émission
d'urines purulentes. Après la néphrotomie lombaire, il s'écoula un litre de pus crémeux renfermant de nombreux streptocoques; un calcul volumineux, rameux, était enclavé dans la cavité
du bassinet; il existait, en outre, une tuméfaction
du rein droit. L'état général devint rapidement
mauvais. En résumé, l'infection d'origine grippale avait agi autour d'un calcul préexistant.

Le même clinicien a décrit aussi des uréthrites

et des prostatites de même origine. Dans une première catégorie, sans maladies urinaires antérieures, il y eut des frissons violents, des douleurs prostatiques et de la rétention d'urine. La
prostate avait le volume d'une mandarine avec
des bosselures qui persistèrent ; pas d'abcès. On
peut, dans ces cas, songer un instant à de la tuberculose locale, mais la résolution se fait progressivement. Dans une deuxième forme, il
s'agit d'une ancienne uréthrite ravivée par la
grippe, avec propagation à la prostate et suppuration possible. Dans une troisième catégorie
enfin, une vieille uréthrite se réveille, mais sans
participation de la prostate.

Le Dr Divaris a publié une observation de prostatite phlegmoneuse à la suite d'une pneumonie
grippale. Le malade se plaignait d'une sensation
de pesanteur du côté du rectum et du périnée,
ainsi que de douleurs vives pendant la miction.
Au toucher rectal, la prostate était sensible et volumineuse avec une forme carrée. Plus tard, on
constata un pouls prostatique très net, marqué
par les battements des artères de la paroi antérieure du rectum. Le Dr Divaris prescrivit avec
succès des bains et des lavements très chauds ainsi
qu'une application de sangsues et pratiqua le
cathétérisme avec une sonde à béquille n° 18. Le
malade conserva pendant quelque temps une
petite fistule.

Castaigne (*Manuel des Maladies des Reins*) range la grippe parmi les maladies générales qui peuvent provoquer des lésions rénales et pyélitiques. La pyélo-néphrite, en particulier, est, dans ce cas, un accident de la convalescence. D'après l'auteur, les décharges bactériennes et l'élimination de substances toxiques, au moment de la crise, provoquent un excès de fonctionnement du rein et doivent être incriminées comme causes des lésions du bassinet.

Ces infections qui sont d'origine sanguine donnent lieu parfois à des abcès rénaux multiples sans altération du bassinet.

On sait que les pyélo-néphrites primitives ont été divisées par Albert Robin en catarrhale, fibrineuse et purulente. Mais la grippe est susceptible surtout de créer une pyélo-néphrite suppurée d'origine hématogène. Il faut mentionner surtout la violence de la douleur lombaire, la fièvre et les vomissements. L'examen des urines, après centrifugation, décèle des globules de pus et de nombreux microbes. Le pronostic de cette complication, d'après Castaigne, n'est pas dénué de gravité; la convalescence est souvent fort longue et la mort peut survenir de plusieurs façons : rupture du bassinet, abcès périnéphrétique, anurie, urémie, hecticité, etc. Si nous voulons résumer l'action de la grippe sur les reins, nous pouvons dire, avec Castaigne (*loc. cit.*), qu'elle doit être rangée, par ordre de gravité, aussitôt après la scarlatine.

Leyden, Brault, Dieulafoy, Teissier ont remarquablement étudié la néphrite grippale ; le Professeur de Lyon, en particulier, admet que la grippe vient en seconde ligne, représentée qu'elle est par 30 % des cas, tandis que la scarlatine compte pour 38 %.

La *cystite grippale* est une manifestation rare. Comby, en 1894, avait eu l'occasion de voir un cocher de cinquante-cinq ans présentant, au décours d'une grippe à forme nerveuse et gastrique, une cystite des plus douloureuses et des plus rebelles. En 1895, il put observer, dans son service de l'hôpital Trousseau, un enfant de treize ans frappé de la même localisation insolite. Cet enfant fut pris simultanément de congestion pulmonaire gauche et de cystite du col avec urines sanglantes ; il n'y avait pas eu d'application de vésicatoire ; le petit malade présentait d'ailleurs cette langue grippale si bien décrite par Faisans. Vers la même époque, Comby vit également un enfant du même âge, atteint de grippe avec courbature, langue grippale, etc. L'enfant malade rendait des urines troubles analogues à du marc de café clair. A propos de phénomènes de même ordre, Le Gendre cite le fait d'un homme de soixante ans qui fut brusquement pris, un soir, d'une douleur lombaire d'une extrême violence, avec fièvre et brisement des membres, céphalalgie frontale et douleurs orbitaires. Les premières urines émises après cette invasion brutale étaient presque noires par mélange intime de sang; en même temps que la douleur lombaire disparaissait, se montrait un catarrhe grippal typique, d'abord oculo-nasal, puis laryngo-trachéal, enfin, une bronchite congestive tenace.

Fiessinger signale la cystite comme une complication assez fréquente; Dubrulle et Marrotte en ont observé chez des militaires.

Le Dr Trossat, de Chalon-sur-Saône, a publié aussi deux cas de cystite chez des femmes n'ayant jamais rien présenté d'anormal du côté de la vessie. La cystite avait coïncidé avec le début brusque de la grippe.

D'après le Professeur Albarran (*Journal des Praticiens,* 1907), la cystite grippale guérit en quelques jours, mais il faut compter avec l'apparition d'hématuries, parfois abondantes; dans certains cas, on a pu croire à une tumeur vésicale. L'examen cystoscopique fait découvrir quelquefois l'existence de petites exulcérations en coup d'ongle et un œdème du bas-fond de la vessie. Albarran a rencontré un grand nombre de germes infectieux, sauf le bacille de Pfeiffer, dans l'urine de ces malades. C'est surtout par la voie rénale que se fait l'infection, au moyen de décharges bactériennes. L'éminent chirurgien proteste contre l'application des vésicatoires chez les grippés. Quelques lavages de nitrate d'argent à 1/1000° suffisent d'ordinaire pour obtenir la guérison de cette complication, en somme bénigne.

Le Dr M.-P. Cohn (*Deutsche med. Wochensch.*, juillet 1905) relate dans un mémoire intéressant le cas d'un malade atteint d'uréthrite primitive, sans gonocoques; mais avec de très nombreux bacilles de la grippe. L'écoulement rappelait l'aspect des crachats muco-purulents; l'examen microscopique et divers ensemencements révélèrent l'existence de deux microbes prédominants, l'un appartenant au groupe des bacilles encapsulés, l'autre constitué par des bacilles de Pfeiffer extrêmement abondants. L'auteur est disposé à attribuer à ce dernier l'action essentielle dans la production de cette uréthrite.

Organes génitaux. — La grippe, semble-t-il, tout comme la fièvre ourlienne, pourrait exercer une action fâcheuse sur le testicule ou l'épididyme. En 1890, Dubrulle et Marrotte, que nous citions tout à l'heure, ont observé une *orchite* chez un soldat, pendant la convalescence de la grippe; mais, malgré une augmentation notable de volume, la manifestation fut de courte durée. Fiessinger rapporte aussi le cas d'un enfant de neuf ans qui, dans le cours d'une grippe à forme typhoïde, eut trois poussées de vaginalite; il resta une induration de l'épididyme. Ces deux observations peuvent, à la rigueur, laisser quelques doutes dans l'esprit ; la première peut faire supposer l'existence de quelque uréthrite antérieure ; la seconde peut cadrer avec une tuberculose épididymaire. Mais, il faut le dire, Desmonts a vu des orchites survenant dans la convalescence de la grippe, sans oreillons ni blennorragie antérieure, sans efforts, sans contusions et disparaissant assez vite.

Au cours de l'épidémie de 1890, A. Robin et Dalché ont soigné plusieurs femmes dont les règles furent avancées ou augmentées par les phénomènes d'invasion brusque de l'influenza. Pozzi, à la suite de la même infection, a observé des poussées de *péri-métro-salpingite,* et il rapporte que Gottschalk et Goldberg ont vu la métrite hémorragique succéder à la grippe et au scorbut. Le mauvais état général de l'organisme, après les fièvres graves, laisserait la matrice plus vulnérable à l'action des microbes pathogènes.

Les *névralgies pelviennes,* la névralgie utérine, l'hystéralgie, l'ovaralgie ne sont pas rares et les troubles menstruels sont fréquents. E. Müller, sur 157 femmes grippées qu'il a eues à traiter, a relevé chez 138 d'entre elles, non gravides, des troubles génitaux divers : métrorragies, ménorragies, règles avancées ; sur 21 femmes enceintes, 17 ont avorté ou accouché prématurément. L'avortement serait dû, d'après Labadie-Lagrave, à l'en-

dométrite aiguë grippale. Le même observateur
a signalé la fréquence des hémorragies et des
suppurations chez les nouvelles accouchées.

Dans les tableaux dressés par J. Bertillon, en
décembre 1889 et janvier 1890, on peut constater que le nombre des avortements déclarés
était resté absolument stationnaire. Or, comme
les avortements des premiers mois échappent
seuls à la vigilance de l'administration munici-
pale, c'est vraisemblablement avant le cinquième
mois de la grossesse que ces accidents ont pu
être relevés par les praticiens. Nous avons déjà
exposé les résultats des recherches de Demelin
concernant les rapports de l'influenza et de la
grossesse.

Vinay a étudié la marche de la grippe chez un
certain nombre de femmes en état de puerpéralité (*Lyon médical*, 1892). Jacquemier, dont il cite
les travaux, n'a pas constaté de troubles sérieux
pendant la gestation, mais Cazeaux a, au contraire, signalé la fréquence des avortements, par
suite de quintes de toux violentes. Dans l'épidémie de 1675, particulièrement meurtrière pour
les femmes enceintes, rapporte Vinay, Peu,
maître chirurgien, affirme que la maladie catarrhale épidémique « donna d'une telle force » sur
les femmes enceintes, que la plupart en moururent, les unes par fluxion de poitrine, les autres
à la suite d'un avortement accompagné de mé-

trorragie. Dans une observation personnelle de Vinay, une broncho-pneumonie grippale survint au huitième mois d'une grossesse chez une femme atteinte d'emphysème et d'un léger rétrécissement mitral. La dyspnée extrême et l'asphyxie provoquèrent l'accouchement. L'enfant vécut, mais la mère succomba le septième jour des couches.

CORPS THYROÏDE. — Nous avons déjà cité, dans une observation complexe, des troubles base-downiens consécutifs à la grippe. Galliard a présenté à la Société médicale des Hôpitaux, en 1895, une très intéressante observation de thyroïdite aiguë, d'origine grippale, terminée par résolution. Il s'agissait d'une femme de quarante ans qui, lors de la perte de son mari, éprouva du tremblement, un peu d'irritabilité, quelques palpitations, mais cela sans exophtalmie ni tuméfaction thyroïdienne. C'est une semaine environ après la guérison d'une grippe, que la malade éprouva une douleur vive à la région cervicale, de la gêne de la déglutition et de la fièvre ; elle s'aperçut alors d'une tuméfaction évidente du cou. La peau qui la recouvrait était rouge, tendue et luisante ; pas d'angine, pas d'engorgement ganglionnaire. La guérison eut lieu complètement.

PAROTIDE. — A propos de l'anatomie pathologique, nous avons cité quelques observations de parotidites. Nous rappellerons, à ce propos, que Jarre (Thèse Paris, 1890) mentionne cette manifestation parmi les complications suppuratives de la grippe. Kundrat la signale aussi; Fiessinger a noté la tuméfaction parotidienne n'aboutissant pas à la suppuration. Dans trois observations de Lemoine concernant des soldats, la parotidite suppurée est expressément mentionnée parmi d'autres complications et notamment deux cas d'érysipèle. La parotidite, toujours bilatérale, ne suppurait pas fatalement. C'est ainsi que Comby a vu la parotidite se terminer par résolution chez un vieillard.

ARTICULATIONS. — On a noté certaines hydarthroses et l'inflammation des gaînes tendineuses. C'est dans le cours de grippes, à manifestations septicémiques diverses, qu'on a vu éclater parfois le pseudo-rhumatisme infectieux. Le Dr Ollivier, de Rouen, a observé de véritables douleurs rhumatismales, sans tendance à la suppuration ni à l'ankylose. Les quatre faits qu'il cite ont une singulière analogie avec le rhumatisme articulaire vrai, jusques dans l'apparition de complications cardiaques, jusques à l'action favorable du salicylate de soude. Dans la forme pyohémique de la grippe, l'extension se fait par localisations successives et peut arriver ainsi à l'endocarde ou au péricarde, après plusieurs loca-

lisations articulaires; on constate parallèlement
de grandes oscillations thermiques, des symptômes typhoïdes, de la congestion splénique, etc.

Le Dr Bloch (*Soc. médico-prat.*, 1890) a publié
une observation de septicémie aiguë avec angine,
néphrite, orchite, endocardite et pseudo-rhumatisme infectieux. Il s'agissait d'une personne
ayant été en contact avec une malade atteinte
d'infection purulente secondaire à la grippe. Les
symptômes articulaires furent les suivants :
d'abord, douleur localisée à l'épaule droite, sans
œdème ni gonflement manifestes; trois ou
quatre jours après, les douleurs s'apaisèrent et
le genou gauche envahi diminua bientôt de
volume. Survint ensuite une rougeur diffuse
occupant toute la partie postérieure du coude,
sans douleur ni tuméfaction, et cela coïncidait avec un frottement péricardique. Ces derniers symptômes avaient été précédés par une
douleur aiguë et continue dans le genou gauche
qui, bientôt après, présenta un épanchement manifeste. Après la résolution de cette hydarthrose,
il se manifesta au niveau de l'olécrâne une fluctuation évidente; l'incision donna issue à un pus
de couleur chocolat, sans odeur.

Dans un cas de Huchard, le pseudo-rhumatisme
grippal se traduisit d'abord par des douleurs con-
tusives dans la cuisse droite, ce qui fit songer à
l'ostéomyélite, avec phénomènes généraux fé-

briles, céphalalgie violente et vomissements.
Puis les petites articulations des pieds devinrent
rouges et douloureuses. Le malade succomba au
bout de six jours avec des accidents cérébraux
constitués par un délire continu.

Le Dr Renon a cité le cas d'un malade de vingt
ans chez qui se produisirent des manifestations
articulaires et tendineuses, par intoxication alimentaire, au décours d'une grippe. Il existait en
même temps une éruption ortiée due à l'ingestion
de poisson et de mollusques. Les grosses et les
petites articulations, les gaines synoviales furent
envahies un peu plus tard ; les fluxions se dissipèrent lentement, sans tendance à l'ankylose.
L'auteur se demande s'il s'est agi d'un rhumatisme articulaire vrai, d'un pseudo-rhumatisme
infectieux post-grippal ou d'un rhumatisme toxique par intoxication alimentaire.

Le Dr Duchateau, de Brest, a décrit une forme
de grippe à type dengue, avec rachialgie intense,
vultuosité de la face, douleurs phalangiennes,
rougeur des mains et des poignets avec gonflement
sensible, prurit, desquamation furfuracée et plaques érythémateuses. Nous avons déjà parlé du
rôle de la grippe dans le rhumatisme articulaire
vrai, d'après Weber et Ferrand. Nous rappellerons que Barbier se demande s'il ne s'agit pas,
dans tous ces cas, de pseudo-rhumatisme infectieux.

Nous avons vu nous-même, en 1901, deux cas de pseudo-rhumatisme infectieux grippal. Le premier concernait une dame de cinquante-cinq ans que nous eûmes à examiner avec le Dr C... Après l'éclosion d'une bronchite diffuse grippale, la malade éprouva une douleur très violente à l'épaule droite et au coude droit, avec gonflement manifeste. Presque immédiatement éclata une endo-péricardite avec frottement, arythmie, palpitations, dyspnée violente, et la mort se produisit au bout de quelques jours avec des phénomènes septicémiques. Le second cas avait trait à une dame d'une cinquantaine d'années que nous vîmes en consultation avec les Drs R... et M... La grippe, contractée dans l'Aude, avait laissé comme reliquat une céphalalgie très vive. Cette céphalalgie s'accentua encore à Toulouse et s'accompagna de douleurs articulaires dans les genoux et les épaules. La malade présenta des troubles cérébraux et succomba dans le coma.

MANIFESTATIONS CUTANÉES, TROPHIQUES ET VASOMOTRICES. — L'érysipèle que nous plaçons un peu arbitrairement sous cette rubrique n'est pas une complication rare. Bonnemaison, de Toulouse, à propos d'une épidémie de pneumonie concomitante à la grippe (1874), constate, en dehors du caractère insolite de ces pneumonies, l'apparition, dans les salles d'hôpital, de l'érysipèle, de la fièvre puerpérale et de l'infection purulente. Lemoine parle aussi de l'existence de l'érysipèle pendant la convalescence de la grippe, éruption précédée quelquefois par un gonflement de la région parotidienne. La broncho-pneumonie érysipélateuse, sous forme isolée, sans préexistence antérieure de l'érysipèle, a été assez fréquemment observée dans la grande épidémie de 1889-1890. Finkler, dans trois autopsies, a retrouvé les lésions caractéristiques de cette variété de broncho-pneumonie décrite par Strauss. Mosny a publié un cas de pneumonie de même nature survenue chez une personne ayant soigné un malade atteint d'érysipèle, suite de grippe. Lemoine a cité les cas de deux soldats atteints de parotidite et d'érysipèle.

Dans une observation de William B. Bennett, invoquée par Verneuil, un sujet de vingt et un ans, grippé, vit se former, autour d'une crevasse de la lèvre inférieure, un peu de rougeur et de gonflement ; survint ensuite une inflammation érysipélateuse avec abcès qui s'étendit au côté droit de la face et de la gorge ; puis éclata bientôt une pneumonie avec formation de dépôts purulents dans le genou droit et la cuisse gauche. Le chirurgien anglais relate encore le cas d'un homme de quarante ans atteint de rétrécissement de l'urèthre qui, après une dilatation, fut pris de grippe avec herpès labial ; celui-ci fut le point de

départ d'un érysipèle qui envahit successivement
les deux joues; plus tard, des plaques douloureuses isolées se montrèrent aux genoux, aux
épaules, au dos, annonçant probablement la formation d'abcès pyohémiques secondaires. L'observation s'arrête là.

Nous avons parlé des *éruptions cutanées,* à propos
de l'anatomie pathologique et de la description
clinique de la grippe ordinaire; nous donnerons
quelques détails complémentaires.

Bucquoy, dans une communication faite à
l'Académie de Médecine (décembre 1889), fut
très frappé, dit-il, de trouver dans l'infirmerie
d'un grand lycée de Paris vingt-cinq enfants malades, alors qu'il n'y en avait pas un seul la veille.
Il n'existait pas de toux, mais un grand mal de
tête, du brisement dans les membres inférieurs,
principalement aux genoux. La figure était tantôt
rouge, tantôt pâle, suivant qu'il existait ou non
de la fièvre; pas de phénomènes catarrhaux, mais
les bords du voile du palais étaient sensiblement
rouges, et, le lendemain, cette rougeur s'étendait
à tout le voile. Presque toujours, cette coloration
était l'indice de l'éruption cutanée; les jeunes malades présentaient, en effet, un rash des plus évi-
dents des mains, ainsi qu'une éruption analogue
au niveau de la poitrine. Cette éruption était tantôt
scarlatiniforme, tantôt d'une rougeur moins vive,
et quelquefois d'une teinte légèrement rosée. Buc-

quoy, en présence de ces phénomènes, ne put se défendre d'établir un rapport étroit entre la grippe actuelle et la dengue modifiée par le climat.

Nous avons déjà cité l'étude de Leloir sur les pyodermites, les éruptions acnéiques, séborrhéiques, influenziques et para-influenziques, avec les accidents qui s'y rattachent. La furonculose et les éruptions ecthymateuses figurent dans cette énumération.

Deux confrères distingués de l'armée, les Drs Antony et Biscons, ont publié des observations d'érythèmes survenus pendant la convalescence de pneumonies grippales. A côté d'un cas d'érythème scarlatiniforme, apparu pendant la convalescence d'une pleuro-pneumonie, mais sans angine et avec une très légère desquamation cutanée, est décrit un cas d'érythème noueux. Il s'agissait de plaques surélevées d'un rouge violacé, larges de 1 à 3 centimètres, avec induration notable de la peau. Ces plaques étaient absolument localisées aux jambes et à la partie antéro-inférieure des cuisses. Le sang recueilli au niveau des plaques érythémateuses renfermait deux staphylocoques, le jaune et le blanc.

Nous avons donné des soins, en novembre 1906, conjointement avec le Dr T..., à une jeune fille de quinze ans, très vigoureuse, sans tare héréditaire, qui fut prise, au moment où régnait la grippe, d'une trachéo-bronchite avec fièvre et abattement, bientôt suivie d'une congestion pulmonaire paraissant localisée au sommet gauche. En même temps se montraient sur les jambes quatre ou cinq plaques d'une étendue variant entre celle d'une pièce de deux francs et celle d'une pièce de cinq francs. Ces plaques, légèrement saillantes et d'un rouge foncé, n'étaient autres que des manifestations de l'érythème polymorphe. Il existait concurremment des douleurs rhumatoïdes aux deux genoux ; les urines ne renfermaient pas d'albumine. On put songer un instant à une lésion pulmonaire d'origine bacillaire ; mais les choses se passèrent pour le mieux, et cette congestion locale, qui est assez dans les habitudes de la grippe, comme nous le savons, disparut sans laisser la moindre trace. A l'époque en question, plusieurs médecins de la ville eurent à traiter des cas semblables.

Nous avons eu l'occasion de revoir tout récemment cette jeune fille (décembre 1907), c'est-à-dire un an environ après son infection. Nous avons été frappé de l'excellence de l'état général, et le murmure vésiculaire aux deux sommets était d'une pureté parfaite. C'est là un fait qui confirme, d'une façon très nette, l'opinion de Graves, de J. Teissier et de Huchard.

Les éruptions cutanées, apparaissant au début de la grippe, ne sont pas rares, comme le témoignent les observations de Comby, Barthélémy, déjà cité, Leclerc, Ferréol, A. Petit, Faisans et Ferrand. Dés rash analogues à ceux des fièvres éruptives, des manifestations herpétiques, vésiculeuses ou ortiées, ont été observés en 1889-1890 par un grand nombre de médecins de l'armée.

Danlos a décrit des affections cutanées indéterminées et singulières liées à la grippe. Il s'agissait de surfaces anfractueuses, exulcérées à la face dorsale des deux mains. La lésion initiale avait consisté en phlyctènes à sérosité louche. Finalement, il se produisit une grande plaque ulcérée avec bourrelet phlycténoïde sur base légèrement surélevée.

Nous avons déjà résumé, à propos de l'anatomie pathologique (page 132) un travail de Morel-Lavallée sur les troubles vaso-moteurs consécutifs à la grippe.

Le Dr Marquié a décrit une *forme sudorale* de cette affection et a établi cette variété sur sept observations. Il existait, au début, de la courbature, de la bronchite avec ou sans fièvre, des sueurs extrêmement abondantes sans localisations spéciales et précédées d'une sorte de thermophobie. Ces sueurs, d'ailleurs sans fièvre, étaient suivies d'un sentiment particulier de bien-être. Les malades étaient très sensibles au froid et avaient une tendance marquée au développement du tissu adipeux, avec diminution des for-

ces. L'auteur a constaté aussi, quelquefois, des
sudamina, des palpitations cardiaques angois-
santes, de l'inappétence, de la constipation et des
urines rares. Malgré des traitements divers, cet
état persistait parfois pendant plusieurs mois,
laissant comme reliquat une neurasthénie prolongée. On percevait aisément entre les sueurs et
le catarrhe bronchique une alternance singulière.
Il y eut un décès avec symptômes de méningite
tuberculeuse. L'atropine n'eut que de mauvais
effets. La suette miliaire ne pouvait être en cause;
cette dernière est de durée plus courte, présente
une éruption assez caractéristique et les sueurs
ne produisent aucun soulagement (*Journ. de Méd.
de Bordeaux*, 1898).

Le D^r Le Clerc, de Saint-Lô, a consacré deux
mémoires importants à la *grippe œdémateuse;* nous
en détachons les points principaux. Le premier
était basé sur dix-sept observations; le second
comprend trente-deux observations nouvelles.
L'auteur se croit en droit d'affirmer « qu'il peut y
« avoir des cas d'infection grippale se traduisant
« uniquement par des œdèmes périphériques ».
Ces cas d'œdème se sont manifestés sur de grands
jeunes gens ou des enfants, l'âge variant entre
quatorze et vingt-quatre ans. L'œdème a apparu
soudainement, sans prodromes, dans vingt-huit
cas. Il a toujours débuté par les membres inférieurs où il est resté cantonné. Il s'est étendu par-

fois à la face, aux mains ou au tronc; il a toujours été dur, sans altération de couleur de la peau, sauf dans un cas où celle-ci avait une teinte violacée; il avait son maximum le soir. Jamais d'albumine dans les urines; troubles cardiaques consistant en tachycardie (neuf fois), en bruit de galop (une fois), en arythmie (une fois). A signaler, en outre, de la céphalalgie, parfois des douleurs aiguës dans la jambe gauche, suivant le trajet du nerf sciatique (une fois), des troubles digestifs (six fois), de l'herpès des lèvres (une fois), un ictère catarrhal, une grippe commune, une pharyngite aiguë, un cas de neurasthénie durant cinq mois. Ces œdèmes ont présenté une durée très courte, quelques jours à peine. L'auteur se refuse « à rejeter toute relation de cause à effet « entre la grippe et ce qu'il considère absolument « comme une expression tangible du poison grip- « pal, autrement dit l'œdème périphérique ». Il trouve la preuve de cette relation dans une série de faits qui paraissent, en effet, probants et qui ont trait à des aliénés de l'asile de Pont-Labbé, chez qui le Dr Viel avait constaté des cas d'œdèmes périphériques d'origine grippale (*Bullet. Soc. méd. Hôpit.*).

Le Dr Schwarz a mentionné douze cas de *fièvre ganglionnaire* chez des enfants entourés de personnes grippées. Cette maladie pourrait être une forme ganglionnaire de la grippe.

Le Dr Concetti, de Rome, a cité aussi des cas de grippe ganglionnaire infantile (fièvre ganglionnaire de Pfeiffer). Tout comme les streptocoques, les pneumocoques, les staphylocoques, les colibacilles, etc., le cocco-bacille pourrait déterminer, chez les enfants, des rhinites ou des pharyngites avec tuméfaction des ganglions cervicaux et rétro-maxillaires, parfois des ganglions médiastinaux, mésentériques, axillaires, inguinaux, etc.

Nous avons communiqué au Congrès de Médecine interne, tenu à Toulouse en 1901, six observations de *fièvre ganglionnaire d'origine grippale chez des adultes*. Nous reproduisons ici ce petit travail.

Depuis les travaux de Pfeiffer, de A. Moussous, de J. Comby et de Gourichou (Thèse de Paris, 1895), il est admis que la fièvre ganglionnaire est relativement fréquente chez les enfants, à l'époque de la dentition. On la rencontre aussi, d'après Comby, à quatre, à six, à dix, à quatorze ans. On peut encore, ajoute le même auteur, la trouver tout à fait exceptionnellement chez l'adulte.

Nous avons observé pendant le mois d'avril 1900, à Toulouse, au moment où sévissait la grippe, une petite épidémie de fièvre ganglionnaire chez un certain nombre d'adultes, en même temps que chez quelques enfants.

Tout récemment, les Drs Czaykowski et Fiori ont publié quelques observations semblables, dont quelques-unes concernaient des adultes, et le premier de ces observateurs a attribué cet état infectieux au bacille de Pfeiffer. Tous ces cas paraissent avoir été observés à l'état sporadique, tandis que ceux qui nous appartiennent ont eu une allure nettement épidémique. C'est là ce qui constitue peut-être le côté nouveau et l'intérêt de cette communication.

OBSERVATION I

Cette première observation, comme on va en juger, était bien certainement de nature à surprendre et déconcerter le praticien.

Le 22 avril 1900, nous eûmes à examiner, en compagnie du Dr G..., une jeune femme de vingt-quatre ans qui, cinq semaines après des couches normales, avait été prise de phénomènes graves, consistant en une fièvre très vive (40°,6), de l'angoisse respiratoire, de l'excitation cérébrale, des sueurs profuses, tout cela paraissant avoir pour substratum une sorte d'adéno-phlegmon siégeant au niveau des ganglions cervicaux, le long du sterno-cléido-mastoïdien gauche. Il existait, en effet, à ce niveau, une rougeur très vive, une tuméfaction marquée et une douleur d'une certaine intensité avec gêne dans les mouvements du cou. Cette adénite avait été précédée, quelques jours auparavant, par une angine très bénigne dont on ne pouvait plus constater, en ce moment, aucune trace. Renseignement très important et même assez extraordinaire : cinq membres de la même famille, a grand'mère, la mère, deux nourrices et un enfant de quatre ans, avaient présenté simultaném: -t des phénomènes identiques, quoique beaucoup moins accentués. Seulement, chez la jeune accouchée, l'empâtement ganglionnaire s'était greffé sur un état autrement grave. En effet, l'analyse des urines décela l'existence de 16 grammes d'albumine. Le lendemain, le prétendu phlegmon avait disparu, mais la malade fut emportée en quelques heures par des phénomènes d'urémie convulsive. Il est certain que, chez cette jeune femme, l'adénopathie cervicale éphémère avait constitué, malgré les apparences, un épiphénomène sans valeur. Il s'était produit, en somme, une petite épidémie familiale de fièvre ganglionnaire, mais la nouvelle accouchée avait succombé à une néphrite infectieuse suraiguë. Nous ferons remarquer que, chez aucun malade de la maison, il n'avait existé d'éruption scarlatiniforme ou rubéolique. Inutile d'ajouter qu'à aucun moment, on ne put croire à une épidémie d'oreillons.

OBSERVATION II

M. X..., quarante-six ans, peintre en bâtiments, avait travaillé la veille sur un échafaudage par un soleil très vif. Le lendemain, 25 avril 1900, céphalalgie intense, fièvre très vive, bronchite, endolorissement et tuméfaction de la chaîne ganglionnaire sterno-mastoïdienne à droite. Pas d'angine appréciable. Prescription : 1 gramme de sulfate de quinine, potion pectorale. Le 27, atténuation du gonflement ganglionnaire, aggravation de la bronchite grippale qui persista encore une dizaine de jours et fut suivie d'une convalescence pénible.

Vers cette époque, le Dr G... nous informa qu'il avait constaté dans deux autres familles cinq cas de fièvre ganglionnaire avec angine bénigne et fièvre légère, le tout de courte durée.

OBSERVATION III

Le Dr M..., professeur agrégé à la Faculté, a constaté dans le courant du mois d'avril 1900, chez un enfant de dix ans, une bronchite aiguë avec fièvre et tuméfaction des ganglions sus-claviculaires des deux côtés, sans rubéole. En raison de certains phénomènes douteux, il crut d'abord à l'avènement d'une tuberculisation pulmonaire,

mais, heureusement, tous ces troubles s'amendè-
rent rapidement sans laisser de traces.

OBSERVATION IV

Mlle de B..., quarante-deux ans, religieuse dans
un couvent de la ville, éprouva dans les derniers
jours du mois d'avril un léger mal de gorge avec
fièvre, courbature, et constata elle-même un engorgement ganglionnaire dans la région sous-maxil-
laire à droite. Ces phénomènes disparurent en
quelques jours, mais la convalescence fut pénible
et aggrava singulièrement un état neurasthénique
existant déjà depuis longtemps.

OBSERVATION V

(Due à l'obligeance de M. le Dr B..., médecin des Hôpitaux).

Marie B..., huit ans. Bonne santé habituelle ;
rougeole bénigne à six ans. En mars 1900, bronchite aiguë généralisée, précédée de courbature,
de céphalalgie, d'anorexie, de coryza ; fièvre légère (38°,5).

L'existence dans la maison et dans la famille de
plusieurs cas de grippe fait penser à une bronchite
grippale. Sa durée a été très courte : dix à douze
jours.

Pendant la convalescence, apparition de ganglions multiples aux aines et aux aisselles. Ces adénopathies ont persisté pendant un mois environ.

OBSERVATION VI

(Due encore au Dr B...).

Henri C..., onze ans et demi. Antécédents héréditaires : arthritisme et hérédo-arthritisme du côté paternel et du côté maternel. Pas de tuberculose. Antécédents personnels : scarlatine à cinq ans, rougeole à huit ans; depuis lors, bonne santé habituelle.

Pendant l'hiver 1899-1900, bronchite aiguë persistante et tenace (un mois et demi environ) avec fièvre légère. En février 1900, apparition d'adénopathies multiples, sous-maxillaires, sus-claviculaires et axillaires; ganglions petits et durs. S'agissait-il d'une micropolyadénite en train de se généraliser et d'une tuberculisation naissante ? On a pu le craindre pendant quelques jours. Mais les choses se sont arrêtées là, et la bronchite a guéri sans laisser aucune trace suspecte du côté des sommets. Les ganglions ont eux-mêmes progressivement diminué de volume et finalement disparu. Il s'agit là très certainement d'une fièvre ganglionnaire d'origine grippale.

En résumé, nous avons pu relever, en une période de temps relativement courte, dans la popu-

lation de la ville, seize cas d'une maladie éphémère, bénigne même, si l'on veut bien se rappeler
que la jeune femme en état de puerpéralité avait
succombé à une néphrite aiguë. Nous restons
convaincu qu'une enquête prolongée aurait certainement révélé l'existence d'un plus grand nombre de cas.

Nous devons dire pourtant que le Dr Heubner,
cité par Comby, a rencontré, chez des enfants
atteints de fièvre ganglionnaire, l'albuminurie,
l'hématurie et la néphrite présentant le tableau
de la néphrite scarlatineuse. Tous les petits malades ont d'ailleurs guéri. Nous avons cru devoir
désigner cette légère affection épidémique sous
le nom de fièvre ganglionnaire d'origine grippale,
parce que, dans tous les cas, l'adénopathie est
venue compliquer les troubles morbides caractéristiques de l'influenza. Nous devons faire remarquer, en outre, que l'angine initiale a paru manquer dans certains cas; il est probable que les
malades, comme cela arrive souvent, ont omis de
mentionner ce symptôme fugace ou même n'en
ont pas eu conscience.

Dans la plupart des observations, la tuméfaction ganglionnaire a été sus-claviculaire et
unilatérale. Les deux observations du Dr B...
constituent, à vrai dire, une exception et sont
remarquables par la multiplicité des adénopathies.

D'après Comby, l'adénite suppurée ne serait pas extrêmement rare dans cette affection. Chez notre première malade, nous avions cru tout d'abord à un adéno-phlegmon du cou.

La pathogénie de cette petite maladie est discutable. S'agit-il de la pénétration directe du microbe de Pfeiffer dans le tissu des ganglions ? Faut-il invoquer, comme le croit Comby, une infection streptococcique bénigne, à porte d'entrée amygdalienne ? Ce sont là des points difficiles à élucider.

Nous tenons à faire remarquer, en terminant, que l'épidémie de grippe, dans notre région, différa par certains côtés de celle de 1889-1890. Cette dernière fut fertile en complications variées et graves : les déterminations rénales, cardiaques et cérébrales y furent fréquentes; quant à la contagion, elle ne parut pas s'exercer d'une manière intense.

En 1901, les manifestations semblèrent se dérouler avec plus d'uniformité, se montrèrent relativement bénignes avec une contagiosité des plus évidentes.

COMPLICATIONS OCULAIRES. — Les manifestations oculaires de la grippe sont, comme on pouvait le supposer, plus ou moins fréquentes et variées suivant l'épidémie, et cela au même titre que dans la rougeole, la variole, la fièvre typhoïde, l'érysipèle, etc. Les troubles ayant cette origine sont provoqués tantôt par l'action locale de germes infectieux sur la conjonctive, tantôt par l'intermédiaire de l'infection générale. Quelques mois après l'apparition de la grippe en France, le Dr Nimier a tracé un tableau très net de ces affections oculaires, d'ailleurs relativement rares au cours de cette épidémie.

L'œdème palpébral a été très remarqué. Il est quelquefois, d'après le Dr Landolt, associé à la conjonctivite ; mais parfois il est strictement localisé à ces voiles membraneux (œil poché). Il s'agit d'un œdème mou, avec coloration rosée de la peau.

Les *abcès des paupières* constituent une complication tardive, avec douleurs pulsatiles. La tuméfaction de la paupière supérieure est parfois considérable. La coloration rouge sombre fait songer tout d'abord à un érysipèle. Le pus qui s'écoule à l'incision est d'une fétidité particulière. La guérison est la règle dans la quinzaine.

La *conjonctivite*, avec hyperhémie médiocre, n'est guère douloureuse. Comby, nous le rappelons, a cité cinq cas de conjonctivite catarrhale, quatre de conjonctivite pustuleuse et un de conjonctivite hémorragique. Galezowski suppose que la rougeur de l'œil est le résultat d'un état névropathique du nerf trijumeau. La conjonctivite *bulbaire et palpébrale* peut survenir dans la conva-

lescence ; la sclérotique peut être légèrement en-
tamée. La tuméfaction des follicules palpébraux
fait percevoir un aspect velouté ; il se produit
parfois un écoulement muco-purulent. S'il survient de l'*épisclérite*, celle-ci est partielle, tenace
et douloureuse.

La *kératite infectieuse* a été signalée par Delacroix, à Reims, et s'est présentée avec une forme
serpigineuse et rebelle, sans tendance manifeste
à la production d'*hypopyons ou d'ulcères perforants*.
Il peut exister soit une petite tache jaunâtre,
allongée près du limbe cornéen, soit une fine
strie grise, à bords un peu dentelés, s'avançant
vers le centre de la membrane ; ce centre est
parfois entouré de petits points blancs ; par la
suite, il se produit une exulcération superficielle.

Pour Galezowski, c'est la kératite à forme herpétique qui s'établit surtout dans la convalescence de la grippe ; à la photophobie ne tarde pas
à succéder une anesthésie complète. L'aspect de
la cornée devient louche, trouble, et, en certains
points, l'éclairage oblique révèle une ulcération
superficielle triangulaire, avec extension de la
périphérie au centre. Le tableau est complété
par des névralgies péri-orbitaires vives, de la
fièvre, des nausées, de l'anorexie et de la constipation.

Valude signale l'herpès cornéen et Hans Adler
une kératocèle suivie de perforation. Le dernier

observateur a soigné un sujet, non syphilitique, qui, pendant une grippe, eut une *iritis* avec synéchies postérieures ; il signale, en outre, deux cas de *glaucome*. Dubigs de la Vigerie et Vignes ont constaté, chez des grippés, des douleurs oculaires violentes rappelant celles du glaucome. Deux cas d'*atrophie de la papille* ont été cités par Bergmeister, et Kœnigstein a relaté un cas de névrite rétrobulbaire.

Les troubles paralytiques des muscles des yeux ont été fréquents, notamment du côté des muscles accommodateurs (Gorecki, Valude, Bettremieux, Delacroix, Uhthoff, Bergmeister, Kœnigstein). Le muscle droit supérieur, le muscle droit externe, dans quelques cas, ont été frappés dès le début même de la grippe (Von den Bergh). L'inflammation de la capsule de Tenon explique, pour Bettremieux, la douleur rétro-oculaire si violente de la période d'invasion de la grippe. La capsule de Tenon peut suppurer et être même perforée (Fuchs).

Dans trente-deux observations, Badal a relevé, en 1890, des *blépharites,* l'eczéma impétigineux des paupières et du nez, des orgelets, le phlegmon du sac, des kérato-conjonctivites éruptives (phlycténulaires, en bandelette), des kératites infectieuses (ulcéreuses, à hypopyon), des cas d'iritis aiguë ou d'irido-choroïdites, un cas de glaucome aigu, la paralysie du droit supérieur, ou du droit ex-

terne, un cas d'amblyopie sans lésions ophtalmoscopiques. Chez trois malades, Galezowski a vu
la rétinite hémorragique, avec endartérite.

Dianoux, de Nantes, lors d'une violente épidémie d'influenza en 1897, n'a compté que sept fois
des lésions oculaires, parmi lesquelles un cas de
rétinite septique hémorragique. Lefrançais, de
Cherbourg, en 1899, a cité un cas de phlegmon
de l'orbite, à pneumocoques, chez un enfant, au
cours de la grippe.

Panas a noté des catarrhes conjonctivaux, des
blépharites, des lésions lacrymales, l'herpès de la
cornée, des kératites en sillons étoilés. Dans une
observation, il existait une ulcération centrale
de la cornée, avec large infiltration survenue
assez rapidement, l'œil malade possédant déjà un
ptérygion; les ptérygions sont toujours de grands
accumulateurs de microbes.

Dans une autre observation du même Professeur, citée par le *Journal des Praticiens,* un phlegmon de l'œil apparut en pleine influenza; il existait un énorme gonflement des paupières, avec
immobilisation de l'œil dans l'orbite, chémosis,
douleurs; en résumé, *panophtalmie* chez un sujet
dont les yeux étaient déjà atteints de granulations
palpébrales.

Dans le cas suivant, toujours de Panas, une
rétino-hyalite de tout un œil se développa chez
un grippé atteint d'une petite plaie du pouce avec

lymphangite grave, abcès sous-cutané de l'avant-bras et ganglions sous-claviculaires. Le pus des abcès contenait des streptocoques.

Divers auteurs ont signalé des iritis et des irido-cyclites, des névrites optiques. Parmi ces dernières, les unes avaient l'aspect classique de la névro-rétinite, à l'ophtalmoscope; les autres ne présentaient pas de lésions ophtalmoscopiques, mais il existait un scotome central avec les troubles fonctionnels des névrites dites rétro-bulbaires, tout à fait analogues aux névrites des intoxications chimiques.

On a noté aussi des dacryodénites, des abcès palpébraux métastatiques.

Citons encore l'amaurose passagère, la thrombose de l'artère centrale de la rétine (A. Frænkel), l'atrophie tardive du nerf optique (Snell, M. Gunn, Mac-Hardy), la cécité sans lésion apparente à l'ophtalmoscope (Cross).

Gillet de Grandmont a noté des douleurs dans le domaine de la cinquième paire; on eût dit une migraine ophtalmique; le patient éprouvait, en outre, de vives douleurs dans les muscles du globe oculaire.

Dans la seconde période de la grippe, celle des accidents congestifs, d'après le même auteur, il existait des phosphènes lumineux et scintillants, tantôt des zigzags lumineux et sans cesse vibrant devant l'œil, tantôt des poussières lumi-

neuses en perpétuelle oscillation, tous phénomènes propres aux troubles circulatoires de la rétine.
Ces troubles, en s'accentuant, déterminaient la
production d'hyalitis avec corps flottants, des
hémorragies miliaires rétiniennes ou choroï-
diennes.

Gillet de Grandmont a vu aussi des affections
à répétition de la cornée ou de l'iris reprendre
une acuité imprévue dans le cours de la grippe ;
des sujets hypermétropes perdaient tout à coup
la vision du fait de la faiblesse de leurs muscles
accommodateurs ; d'autres, à l'âge de la pres-
bytie, éprouvaient subitement le besoin de verres
divergents.

COMPLICATIONS AURICULAIRES. — Il semble bien
que les diverses otites, si fréquemment observées dans la pratique de tous les jours, aient une
étiologie un peu banale, et qu'à ce point de vue,
la grippe nostras ou endémique ait à peu près la
même importance que l'influenza. C'est pourquoi, avec le Dr A. Courtade, nous pensons qu'il
faut faire d'absolues réserves en ce qui concerne
le diagnostic d'otite grippale. Tout ce qu'on peut
dire, croyons-nous, c'est que, à l'époque des épidémies de grippe infectieuse, les complications
auriculaires ont une fréquence et peut-être une
gravité plus grandes. Mais existe-t-il quelques
caractères spéciaux, quelques signes insolites,

quelques nuances séparant ces deux ordres de
manifestations, soit dans la grippe nostras, soit
dans l'influenza? Cela n'est pas aussi prouvé
peut-être que pour les manifestations oculaires.

Pourtant, la fréquence des otites grippales paraît rationnelle quand on songe que les microbes,
habitant normalement la cavité buccale, le pharynx et les fosses nasales, voient leur virulence
fortement accrue par le fait de l'épidémie. L'intensité de la toux fait comprendre aussi la facilité avec laquelle le cocco-bacille ou d'autres micro-organismes peuvent pénétrer dans la trompe
d'Eustache. Existe-t-il dans les allures de ces
otites quelques caractères particuliers qui puissent permettre de les rattacher à l'influenza? Il
semble bien, en examinant de près les observations des auteurs que nous allons citer, leur
variété et la vivacité des symptômes, qu'il s'agit
de complications relevant d'une maladie générale infectant tout particulièrement les premières
voies respiratoires. C'est ce qui paraît notamment
ressortir de l'étude importante consacrée aux
otites grippales par le Professeur Moure, de Bordeaux. Le travail de l'éminent spécialiste, publié
en 1905 dans la *Semaine médicale,* est on ne peut
plus suggestif à cet égard. Nous glisserons sur
les formes légères, telles que la furonculose et
l'otalgie qui se caractérisent par l'intensité des
douleurs. La *myringite hyperhémique* n'offre rien

de spécial. En revanche, l'air, fortement contaminé, transforme rapidement en pus l'exsudat de
l'otite moyenne.

Dans les *formes moyennes* donnant lieu à un
liquide purulent d'une grande abondance, les
irradiations douloureuses se font sentir parfois
jusqu'aux épaules. La durée extraordinaire de la
suppuration, après la perforation du tympan,
nous paraît, comme à Moure, un signe d'une
grande valeur. C'est ce que nous avons pu constater nous-même chez un homme d'une cinquantaine d'années dont nous avons déjà parlé, qui,
après une attaque d'influenza, en 1895, à Toulouse, éprouva pendant près d'un mois une céphalalgie violente et un écoulement purulent de
l'oreille droite, d'une durée de deux mois. Si
l'apophyse mastoïde est envahie, les douleurs avec
irradiations constituent le symptôme majeur, sans
parler de l'apparition tardive d'une ostéo-périostite très apparente à l'extérieur. Dans ces conditions, la suppuration peut fuser dans le crâne.

Dans les *formes graves,* toujours d'après le même
auteur, l'infection gagnant le labyrinthe provoque des vertiges, des bourdonnements et des vomissements. Dans certains cas, l'envahissement
du rocher tout entier donne lieu à la *panotite ;*
alors l'analogie avec l'ostéo-myélite aiguë est frappante et la mort a lieu par pyohémie ou par leptoméningite infectieuse diffuse.

En résumé, ces complications auriculaires se
feraient remarquer par l'intensité des douleurs,
la propagation rapide de l'inflammation purulente et la gravité du pronostic.

Le Dr A. Courtade (*Journal des Praticiens*, 1898)
a cité des cas fort intéressants d'otites grippales ;
chez un enfant de quatre ans, par exemple,
atteint de coryza, de toux fréquente, etc., éclatent tout à coup des douleurs vives dans l'oreille
droite. A l'examen du tympan, la membrane est
rouge, mais elle n'est ni dépolie, ni projetée en
dehors ; un traitement approprié a raison de tous
ces symptômes en vingt-quatre heures. Autre
exemple : Un homme de trente ans, déjà atteint
d'une otorrhée à gauche, éprouve brusquement
des douleurs violentes dans l'oreille droite, avec
irradiations vers la pointe de l'apophyse mastoïde et le creux rétro-maxillaire ; la surdité est
prononcée. A l'examen, le tympan droit est très
injecté ; il existe une voussure vers le segment
inférieur avec triangle lumineux brisé, aspect
terne ; bref, otite catarrhale aiguë ; la guérison se
fait sans paracentèse. Chez une femme de
trente ans, une suppuration des deux oreilles
guérit en quelques jours avec retour de l'ouïe.

Quelquefois, par suite de soins insuffisants,
l'apophyse mastoïde s'enflamme ; suivant l'âge et
le génie épidémique de la maladie, les complications auriculaires sont fréquentes ou rares ; il

faut toujours y penser pour éviter des surprises.

Courtade signale notamment, parmi ces manifestations grippales, l'apparition de phlyctènes hémorragiques sur le tympan, avec douleurs auriculaires, céphalalgie, vertige, surdité. En résumé, on peut assister à tous les degrés d'inflammation possible. Il faut avoir, dit Courtade, l'attention fortement attirée sur l'oreille moyenne pour éviter les mastoïdites.

Nous ne saurions passer sous silence les recherches des Drs Aristide Malherbe et Albert Bayce sur les complications rhino-pharyngées et auriculaires de la grippe. Leur travail publié dans le *Bulletin médical* est surtout remarquable par certaines considérations histologiques originales concernant la structure des amygdales et des fosses nasales. Il existe, en effet, dans ces organes, un grand nombre de follicules clos ou corpuscules lymphoïdes, groupés en amas au niveau des amygdales, ou disséminés dans l'épaisseur de la muqueuse. Ceux-ci fournissent en abondance des *leucocytes phagocytaires*. S'il s'agit d'une infection d'origine nasale, ce qui frappera ce sera surtout une hypertrophie de l'amygdale nasale, de l'amygdale de Luschka et des corpuscules erratiques du pharynx ; c'est la conséquence d'une réaction des amygdales palatines. On aura, suivant les circonstances, le tableau morbide d'une rhinite hypertrophique, d'un catarrhe pharyngé postérieur, d'une angine. Si l'inflammation dépasse le premier degré, on verra naître le catarrhe pharyngé postérieur. S'il s'agit d'une hypertrophie croissante de l'amygdale de Luschka, ainsi que des follicules clos péritubaires et intra-tubaires, c'est l'apparition de l'occlusion de la trompe d'Eustache ; la sécrétion de la muqueuse tympanique s'accumule alors dans la caisse.

Comme la rhinite, la pharyngite peut entraîner des troubles du rhino-pharynx et de l'oreille moyenne ; celle-ci est alors envahie par une infection ascendante.

D'après ces deux auteurs, le caractère le plus important des otites grippales, au point de vue pathogénique, c'est l'absence du cocco-bacille dans le pus ou dans les phlyctènes sur le parcours du conduit externe. Ces rhino-pharyngites et ces otites, indépendamment de l'infection spécifique par le bacille de Pfeiffer, sont tributaires des infections secondaires, par suite de l'insuffisance de la phagocytose.

XIX

Diagnostic.

En temps d'épidémie, on a une tendance irrésistible à qualifier de grippe toute maladie aiguë qui débute ou toutes les recrudescences des maladies chroniques. Il est certain que cette affection, lorsqu'elle règne dans une région, imprime à la constitution médicale tout entière un cachet bien spécial et imprègne toutes les maladies courantes, rhumatisme articulaire, fièvre typhoïde, pneumonies, entérites, etc., de nuances insolites, insaisissables. En 1874 déjà, Bonnemaison, de Toulouse, décrivait une épidémie de pneumonie concomitante à la grippe. Il relevait, en dehors des caractères insolites de ces pneumonies, l'apparition dans les salles d'hôpital de l'érysipèle, de la fièvre puerpérale, de l'infection purulente. Il émettait les conclusions suivantes : 1º les grippes graves se compliquent de pneumonies ; 2º quand ces phénomènes présentent un caractère commun de malignité, on trouve en même temps de la grippe.

En 1886, Ménétrier, nous l'avons déjà mentionné, parle d'une épidémie de grippe où les pneumonies, particulièrement malignes, entraînaient la mort en deux jours, avec des localisations extra-pulmonaires multiples et des infections complexes.

A l'époque où Bonnemaison et Ménétrier publiaient leurs intéressantes observations, le terme de grippe était peu défini et était assez généralement considéré comme synonyme de fièvre catarrhale. L'explosion de l'épidémie de 1889-1890 remit en honneur le mot d'influenza et fit créer l'expression de grippe *nostras*. La découverte du cocco-bacille par Pfeiffer fut considérée comme devant entraîner entre ces deux affections une réelle différence de nature. Nous avons discuté, dans les premiers chapitres de ce travail, les arguments favorables ou défavorables à cette opinion. Mais nous tenons à faire remarquer qu'après l'épidémie planétaire de 1890, l'ancienne fièvre catarrhale de l'École de Montpellier ne perdit pas ses droits et refit ses apparitions accoutumées, faisant songer inévitablement à la grippe infectieuse et provoquant ainsi, dans la pratique, une confusion qui n'est pas encore dissipée. En vue d'élucider ce problème, peut-on assimiler l'*influenza nostras* au *choléra nostras*, la première étant à la grippe vraie ce que le second est au choléra asiatique? La question est loin d'être tranchée et, il faut bien le dire, l'opinion uniciste de Füster rallie depuis quelque temps de nombreux partisans. Les habitants de l'île Saint-Kilda, d'après Gray, ceux des îles Féroé, d'après Panum, ont tous les ans l'influenza, deux ou trois jours après l'arrivée des bateaux. Dans ce cas, il faut bien conclure que les voyageurs sont porteurs, soit sur leurs vêtements, soit sur certaines muqueuses, de microbes dont la virulence, en apparence éteinte, devient réelle pour les insulaires; mais, est-ce à dire qu'il s'agit de la grippe-influenza, et ne peut-on penser à la grippe saisonnière banale ? Il paraît prouvé que cette dernière est aussi contagieuse que la première.

Supposons qu'une épidémie d'influenza, avec ses caractères infectieux bien connus, ait fait des ravages dans une région donnée, pendant les mois d'hiver. L'hiver suivant, la maladie paraît renaître, et la question se pose de savoir s'il s'agit de la même constitution médicale ; la clinique possède-t-elle des données suffisantes pour se prononcer d'une façon précise ? En d'autres termes, la grippe épidémique a-t-elle des *stigmates* qui puissent dénoncer son individualité ? Nous le pensons, et nous considérons, comme tels, la *céphalée,* la *rachialgie,* les *douleurs musculaires,* l'*asthénie physique et morale,* c'est-à-dire les troubles de *neurasthénie suraiguë* qui éclatent au début de l'influenza. Souvent, l'affection est réduite à ces troubles de congestion cérébro-spinale, en l'absence de tout catarrhe des voies respiratoires. En tout cas, il n'existe guère dans la fièvre catarrhale de troubles aussi accentués et, dans les petites épidémies de famille, tout se borne parfois à un peu de coryza et de trachéite.

Dans certains cas, lorsque la rachialgie est violente, avec fièvre vive, que la céphalalgie s'accompagne de vomissements, on peut songer au début d'une *variole,* surtout lorsque surgit une éruption ressemblant à un rash scarlatiniforme. C'est ainsi que le Dr Renault a pu avoir quelques hésitations, naguère, dans son service des varioleux d'Aubervilliers.

Chez les enfants, le catarrhe oculo-nasal, la toux, la rougeur de la gorge, peuvent faire penser à la *rougeole*, et Huchard avoue qu'il a été tenu en échec par ces symptômes chez un enfant de sept mois. L'embarras serait extrême si à ces symptômes d'invasion venait s'associer un rash morbilliforme.

Une angine intense et un érythème plus ou moins diffus chez un grippé donnent l'impression d'une *scarlatine*, surtout lorsque la fièvre d'invasion est violente. L'hésitation ne peut être de longue durée, car, dans la scarlatine, comme dans la rougeole, l'éruption est caractéristique, tandis que celles de la grippe tranchent toujours par quelque caractère insolite rappelant la rubéole, la roséole fébrile ou le pityriasis.

Nous savons que les douleurs musculaires et articulaires existent fréquemment dans la grippe, si bien qu'on admettait jadis une *forme rhumatismale;* on peut donc parfois hésiter et croire à l'apparition d'un rhumatisme articulaire aigu.

Mais l'incertitude est de courte durée. Le rhumatisme de Bouillaud se caractérise par une fluxion subite disparaissant d'ordinaire très rapidement. Sans parler des complications car-

diaques qu'on peut retrouver dans le pseudo-
rhumatisme grippal, les sueurs abondantes avec
sudamina sont plutôt le propre du rhumatisme
articulaire vrai. Dans l'influenza, les déterminations articulaires sont peu nombreuses et tendent
parfois à la suppuration. Comme complications,
on peut voir surgir une péricardite purulente,
une méningite. Le pseudo-rhumatisme grippal
fait partie des arthropathies survenant dans les
maladies infectieuses à microbes pyogènes. Lorsqu'elles apparaissent dans la grippe, c'est que,
très probablement, celle-ci s'est compliquée de
quelque infection surajoutée due au streptocoque
ou au staphylocoque. Les douleurs articulaires du
rhumatisme articulaire aigu peuvent, dès le début, quand elles sont prémonitoires, vagues et
sans fluxion apparente, faire songer aux arthral-
gies grippales, mais l'évolution des symptômes
ne tarde pas à dissiper toute incertitude.

Nous avons déjà étudié la grippe à *forme
typhoïde*, lorsqu'il se produit un embarras gastrique infectieux, des épistaxis, de la diarrhée,
de la prostration, etc. ; la recherche du séro-
diagnostic peut aujourd'hui permettre d'établir
un diagnostic certain au bout de quelques jours.

Les infections paratyphoïdiques, dont la réalité
ne peut plus faire de doute depuis les recherches
expérimentales et cliniques de Widal et Nobécourt, Achard, Beurande, etc., devront désormais

entrer en ligne de compte dans le diagnostic différentiel de la grippe. On sait que le bacille de Gaertner et que celui du type B se rencontrent plus fréquemment que celui du type A. Dans les laboratoires, il n'est pas difficile de les différencier grâce à des procédés variés : fermentation des sucres, production de l'indol, affinité de ces divers bacilles vis-à-vis de certaines sensibilisatrices, etc. L'Eberth, le coli-bacille, les paratyphiques peuvent être ainsi assez aisément déterminés. Les microbes paratyphiques sont des micro-organismes intermédiaires entre le bacille d'Eberth et les coli-bacilles. Dans une épidémie de grippe, une infection paratyphoïdique pourrait très bien passer inaperçue. En se basant sur les phénomènes de catarrhe laryngo-bronchique, la courbe spéciale de la grippe, l'asthénie, etc., on a déjà des points de repère précieux. Reste à préciser s'il n'existe pas une infection paratyphoïdique associée à l'influenza. On aura égard aux éléments suivants : courte durée de la fièvre paratyphoïde, deux semaines environ ; période prodromique très courte, terminaison de la fièvre par lysis rapide. Il se produit parfois de nombreuses taches rosées, mais ne se localisant pas toujours à l'abdomen et au thorax ; la diarrhée purée de pois est rare. Dans quelques cas, la maladie évolue avec les allures d'une septicémie ou d'une pyohémie localisée (pyélonéphrite, thyroïdite, cholécystite). Sacquepée et Chevrel ont vu la maladie paratyphoïde éclore avec un début brusque, avec céphalalgie, douleur de la nuque, rachialgie, absolument comme dans certains cas de grippe.

Comme on le voit, le diagnostic n'est pas sans présenter de sérieuses difficultés.

La *typho-bacillose* ou granulie proprement dite peut présenter, pendant une semaine et plus, des symptômes assez modérés pour qu'on puisse songer à la grippe ; on sait que, plus tard, c'est surtout avec la fièvre typhoïde que les ressemblances s'accentuent. Comme dans l'influenza, nous trouvons dans la période d'invasion de la granulie des rémissions passagères, avec une courbe thermique irrégulière. Mais le catarrhe nasal et trachéal n'ouvre pas la scène dans cette infection bacillaire. On peut déjà, par quelques nuances cliniques, songer à cette affection ; c'est ainsi que l'accélération des mouvements respiratoires et l'amaigrissement rapide, alors que l'auscultation ne révèle que des symptômes insignifiants, plaident plutôt en faveur de la typho-bacillose. Dans la période d'état, on agite surtout la question de la dothiénentérie et on peut avoir recours au séro-diagnostic. Mais alors, les difficultés peuvent recommencer et, de nouveau, la grippe est mise en avant. Le diagnostic, en résumé, présente de sérieuses difficultés, et il est probable que des erreurs ont été fréquemment commises.

Il doit en être surtout ainsi pour la tuberculose miliaire aiguë à forme de pyrexie atténuée (phtisie aiguë à forme d'embarras gastrique de Hanot). Pendant les épidémies de grippe, la confusion est en quelque sorte fatale. Le coryza, le larmoiement, la laryngite font partie intégrante de cette dernière. Dans la première, le début insidieux, l'amaigrissement rapide, la fièvre avec sueurs profuses, l'absence d'expectoration constituent des phénomènes significatifs. Mais, lorsque l'attention du médecin est éveillée et qu'il pense à la bacillose, ne peut-il pas se demander s'il ne s'agit pas d'une granulie greffée sur l'influenza ? Dans certaines circonstances, le problème est des plus ardus.

S'il s'agit d'une tuberculose aiguë à forme pulmonaire, la difficulté est parfois peut-être plus grande. C'est encore sur la soudaineté du début, la vivacité du mouvement fébrile, les manifestations du côté des muqueuses nasale, pharyngienne, etc., tous signes appartenant à l'influenza, qu'il faudra se baser, alors que, dans la phtisie catarrhale, la période initiale est peu caractérisée, la toux est douloureuse et laborieuse, l'expectoration en petite quantité avec quelques stries sanguines ; l'amaigrissement et l'adynamie sont très accentués. Mais encore ici, il s'agit, en

somme, de nuances qui peuvent échapper à
l'examen le plus sagace. La pneumonie caséeuse
aiguë, quand elle se présente avec des allures in-
sidieuses, peut faire penser à une maladie infectieuse pouvant, à un moment donné, se localiser
dans les poumons, à une pneumonie grippale,
par exemple. Dans la pneumonie tuberculeuse
aiguë, on constatera un état fébrile à grandes
oscillations, une émaciation singulièrement rapide, des sueurs nocturnes et une expectoration
sanguinolente ; en outre, l'examen bactériologique des crachats pourra démontrer la présence du
bacille de Koch.

La *morve aiguë*, qui n'est pas sans présenter quelque analogie avec la broncho-pneumonie d'origine granulique, peut offrir par conséquent une
certaine ressemblance avec la grippe elle-même
quand cette dernière affecte, dès le début, des allures infectieuses sévères. En dehors de son étiologie (bouchers, palefreniers, cochers, etc.), la morve
ne tarde pas à se spécialiser par des phénomènes
significatifs. Nous rappellerons, notamment, une
coloration érysipélateuse de la face, des taches
d'un rouge sombre qui, en se généralisant, donnent lieu à une éruption ayant une certaine analogie avec la variole. Comme on le sait, le signe
pathognomonique est constitué par le *jetage*,
sorte de sécrétion nasale muco-purulente, d'un
gris sale et sanguinolente accompagnée d'ulcéra-

tions. C'est lorsque les poumons sont envahis par des lésions broncho-pneumoniques que l'analogie entre les deux maladies s'accentue ; mais dans la morve, l'expectoration est sanglante et d'ordinaire fétide. Cette dernière affection d'ailleurs pourrait être parfois confondue avec une dothiénentérie, avec un pseudo-rhumatisme infectieux, un érysipèle, voire même avec des manifestations syphilitiques des fosses nasales. Dans le doute, on pourrait recourir à l'inoculation au cobaye de ces produits de sécrétion ; l'animal succombe bientôt, après avoir présenté notamment une orchite spéciale.

La *psittacose*, maladie infectieuse et contagieuse dont on relate de temps en temps quelque épidémie, sévit chez les perruches et les perroquets qui peuvent la communiquer à l'homme. Or, cette affection peut être facilement confondue avec la grippe à forme typhoïde. En effet, les symptômes habituels ont pour siège l'appareil respiratoire, sous forme de broncho-pneumonie serpigineuse. Les autres phénomènes ressemblent étonnamment à ceux de la dothiénentérie. Pour ce qui concerne cette dernière, l'incertitude se dissipe bientôt par l'emploi du séro-diagnostic. Pour ce qui a trait à la pneumonie typhoïde ou à la grippe très infectieuse, on se basera sur l'étiologie, l'existence d'une épidémie spéciale et sur certains phénomènes un peu insolites, tels que l'apparition d'une stomatite pseudo-membraneuse et un œdème péribuccal.

Une céphalalgie violente accompagnée de vomissements et de délire, chez des enfants ou des névropathes, peuvent simuler la *méningite aiguë*; la marche des symptômes ne tarde pas à dissiper les hésitations; mais on sait combien est délicate la question du méningisme.

Si la douleur lombaire est d'une vivacité et d'une durée exceptionnelles, on pourra croire, pendant les premières heures, à l'existence d'un accès de *colique néphrétique* chez un adulte quelque peu arthritique; mais l'erreur est difficile.

La grippe peut prendre le masque d'une *entérite aiguë* ou d'une *entéro-colite dysentériforme*; l'existence d'une épidémie concomitante, l'apparition de la rhino-trachéite, de quelques douleurs rhumatoïdes, dissiperont bientôt tous les doutes.

Un embarras gastrique d'origine grippale peut être suivi d'*ictère catarrhal* et donner le change pendant quelques jours; mais la coexistence des symptômes satellites, tels que céphalalgie, coryza, trachéite, courbature, asthénie, mettront vite sur la voie.

En face de certains phénomènes *pseudo-cavitaires*, signalés précédemment, on pensera inévitablement à la tuberculose, mais l'analyse des crachats et l'évolution des symptômes redresseront bientôt l'erreur de diagnostic.

Le Dʳ L. Egger (*Étude clinique sur les formes pseudo-phymiques de la grippe*) a publié un certain nombre d'observations recueillies dans divers services, notamment dans celui du Professeur J. Teissier ou extraites de diverses publications. Dans l'une d'elles (*Lyon-Médical*, 1894), Chatin et Collet ont relevé des symptômes bien faits pour induire en erreur. Il s'agissait, notamment, de submatité à la base du poumon droit, de souffle, de retentissement de la toux, de pectoriloquie aphone, de râles sous-crépitants fins très nombreux. Il existait, à gauche, des signes d'induration du sommet et de ramollissement au début; plus tard, à droite, gros râles humides rappelant par leur caractère un véritable gargouillement. D'après ces deux observateurs distingués, le diagnostic de fonte purulente du poumon par tuberculose rapide devait presque s'imposer; mais l'examen des crachats fit écarter cette hypothèse. En résumé, il s'agissait bien de deux cas de grippe simulant d'une façon complète une tuberculose aiguë. Dans une autre observation, Chatin et Collet ont constaté des signes d'induration massive des deux sommets et de fonte pulmonaire au début; ici encore, les crachats abondants, purulents et nummulaires ne renfermaient pas de bacille de Koch.

Dans tous ces cas de grippe pseudo-phymique, c'est surtout avec la phtisie galopante que le diagnostic peut offrir de sérieuses difficultés. On peut songer aussi à la gangrène pulmonaire, aux abcès consécutifs à la pneumonie lobaire, à la pleurésie enkystée, aux infarctus, mais surtout à la dilatation bronchique (L. Egger). C'est cette dernière surtout qui est le plus souvent en cause. Dans la bronchectasie qui siège la plupart du temps aux bases, les crachats sont plus abondants, plus aérés et l'état général est satisfaisant.

LA DENGUE. — Le Professeur de Brun, de Beyrouth, a bien mis en relief les ressemblances et les différences existant entre la grippe épidémique et la maladie connue en Asie-Mineure, en Égypte et dans d'autres régions du Midi, sous le nom de *dengue*. Cette dernière affection venait à peine de terminer, en 1889, ses ravages à Constantinople, nous apprend l'éminent Professeur, et déjà on se félicitait de la disparition de cette douloureuse et accablante maladie, lorsqu'on se trouva en face, à Saint-Pétersbourg, d'une épidémie nouvelle ayant avec la dengue une singulière affinité. Dans l'espace de quelques jours, la nouvelle maladie envahissait le Nord de la Russie, l'Allemagne, la Hollande, la Suède, la Belgique, la France, l'Angleterre, l'Espagne et l'Italie. L'extension fut foudroyante et un nombre prodigieux de sujets furent brusquement pris d'une fièvre très vive, avec une prostration com-

plète, avec, parfois, des éruptions variables.
S'agissait-il d'une épidémie de *fièvre rouge*? Des
discussions ardentes furent soulevées dans les
grandes Sociétés médicales d'Europe, et l'avis
unanime fut qu'il s'agissait d'une épidémie de
grippe. Pourtant, les ressemblances entre les
deux maladies sont assez grandes pour que plusieurs observateurs éminents aient parlé de dengue atténuée. L'apparition de certaines éruptions
dans la grippe a beaucoup contribué à propager
cette opinion. Très rares dans l'influenza, ces
éruptions sont, au contraire, très fréquentes dans
la dengue. Dans cette dernière, après une première éruption prémonitoire envahissant surtout le visage, parfois les conjonctives et le pharynx, il s'en produit une seconde à la fin de la
maladie ou pendant la convalescence. Il s'agit
d'une éruption polymorphe, souvent purement
érythémateuse, mais souvent aussi nettement
papuleuse et suivie d'une desquamation très
évidente, avec prurit intense déterminant l'insomnie.

Dans la grippe, les choses ne vont plus de
même ; on constate un certain degré de congestion du visage et des conjonctives, quelquefois, un
peu de tuméfaction œdémateuse des paupières, et,
plus rarement, des joues ; en même temps, apparaissent de l'enchifrènement et du catarrhe
nasal faisant penser au début d'une rougeole.

Des rash scarlatiniformes, rubéoliques ou purpurins apparaissent quelquefois pendant un jour ou deux ; mais ces efflorescences cutanées n'ont jamais la vivacité et l'intensité de celles de la dengue ; d'ailleurs, pas de prurit ni de desquamation. Dans la dengue, la courbature et la prostration, phénomènes capitaux, dominent la scène et sont remarquables par leur opiniâtreté ; les malades accusent comme un manteau de plomb sur les épaules ; les membres sont engourdis, parésiés, brisés ; les forces physiques sont absolument anéanties, comme le sont aussi la volonté et l'attention. La convalescence est interminable entraînant un abattement moral extrême et une incapacité absolue de travail. Il existe de l'anorexie, avec enduit limoneux de la langue, haleine fétide et abolition du sens du goût ; le narghilé n'a plus de charme, dit le Professeur de Brun.

Au point de vue des phénomènes douloureux, l'analogie est grande dans les deux maladies ; pourtant, dans la dengue, les douleurs sont plus violentes et plus brutales. La douleur des genoux (abourekabe ou le père des genoux) est au premier plan ; il existe aussi un endolorissement des parois musculaires du thorax, bien différent de la pleurodynie ou du point de côté de la grippe. Dans la grippe, pas d'hyperesthésie de la partie antérieure du cuir chevelu ; au contraire de la dengue, les troubles respiratoires occupent le premier plan, tandis que, dans cette dernière, les complications bronchitiques sont nulles, l'état gastrique constituant la principale localisation. Pour ce qui concerne les épidémies de dengue, la plupart des auteurs, Vernois, Jules Rochard, Léon Colin, etc., indiquent l'intégrité de l'appareil respiratoire.

S'il s'agit de complications, on signale seulement dans le cours de la dengue quelques cas très rares d'hépatite et de gastro-entérite; au contraire, dans la grippe, les complications, surtout dans l'appareil respiratoire, sont fréquentes et sévères.

Le pronostic, très bénin dans la dengue, est beaucoup plus grave dans la grippe, maladie meurtrière qui a fait doubler à Paris, en 1890, le chiffre de la mortalité et qui n'épargne aucune constitution.

Le microbe de la dengue serait, d'après Corre, constitué par de petits éléments sphériques colorés par la solution alcaline de bleu de méthylène. Tout autre est le cocco-bacille de Pfeiffer déjà étudié.

S'il faut en croire le Dr de Brun, la grippe tirerait bien son origine de la dengue, mais elle serait profondément transformée par différentes conditions météorologiques et surtout par le froid. Au contraire, dans la dengue, l'étiologie par le froid ne pourrait être invoquée. Mais, en outre, argument plus sérieux, la grippe et la dengue peuvent coexister, comme on l'a vu à Constantinople où la dengue tirait à sa fin, lorsque la grippe a fait son apparition. De Brun ne considère pas comme légitime le terme de dengue modifiée ; même la dengue atténuée qui a sévi au Caire, en 1889, n'a pas démontré cette transformation. Les lois générales de l'épidémiologie sont contraires à cette hypothèse de l'identité. La grippe, prenant naissance le plus souvent dans les régions circumpolaires, envahit avec une rapidité foudroyante d'immenses étendues de territoire, constituant parfois, comme en 1889, une épidémie planétaire. La dengue, au contraire, venant des zones tropicales, fait explosion brutalement deux ou trois fois par siècle, comme la grippe, mais elle est progressivement envahissante et s'acclimate dans des zones tempérées, après s'y être installée une première fois.

Des observateurs très compétents qui ont pu étudier les deux épidémies, notamment Mahé, Catelan, Zoëras-Pacha, Carageorgiadès, Limarakis, Violi, etc., sont unanimes à nier l'identité des deux maladies.

XX

Pronostic.

Voici la définition célèbre de Broussais :
« Grippe, invention des gens sans le sou et des
« médecins sans clients qui, n'ayant rien de
« mieux à faire, se sont amusés à créer ce far-
« fadet. »

Ce *mythe* qui, pendant des siècles, a fait plusieurs fois le tour du monde, a pourtant produit
un nombre incalculable de victimes.

La gravité de la grippe dépend de facteurs variés. Il est constant qu'au début de l'épidémie
de 1889-1890, la maladie se montra d'une bénignité réelle. Mais, au bout de quelque temps,
l'agent infectieux devenant de plus en plus virulent et l'affection elle-même se montrant rapidement envahissante, des complications diverses
surgirent ; des tares organiques, des infections
anciennes qui paraissaient éteintes se réveillè-
rent tout à coup et la mortalité doubla, tripla
même en très peu de temps.

Pourtant, cette mortalité excessive signalée
par Peter, F. Widal, Galliard, Bertillon, etc., ne
se manifesta que vers la cinquantième semaine

de l'année 1889, c'est-à-dire plus de trois semaines après le début de l'épidémie. Ainsi, Ch. Bouchard, dans son rapport sur les épidémies de 1889, déclare, avec documents à l'appui, que la léthalité, d'une manière générale, fut très *faible*. Dans les Ardennes, par exemple, il y eut, en moyenne, 1 décès sur 319 grippés ; dans la Seine-et-Marne, 1 sur 271. Pourtant, à la même époque, à Bar-le-Duc, la grippe, selon l'éminent rapporteur, augmenta d'un tiers la mortalité générale. Ce n'est, en effet, qu'à partir des premières semaines de l'année 1890 que la grippe devint meurtrière. Par un paradoxe inexplicable, la mortalité de la maladie, dans certains régiments, au début de la grande épidémie, fut relativement sévère (1 décès sur 150, en moyenne). C'était par des complications thoraciques que la mort survenait (broncho-pneumonies, pleurésies purulentes). Faut-il faire intervenir, pour expliquer cette gravité, l'influence du froid, l'encombrement, l'alcoolisme ? Nous l'ignorons.

Doit-on invoquer les prédispositions individuelles, les réactions plus ou moins variables des sujets ? L'hypothèse est très admissible, en raison de la multiplicité des manifestations grippales, en raison des surprises extraordinaires auxquelles donne lieu cette affection protéiforme, à toxines diverses. Les associations microbiennes qui paraissent être la règle peuvent expliquer la diffu-

sion des symptômes ainsi que leur singularité.
En face d'un grippé, le médecin devra se préoc-
cuper tout d'abord de son état antérieur de santé,
de ses prédispositions organiques, de ses habitudes d'hygiène et du fonctionnement plus ou
moins troublé de certains de ses appareils.

Les principaux organes à surveiller sont le système nerveux, le tube digestif et le système circulatoire. C'est le cœur qui, à notre avis, doit être
l'objet de la plus vive sollicitude. Les troubles
cardiaques et pulmonaires, comme nous l'avons
vu, sont d'une fréquence extrême et peuvent
acquérir une gravité exceptionnelle. D'après certains auteurs, notamment d'après le Dr Lyon, les
cardioplégies et les bronchoplégies seraient impu-
tables à la toxine propre de l'influenza, agissant
sur le pneumogastrique. La convalescence est
particulièrement insidieuse à ce point de vue.
Une rechute peut parfois remettre en cause un
myocardé déjà en état d'asthénie, altéré sourde-
ment par une première atteinte, et, dans ces conditions, on peut voir éclater des phénomènes
très graves, avec arythmie, assourdissement des
bruits, menace d'asphyxie, etc.

Nous avons déjà parlé de la résistance remarquable présentée par les enfants ; la grippe infantile a presque toujours revêtu une forme bénigne
et le nombre des victimes a été très faible. La
raison en est en ce que l'enfant n'a pas de tares,

et que, comme le dit très bien Peter, les dépressions psychiques, morales et physiques, ne peuvent l'atteindre.

Par contre, les tuberculeux, les diabétiques, les artério-scléreux, les brightiques, les cardiaques, les emphysémateux, les hépatiques ont payé un lourd tribut à la maladie. C'est qu'en effet, la grippe la plus légère donne parfois le dernier coup à des sujets chez qui tel ou tel organe est en état de *méiopragie*. Nous avons déjà parlé des ravages de la grippe signalés chez les blessés par Verneuil et Jeannel, son influence néfaste aussi chez les nouvelles accouchées. Sans compter que l'affection, lorsqu'elle paraît avoir relativement épargné certains sujets, même vigoureux, laisse des *séquelles* variées, notamment sur le myocarde et le système nerveux.

En consultant les excellents documents statistiques du Dr Bertillon, on peut préjuger de la mortalité de la grippe pendant les deux dernières semaines de 1889 et les deux premières semaines de 1890. Pourtant, cette maladie figure à peine parmi les causes des décès. Ce n'est pas, fait remarquer Peter, la faute du Dr Bertillon, qui est bien obligé d'accepter les diagnostics tels qu'on les lui donne. C'est à la rubrique des « Autres causes de mort ou des « Causes de morts inconnues » qu'il faut rechercher la mortalité due à la grippe. Pendant la cinquante et unième semaine de 1889, on trouve sous cette rubrique 254 décès ; pendant la cinquante-deuxième, 459. Durant la première semaine de 1890, en pleine épidémie de grippe, le chiffre s'élève à 520. On ne peut raisonnablement attribuer cet excès de mortalité qu'à l'influenza. D'ailleurs, dans les semaines correspondantes des cinq années précédentes, la mortalité, de ce chef, est à peine indiquée. En consultant encore ces tableaux, on constate avec étonnement l'augmentation de la mortalité par les maladies du cœur, les bronchites, les pneumonies et la phtisie. Au lieu d'invoquer des influences météorologiques mystérieuses, n'est-il pas plus rationnel de songer à la grippe ? C'est ainsi que pendant la cinquante et unième semaine de 1889, il est mort 212 *phtisiques,* tandis que le chiffre moyen de la même semaine pour les cinq années précédentes est de 183. Pendant la cinquante-deuxième semaine de 1889, il est mort 421 phtisiques ; ce chiffre est presque le triple du chiffre moyen, et il est certain que c'est l'influenza qui doit être mise en cause. Pendant la deuxième semaine de 1890, la phtisie a fait 349 victimes, au lieu de 182, chiffre moyen de la même période des cinq années précédentes ; même explication.

La même proportion se retrouve pour les bronchites, les cardiopathies et les affections cérébrales (hémorragie et ramollissement). La mortalité par *bronchite chronique* et par *broncho-pneumonie* a suivi la même progression. Mais c'est la pneumonie qui fournit les chiffres les plus élevés. C'est ainsi que, dans la première semaine de l'année 1890, le chiffre des décès par cette maladie a été de 505, au lieu de 86, chiffre moyen des cinq dernières années. Du 16 décembre 1889 au 31 janvier 1890, le chiffre total des décès, à Paris, a été de 12,500, au lieu de 7,458, nombre de la période correspondante des quatre années précédentes. Pourtant, les médecins de l'état civil ne mentionnent la grippe que dans 250 cas. Les statistiques officielles, dressées d'ailleurs avec la plus parfaite sincérité et dans un but certainement humanitaire, sont donc des plus discutables et leur optimisme inacceptable ne peut s'expliquer que par la crainte d'alarmer le public. Le choléra, dont il est peut-être sage de dissimuler les ravages, est incontestablement moins meurtrier que la grippe épidémique.

En résumé, le pronostic de la grippe est plutôt grave. Peter a pu avancer que « la grippe, mal-« thusienne sans pitié, balaye les non-valeurs « sociales ».

XXI

Traitement.

PROPHYLAXIE. — Peut-on se flatter de pouvoir empêcher, un jour, par des mesures internationales, comme pour le choléra, la peste, le typhus, etc., la propagation de la grippe épidémique ? Sisley, au Congrès international de Londres, a proposé d'exiger par une loi la déclaration des cas d'influenza. La mesure serait absolument illusoire, car le médecin n'intervient guère au début de la maladie, c'est-à-dire au moment où le diagnostic précoce est surtout utile. Tenter de mettre obstacle à l'envahissement d'une région, d'une ville, par l'influenza, c'est chercher à résoudre un problème insoluble ; c'est un rêve, une utopie scientifique ; dans sa marche capricieuse et vagabonde, la grippe déjouera tous les règlements sanitaires, toutes les mesures administratives et toutes les quarantaines. Tout au plus, peut-on songer raisonnablement à préserver certains groupes humains, comme les salles d'hôpital, les prisons, les collèges, les couvents, etc.

L'*isolement*, si efficace pour toutes les maladies contagieuses en général, est ici irréalisable, à moins d'interrompre, pendant un temps déterminé, les relations sociales et les contacts qu'elles nécessitent. L'isolement rigoureux n'est applicable qu'à un petit nombre d'agglomérations d'individus; on n'a pu guère en obtenir des effets réels que dans quelques rares établissements, quelques phares anglais, par exemple, ou quelques collectivités, comme certaines communautés religieuses auxquelles les règles de l'ordre interdisent toute communication avec l'extérieur. D'ailleurs, une épidémie en quelque sorte planétaire et ubiquitaire déjoue toutes les mesures prophylactiques internationales ; seule, la prophylaxie individuelle peut avoir quelques chances d'aboutir à des résultats positifs. On a préconisé dans ce but des méthodes plus ou moins ingénieuses. Il convient tout d'abord de mettre, dès les premières heures, à l'abri de la contagion, les individus les plus exposés aux complications graves, tels les vieillards, les phtisiques, les diabétiques, les cardiaques, en un mot, tous ceux qu'une tare manifeste désigne comme une proie toute naturelle aux coups du terrible mal.

On a cherché, par des médications diverses, à obtenir l'*immunité*. Goldschmidt croit qu'une récente vaccination jennérienne peut mettre à l'abri de la grippe épidémique. Par contre, le Dʳ Küss, en 1890, a découvert, par le plus grand des hasards, un effet fort singulier de l'influenza.

sur l'immunité conférée par la vaccine et même
par la variole. C'est ainsi que chez un certain
nombre de personnes vaccinées sans succès quelque temps auparavant, la grippe aurait eu cet
étrange résultat de rendre positive une nouvelle
inoculation vaccinale. Personnellement, le Dr Küss,
après avoir eu une varioloïde en 1870, s'était
depuis lors vacciné un certain nombre de fois
sans succès ; il eut la grippe le 4 janvier 1890 et
cette fois, sur quatre piqûres, il eut un superbe
bouton vaccinal aussi classique que possible. A
noter que la dernière revaccination, infructueuse
d'ailleurs, avait eu lieu deux mois environ auparavant, avec un virus de même provenance et de
qualité supérieure. Sur une personne de sa famille, à la même époque, un fait identique se
produisit. Dans l'intérêt de tout le monde, il vau-
drait mieux, selon le Dr Küss, que ces faits fussent erronés.

D'après le Professeur Mossé, de Toulouse (*Rev.
de Méd.*, 1895), la quinine exerce une action préventive et frénatrice sur les manifestations de
l'infection grippale. Comme médicament abortif,
la quinine doit être prescrite à doses relativement élevées. En cas d'envahissement de l'organisme par les agents des infections secondaires,
il faut d'emblée avoir recours aux injections
hypodermiques de quinine. L'auteur déclare
avoir immunisé des lapins, en leur injectant du

sulfate de quinine dans les veines. Il résulterait des expériences de Mossé que la présence de la quinine dans le sang rend ce milieu peu favorable à la vie et au développement de la virulence du microbe de Pfeiffer.

Nous avons nous-même, dans une communication faite au Congrès de Toulouse, en 1902, préconisé, comme médication préventive, les préparations de quinquina, et, notamment, le vin de quinium que nous prescrivions fréquemment pendant l'épidémie de 1901.

Bruschettini déclare avoir vacciné des animaux en injectant des cultures de l'*influenza-bacillus* dans le sang ; le sérum de ces animaux constituerait un véritable vaccin contre l'influenza. A. Cantani aurait obtenu des résultats positifs chez les cobayes, soit avec des cultures du bacille de Pfeiffer stérilisées à 56°, soit avec les exsudats péritonéaux et les émulsions de substance cérébrale recueillies chez des animaux ayant succombé à la grippe.

Il est rationnel de procéder à l'antisepsie rigoureuse de la bouche et des fosses nasales, réceptacles de nombreux microbes à virulence aggravée et peut-être même du microbe de Pfeiffer. On a préconisé, dans ce but, des solutions d'acide phénique, d'acide thymique, d'acide borique, etc. On vise surtout les infections secondaires dues au pneumocoque, au streptocoque, au staphylocoque, etc.

On procédera, comme pour la diphtérie, la fièvre typhoïde, la scarlatine, à la désinfection des vêtements, des linges, de la literie, des tentures, soit au moyen de l'étuve Geneste et Herscher, soit par le formol (appareil Treillat), soit par les vapeurs d'acide sulfureux, soit encore par les pulvérisations de sublimé, ces deux derniers procédés étant d'une application plus facile à la campagne.

TRAITEMENT GÉNÉRAL. — Que quelques cas légers de grippe guérissent, comme le voulait Peter, « les pieds sur les chenets », la chose est possible ; le repos au lit ou même à la chambre, les boissons chaudes peuvent suffire lorsque la fièvre est légère et qu'il n'existe qu'un peu de courbature et de trachéite; mais l'expectation, comme méthode prépondérante, n'a point rallié la majorité des praticiens. En réalité, dans une maladie où les infections secondaires jouent un si grand rôle, où les formes cliniques sont souvent si tranchées, où des complications graves peuvent éclater à l'improviste, le médecin doit, par une analyse clinique subtile, dégager les indications tenant à l'âge, à l'existence de tares organiques, favoriser les fonctions du rein, tonifier de bonne heure le myocarde, relever, dès les premiers jours, les forces du sujet, si enclin à l'asthénie et à l'épuisement, aux rechutes ; bref,

dans une maladie aussi protéiforme, les indications sont multiples et le scepticisme ne peut
être admis.

En raison de la facilité déplorable avec laquelle
les malades peuvent contracter, pour la moindre
imprudence, des complications pulmonaires
graves, il est formellement indiqué de garder le
lit jusqu'à la disparition de la fièvre et de la trachéite. Pendant toute cette période, le *régime alimentaire* doit surtout consister en lait additionné
d'un peu d'alcool, de café ou de quelques gouttes
de teinture de kola, en bouillon dégraissé, en
limonade vineuse ; plus tard, les premiers aliments seront des végétaux. Le régime lacto-végé-
tarien, comme le dit très bien Huchard, favorise
la diurèse et diminue à la fois la toxicité intestinale et urinaire ; on favorise ainsi la neutralisa-
tion et l'élimination des toxines microbiennes
en visant l'insuffisance rénale et hépatique, cette
dernière étant trop souvent méconnue dans les
maladies infectieuses.

Les premiers médicaments administrés ont
pour but de combattre la fièvre, de calmer les
algies qui manquent rarement et de s'opposer à
l'encombrement de l'arbre bronchique.

Le sulfate de quinine, contestable peut-être au
point de vue de sa valeur prophylactique et de sa
spécificité dans la maladie déclarée, doit être
employé de très bonne heure. Pour Huchard, la

quinine est un médicament antifluxionnaire, tonique, vaso-constricteur et hypertenseur ; l'hypotension artérielle domine en effet dans la grippe. L'éminent clinicien associe l'ergot de seigle au sulfate de quinine (0,10 centigrammes d'extrait aqueux d'ergot et 0,10 centigrammes de sel quinique pour une pilule). Six à dix pilules par jour.

La *quinine* n'agit pas seulement comme antithermique, mais encore comme antiseptique et comme tonique ; elle abrégerait la convalescence et s'opposerait efficacement à l'asthénie grippale ; mais pour combattre les manifestations douloureuses, il convient de prescrire en même temps l'antipyrine. Ce dernier médicament, précieux dans ces circonstances, a été libéralement employé dans la grande épidémie de 1889-1890, mais n'a pas tardé, prescrit à fortes doses, à provoquer des accidents fâcheux consistant en sueurs profuses, nausées, lipothymies, vomissements, anorexie, diminution de la sécrétion urinaire, etc. ; on l'a accusée aussi de faire naître des éruptions variées. On a conseillé encore, comme agents antipyrétiques, la salipyrine dont l'action hypnotique se fait sentir sur la céphalalgie (Von Mosengeil), la phénacétine, le salophène, le pyramidon ; l'aconit surtout a été préconisé par Grasset, associé à l'antipyrine, selon la formule suivante :

Antipyrine.............. 2 grammes.
Teinture d'aconit........ 12 à 15 gouttes.
Eau de tilleul........... 90 grammes.
Sirop de fleurs d'oranger. 30 —

Une cuillerée toutes les deux heures.

L'antipyrine et la quinine peuvent se prescrire conjointement :

Sulfate de quinine............ 0 gr. 25
Antipyrine .... 0 gr. 75

Pour un cachet : 2 à 3 par jour.

La salipyrine peut être employée à la dose de 0,40 à 0,50 centigrammes chez l'adulte, la phénacétine à celle de 0,50 centigrammes à 1 gramme, le pyramidon de 0,50 centigrammes à 1 gramme.

Tous ces succédanés de la quinine ont des propriétés antithermiques peu désirables ; ce sont des dépresseurs du système nerveux et des inhibiteurs de la sécrétion rénale. Huchard fait remarquer que les formes apyrétiques de la grippe sont les plus susceptibles de devenir graves et de se compliquer ; si bien qu'on peut soutenir que la fièvre, en favorisant les combustions et en soustrayant à l'organisme les toxines qui l'encombrent, est souvent un réel élément de défense. Pour Huchard, l'association de la quinine et de l'antipyrine est antiphysiologique ; c'est un mariage contre nature.

La balnéation tiède a été préconisée par le Professeur Manasséine, comme préventif immédiat ou même comme abortif. Cette médication d'ailleurs rationnelle est redoutée par certains malades.

Aux divers moyens que nous venons d'énumérer, il est indispensable de joindre l'ingestion abondante de boissons chaudes, tilleul, thé, légèrement additionnées de rhum. Lorsque, malgré des doses suffisantes de quinine administrées pendant plusieurs jours, la fièvre se prolonge d'une façon désespérante, on pourra continuer quelque temps encore ce médicament à petites doses, mais peut-être conviendrait-il de le remplacer par l'extrait de quinquina ou le vin de quinium.

Dans certaines formes sévères, sans complications d'ailleurs, mais avec élévation thermique considérable et constante, il est indiqué de prescrire plus que jamais la balnéation tiède en même temps que de grands lavements froids répétés matin et soir.

Le Dr Dumas, de Lédignan, emploie systématiquement le calomel et n'a qu'à se louer de son efficacité; ce médicament, d'après le distingué praticien, agirait surtout en augmentant l'action antitoxique du foie. Le Dr Felsenthal préconise aussi le calomel qui, administré dès le début de la maladie, la jugulerait en quelque sorte et em-

pêcherait, en tout cas, les complications habituelles. La fièvre, la céphalée, la toux, les douleurs lombaires se dissiperaient en quelques
heures.

Le D^r O'Neill, de New-York, associe le calomel
à la poudre de Dower.

Pour prévenir les infections secondaires, il est
formellement indiqué de pratiquer l'antisepsie et
l'asepsie rigoureuse des cavités naturelles et de
la surface de la peau. Les lavages de la bouche
seront effectués avec diverses solutions : liqueur
de Van Swietten (2 cuillerées à soupe dans un
verre d'eau), solution de formol (0,50 centigr.
pour 1000), solutions mentholées (1 gr. pour 1000),
solution phéniquée (5 gr. pour 1000), d'acide
thymique au 4000°, de phénosalyl (1 cuillerée
à café par litre d'eau). Pour l'antisepsie nasale,
on instillera dans les narines quelques gouttes
d'huile mentholée (à 2 ou 5 pour 100). On peut
encore utiliser dans ce but les tubes Robert à la
vaseline résorcinée.

Introduire trois fois par jour, gros comme un
pois, de cette pommade dans chaque narine.

En ce qui concerne la peau, balnéation tiède,
surtout abstention de vésicatoires. Pour Graves,
de Dublin, d'ailleurs, l'impuissance des vésicatoires est une des particularités les plus remarquables de l'histoire de la grippe. Il les remplaçait
par des fomentations avec l'eau très chaude sur

la région trachéale et sur la poitrine ; ce moyen rendrait, d'après lui, d'incontestables services.

Dans les oreilles, on instillera trois fois par jour quelques gouttes de l'une des préparations suivantes :

> Liqueur de Van Swietten. 10 grammes.
> Glycérine............... 30   —

ou :

> Menthol .... 0 gr. 05.
> Glycérine.............. 25 grammes.

Pour ce qui concerne les lavages de la gorge, on pourra, trois fois par jour, faire des attouchements avec l'eau oxygénée au 10ᵉ.

On recommande aussi des pulvérisations du nez et de la gorge avec :

> Phénosalyl............. 0 gr. 50.
> Chlorure de sodium..... 3 grammes.
> Eau distillée bouillie.... 300   —

Les troubles respiratoires à peu près constants dans la grippe doivent être traités avec la plus grande sollicitude.

Le *coryza*, première manifestation de l'infection, ne doit pas être négligé. On fera pratiquer des pulvérisations de vaseline liquide, contenant 1 ou 2 pour 100 de menthol, dans les deux narines alternativement. Le malade pourra priser de temps en temps une petite quantité de la poudre suivante :

Sous-nitrate de bismuth...	6 grammes.
Benjoin pulvérisé..........	6 —
Acide borique............	0 gr. 20.
Menthol..................	0 gr. 10.

Les irrigations nasales avec le siphon peuvent avoir des inconvénients graves, notamment la production d'une otite.

La *laryngite* réclame rarement une intervention sérieuse ; les compresses chaudes, préconisées par Graves, au-devant du cou, apaisent assez rapidement les douleurs et l'enrouement.

Pour la *trachéo-bronchite,* les opiacés, très recommandés par Graves, seront administrés sous forme de sirop diacode, de sirop de codéine, de lactucarium, de dionine et pourront être associés à l'eau de laurier-cerise, à la teinture d'aconit et à la belladone, selon la formule suivante :

Infusion d'espèces butiques.	125 grammes.
Sirop de codéine..........	15 —
Sirop de belladone........	10 —
Eau de laurier-cerise......	5 —
Alcoolature de racines d'aconit...	5 gouttes.
Benzoate de soude.........	1 gramme.

Une cuillerée à bouche toutes les deux heures.

La poudre de Dower, excellente préparation,

peut être administrée à la dose de 0,20 à 0,30 centigrammes par jour.

Le chlorhydrate d'ammoniaque a été très vanté, dès 1847, par Marrotte contre la pleurésie grippale ; il est revenu en honneur dans ces derniers temps, mais est surtout employé pour favoriser l'expectoration ; il se prescrit à la dose de 1 à 2 grammes par jour dans une potion appropriée contenant du sirop thébaïque à petites doses.

D'après Marrotte, le chlorhydrate d'ammoniaque, utile dans les fièvres intermittentes paludéennes, est surtout efficace dans les affections catarrhales sporadiques. Il cite la guérison très rapide d'une dame de soixante ans atteinte de dyspnée, toux sibilante et fièvre vive. Il déclare avoir eu également des succès remarquables dans la broncho-pneumonie, la pneumonie infectieuse et dans la grippe à forme de congestion pulmonaire.

Marrotte préconise aussi le jaborandi dont il a pu constater l'efficacité remarquable chez un malade atteint de grippe à forme sudorale. Il prescrivit 1 gr. 50 de poudre de jaborandi dans un demi-verre d'eau chaude. Quelques semaines après, nouvelle attaque et succès avec le même moyen.

D'après le Dr Gilbert Sersiron, de la Bourboule, le cacodylate de gaïacol, en injections sous-cutanées, constituerait un remède spécifique contre la grippe. Le Dr Burlureaux, professeur au Val-de-Grâce, affirme qu'une ou deux doses de 0,03 cen-

tigrammes suffisent à juguler la maladie ; la convalescence se trouverait surtout notablement
abrégée.

Le Dr Alison, de Baccarat (*Arch. gén. de
Méd.*, 1890), a obtenu des résultats remarquables de
l'usage du tannin qu'il a employé depuis 1887.
Ce médicament, à la dose de 2 grammes par
jour et en trois fois, entraîne des modifications
très heureuses dans les diverses fluxions catarrhales que provoque la grippe. Le coryza, l'angine, la laryngo-trachéite se modifient à ce point
que la période de coction se produit presque
d'emblée ; l'écoulement nasal se transforme très
rapidement en un mucus épais et jaunâtre ; les
sécrétions de la gorge, du larynx, de la trachée et
des bronches deviennent moins abondantes et
plus épaisses ; la toux est moins quinteuse et
plus facile. Le tannin aurait, en outre, une efficacité réelle dans l'amélioration des troubles nerveux, surtout de la céphalalgie fronto-temporale.
Les algies se reproduisent dès que l'on supprime
le médicament. Le Dr Alison proteste contre les
méfaits du tannin, tels que inappétence, douleurs
abdominales, ballonnement, etc. Le tannin, pour
lui, s'oppose surtout aux fermentations putrides
et diminue, par son astringence, les hyperhémies
et les fluxions catarrhales créées par la grippe.

Contre la toux quinteuse, coqueluchoïde qui
est parfois d'une opiniâtreté désespérante, on a

recommandé le bromoforme associé à l'aconit.
Le bromure de potassium peut, dans ce cas,
rendre aussi quelques services :

Bromoforme.....................	0 gr. 30
Alcoolature de racines d'aconit..	0 gr. 30
Eau-de-vie vieille................	30 gr. »
Sirop de codéine................	25 gr. »
Sirop de Tolu...................	200 gr. »
Bromure de potassium..........	3 gr. »

Trois cuillerées à soupe par jour.

Huchard, dans ce cas, recommande la formule
suivante :

Sulfate de quinine..............	0 gr. 10
Extrait de quinquina...........	0 gr. 10
Extrait de racines d'aconit.......	0 gr. 005

Pour une pilule : 3 deux fois par jour.

Dès que l'expectoration muco-purulente se produit, la *terpine* est utilisée suivant des formes
variées :

Terpine..................	0 gr. 10
Acide benzoïque..........	0 gr. 10
Poudre d'opium brut.....	0 gr. 01

Pour une pilule : 4 par jour.

L'élixir de terpine est employé à la dose de
2 à 4 cuillerées à dessert par jour dans une infusion d'espèces pectorales.

L'encombrement bronchique peut être com-

battu par l'ipéca, non pas à dose vomitive, mais
sous forme de quelques grammes de sirop dans
une potion renfermant, en outre, 1 ou 2 grammes
de chlorhydrate d'ammoniaque. La poudre de
Dower, qui contient de l'ipéca, de l'opium et du
nitrate de potasse, peut être utilisée dans le
même but. La bronchoplégie (paralysie pulmonaire de Graves), bien étudiée par Huchard et
qui aboutit à l'asphyxie, sans que l'auscultation
révèle le moindre signe physique, est justiciable de l'emploi de la strychnine qu'on peut
administrer soit par la bouche, soit par injections
hypodermiques. Par la voie stomacale, on peut
en prescrire 1 à 2 milligrammes par jour dans
une potion appropriée. Par la voie sous-cutanée,
on doit administrer dans les vingt-quatre heures
le contenu de deux demi-seringues de Pravaz
d'une solution renfermant 0,01 centigramme de
sulfate de strychnine dans 10 grammes d'eau distillée. Nous avons eu l'occasion de faire pratiquer
avec succès, dans un cas de ce genre, l'électrisation du pneumogastrique.

La *congestion pulmonaire*, dont les allures sont
si souvent capricieuses et qui peut donner lieu à
de petites hémoptysies, notamment chez des
sujets à myocarde suspect, doit être combattue
avec persévérance. Peter n'hésitait pas à appliquer
un vésicatoire ; aujourd'hui, cette médication est
considérée comme dangereuse. On peut employer

dès le début l'enveloppement ouaté du thorax, les cataplasmes sinapisés, les ventouses sèches, les feuilles iodées, voire même l'enveloppement d'un côté du thorax par des compresses imbibées d'eau froide à 18°, laissées en place une demi-heure, après avoir été recouvertes de taffetas chiffon.

L'ergotine peut être associée, dans ces cas, à la strychnine :

Ergotine.................	1 gr. 50
Sulfate de strychnine......	0 gr. 001
Julep gommeux...........	125 gr. »

Une cuillerée à soupe toutes les deux heures.

Le tannin, à la dose de 0,50 centigrammes deux fois par jour, pourrait être utilisé ; il en est de même de l'ipéca que Pécholier considérait comme un excellent décongestionnant du poumon.

Dans les cas de faiblesse du myocarde et de menace d'œdème pulmonaire, on peut administrer la caféine en potions ou en injections hypodermiques, mais c'est surtout à la digitale qu'il faut avoir recours. Nous la recommanderions volontiers sous forme d'infusion de feuilles de digitale à doses décroissantes pendant trois jours.

Le Professeur Grasset n'hésite pas à prescrire l'ipéca à hautes doses, dans le traitement de la congestion pulmonaire :

Ipéca..................	2 grammes.	
Ecorces d'oranges amères.	4	—
Eau....................	100	—

Faire bouillir jusqu'à réduction à 90 grammes, laisser infuser, filtrer, ajouter :

Sirop de polygala....... 30 grammes.

Une cuillerée à bouche toutes les deux heures.

Les *pneumonies grippales*, nous le savons, ont des caractères un peu spéciaux, tels que l'insidiosité du début, le peu de netteté de la défervescence, la multiplicité des formes, l'irrégularité de la marche, l'évolution par poussées, l'expectoration plutôt muco-purulente, la prostration, l'asthénie, etc. Pneumonies lobaires et broncho-pneumonies, avec des différences radicales dans les lésions anatomo-pathologiques, ont de grandes analogies cliniques. L'hépatisation grise, la gangrène sont des aboutissants fréquents. Les vésicatoires, les antimoniaux sont ici détestables. Le Dr Poulet, de Plancher-des-Mines, recommande, presque à l'égal d'un spécifique, le chlorhydrate de pilocarpine à la dose quotidienne de 0,05 centigrammes pendant deux jours Sur 108 malades, il n'aurait eu que 4 décès. Mais la conduite à observer, sans perdre du temps, consiste à soutenir le cœur par la digitaline en solution au millième, à la dose de 30, 40 ou même 50 gouttes à la fois dès le premier ou le second jour. Huchard recommande, en outre, les injections sous-cutanées de caféine, le bromhydrate de quinine à la dose de 1 gramme, les injections d'éther, d'huile camphrée, voire même de strychnine, l'antisepsie intestinale par le benzo-naphtol et le régime lacté. Comme moyens adjuvants, on prescrit d'ordinaire la teinture de kola et de quinquina, la solution officinale d'acétate d'ammoniaque, le champagne, le porto, le xérès, etc.

Les enveloppements froids du thorax et la balnéation tiède doivent être aussi employés sans timidité dans certains cas. Les inhalations de nitrite d'amyle, préconisées par Hayem, pourraient rendre des services. Tous ces moyens doivent être mis en œuvre dès les premières heures, constituant ce que Grasset appelle les méthodes de vitesse.

Les *pleurésies grippales* peuvent être sèches et bilatérales; ce sont les *pleuro-cellulites* décrites par Morel-Lavallée et s'accompagnant de douleurs pleurodyniques assez vives. Les applications réitérées de pointes de feu, les badigeonnages gaïacolés à petites doses, les badigeonnages iodés seront employés avec succès. Certaines pleurésies séro-fibrineuses guérissent parfois sans l'intervention de la thoracentèse; mais la transformation purulente se produit avec une facilité déplorable, d'où l'indication d'avoir recours hâtivement à l'*opération de l'empyème*, dès que l'état général devient mauvais et qu'une ponction

exploratrice a révélé la purulence de l'épanchement. Le cœur doit être surveillé avec une grande
attention ; il fléchit, comme nous le savons déjà,
dans la pneumonie, mais la *myocardite* peut
exister isolément. Lorsque les battements du
cœur sont irréguliers, mal frappés, que le pouls
est instable et que l'hypotension apparaît, sans
attendre la tachycardie ou le rythme fœtal, il
faut stimuler la fibre cardiaque par les injections
sous-cutanées de caféine et d'éther et par l'emploi
du sérum artificiel à hautes doses. Comme
moyens auxiliaires, on peut utiliser l'extrait
de quinquina, la teinture de kola, le champagne, etc.

Les *déterminations gastro-intestinales* occupent
une place importante dans l'évolution de la
grippe ; parfois même, elles jouent un rôle prépondérant, quand, surtout, le malade est déjà un
dyspeptique. D'ailleurs, tout l'appareil digestif
peut être en cause, soit dans sa totalité, soit dans
l'une quelconque de ses parties. La cavité buccale et le pharynx sont assez fréquemment inté-
ressés et le praticien ne doit pas négliger l'examen de ces cavités.

Nous avons déjà parlé de certaines éruptions
rubéoliformes envahissant parfois la région palatine, ainsi que de quelques complications buccales et dentaires ; nous renvoyons le lecteur aux
descriptions précédemment faites ; nous avons

étudié aussi la langue grippale, la tuméfaction des papilles de la langue avec aspect framboisé, les ulcérations géométriques du type aphteux, la gingivite, etc., etc. Ces lésions buccales peuvent être assez facilement enrayées par des lavages antiseptiques avec une solution boriquée ou une solution de phénosalyl à 2 pour 1000. On peut faire des attouchements avec la vaseline salolée, ou des cautérisations avec le mélange phéniqué de Gaucher. Dans les gingivites, badigeonnages avec un mélange à parties égales de teinture d'iode et d'aconit.

Les angines infectieuses aiguës sont plus fréquentes, plus graves et doivent être traitées énergiquement. (Consulter Escat, *Maladies du pharynx.*)

Dans les angines infectieuses aiguës avec lésions superficielles, on prescrira des gargarismes répétés toutes les deux heures avec une des préparations suivantes :

> 1º Phénosalyl à 2 p. 1000.
> 2º Résorcine... 1 à 2 p. 1000.

Chez l'enfant, on fera pratiquer des douches pharyngées avec l'une des solutions suivantes :

> 1º Acide salycilique...... 1 gramme.
> Alcool................... 80 —
> Eau bouillie............. 950 —
> 2º Microcidine........... 1 à 2 p. 100.

On prescrira, s'il y a lieu, des badigeonnages toutes les trois heures avec un pinceau ouaté imbibé des collutoires suivants :

1º Acide phénique.............   1 gramme.
   Glycérine...............   50   —
2º Phénosalyl..............   1   —
   Glycérine...............   50   —
3º Résorcine..............   4   —
   Glycérine...............   50   —

L'angine phlegmoneuse réclame l'emploi de gargarismes antiseptiques :

1º Thymol..................   1 p. 1000.
2º Acide phénique...........   1 p. 1000.
3º Phénosalyl...............   1 p. 500.
4º Acide salycilique.........   1 p. 1000.

La formule suivante est aussi recommandée par Escat :

Salol...............   6 gr. »
Menthol...........   1 gr. »
Thymol............   1 gr. »
Saccharine........   0 gr. 50
Alcool à 90º......   100 gr. »

Une cuillerée à café dans 50 grammes d'eau pour un gargarisme qui devra être utilisé immédiatement.

Le même auteur emploie des pulvérisations avec un pulvérisateur à soufflerie, contenant :

Chl. d'holocaïne.......... 0 gr. 50
Alcool à 90°.... ⎱
Glycérine....... ⎰ aa..... 10 gr. »
Eau de laurier-cerise..:... 30 gr. »

On appliquera des compresses froides sur la région du cou et le malade laissera fondre dans sa gorge de petits morceaux de glace, tout cela alternant avec des irrigations pharyngiennes aussi chaudes que possible.

Il faudra, en temps opportun, inciser l'abcès intra-amygdalien avec un bistouri dont la lame sera entourée jusqu'à 1 centimètre de la pointe avec une bande de diachylon ou de ruban de fil. Si on ne rencontre pas de pus, on aura recours au crochet à discission tranchant. On fait pénétrer la pointe dans la crypte la plus centrale du foyer phlegmoneux, et, après l'avoir fait ressortir, soit par une autre crypte, soit à travers les tissus, on sectionne en tirant à soi (Escat).

Dans la *péri-amygdalite palatine*, l'ouverture de la collection purulente est encore plus utile, d'après Escat, que dans l'amygdalite phlegmoneuse, car elle fait cesser immédiatement le symptôme douleur. Il faut s'assurer d'abord que l'abcès est formé avant d'intervenir; quelques

signes permettent d'acquérir cette certitude, notamment l'œdème transparent de la luette et le
signe de J. Lemaistre qui consiste dans la sensation de la fluctuation au niveau d'une sorte de
boutonnière formée dans le voile du palais, au-
dessous de la muqueuse, par l'écartement des
fibres musculaires.

Dans l'*adéno-phlegmon rétro-pharyngien*, le malade fera fondre des pastilles de glace dans la
bouche. L'ouverture de la collection purulente
pourra être pratiquée, soit par la voie pharyngée
(méthode ancienne), soit par la voie cutanée
(méthode de Chiene, d'Édimbourg) (Escat).

Pour ce qui concerne l'*adéno-phlegmon latéro-
pharyngien*, l'incision pharyngée est ici condam-
nable; elle expose à la blessure des gros vaisseaux. Il faut donc recourir à l'incision cutanée
qui sera pratiquée sur le bord antérieur du sterno-
mastoïdien, en procédant lentement et toujours
avec la sonde cannelée (Escat).

Parmi les troubles digestifs proprement dits,
il faut signaler surtout l'*anorexie* qui peut être
opiniâtre et qui est le résultat d'une infection
grippale accusée. Dans les premiers jours, on se
bornera à prescrire du lait additionné d'eau de
Vals, du bouillon dégraissé et des boissons acidu-
lées. Plus tard, on devra faire intervenir la macé-
ration de quinquina, la teinture de gentiane et de
noix vomique associées, la rhubarbe en macéra-

tion, la peptone sèche, le jus de viande; un laxatif
léger, calomel, huile de ricin, extrait fluide de
bourdaine associé à l'extrait fluide de cascara
sagrada, sera administré au début, pour combattre l'embarras gastrique.

Les *vomissements* fréquents, complication peu
commune, mais rebelle, chez les femmes névropathes surtout, seront combattus par la potion
de Rivière, le champagne frappé étendu d'eau,
le képhyr pur, l'eau chloroformée saturée dédou-
blée, l'ingestion de fragments de glace et, si cela
devenait nécessaire, les lavements alimentaires.
Dans ces conditions, aucun médicament n'étant
toléré, la quinine sera administrée sous forme de
suppositoires. Si les vomissements devenaient
incoercibles, on aurait recours aux inhalations
d'oxygène, aux pulvérisations d'éther ou de chlorure d'éthyle sur le creux épigastrique, et on pres-
crirait de la cocaïne en potion :

Chlorhydrate de cocaïne..........		0 gr. 01
Eau chloroformée........	aa...	60 gr. »
Eau de fleurs d'oranger..		
Sirop de codéine	aa...	20 gr. . »
Sirop de belladone		

Une cuillerée à soupe toutes les deux heures.

La *constipation* sera combattue surtout par les
grands lavages intestinaux, au moyen d'une

canule en caoutchouc rouge, avec de l'eau bouillie additionnée de bicarbonate de soude ou d'ichthyol. On peut employer aussi des poudres laxatives, telles que magnésie calcinée, fleurs de soufre, rhubarbe, etc.

Dans la *diarrhée fétide*, profuse, infectieuse, avec état typhoïde, avec albuminurie et splénomégalie, le meilleur purgatif est le calomel. On pourra prescrire, en outre, du benzo-naphtol associé au salycilate de bismuth, le tannigène et surtout les grands lavages intestinaux. L'*entérocolite dysentériforme* réclame l'usage des opiacés, de l'ipéca au besoin, du calomel, et des lavements astringents au ratanhia. Dans la *forme cholérique*, il faut, sans tarder, pratiquer des injections sous-cutanées de sérum caféiné, d'éther et faire inhaler de l'oxygène. Si les troubles aboutissaient au *péritonisme*, avec tympanisme, vomissements et hyperesthésie cutanée, on appliquerait une ou deux vessies de glace sur l'abdomen avec les précautions usitées dans ce cas ; le malade serait soumis à la diète hydrique et on pratiquerait des injections sous-cutanées de morphine. Il faut, d'ailleurs, dans ces cas dramatiques, songer à la possibilité de l'*appendicite*.

L'intoxication grippale peut quelquefois déterminer une atonie extrême de l'intestin, une *entéroplégie*, une sorte d'*iléus nerveux* ; dans ce cas, aux injections sous-cutanées de sulfate de strychnine (1 milligramme), il faut joindre l'application des courants continus. Cette atonie gastro-intestinale, plus adoucie, s'associe pendant la convalescence à l'*asthénie nerveuse*. Dans ce cas, on peut prescrire les gouttes amères de Baumé (2 ou 3 gouttes matin et soir), les granules de sulfate de strychnine à 1 milligramme (2 à 4 par jour). L'élixir tonique de Gendrin, préparation officinale excellente, se prescrit à la dose d'une cuillerée à café, cinq minutes avant les deux principaux repas, dans un peu d'eau.

Les frictions générales avec la brosse de flanelle imbibée d'une petite quantité d'alcool de lavande, le massage de l'abdomen, les inhalations d'oxygène et les injections sous-cutanées de cacodylate de soude ont pour résultat de ramener assez rapidement les forces.

On a signalé, dans le cours de la grippe, des *troubles hépatiques*, ictère, abcès du foie, notamment. Le régime lacté, le calomel, les grands lavements frais, la teinture de Boldo, voilà les divers moyens à mettre en œuvre. Dans quatre cas d'abcès du foie d'origine grippale, Tédenat a obtenu quatre guérisons par l'ouverture en un seul temps.

Les *troubles rénaux* consistent en néphrite aiguë, pyélo-néphrite, uréthrites, cystites et prostatites.

La *néphrite aiguë* a été constatée plusieurs fois. Il est plus fréquent de voir l'albuminurie persister après la convalescence, témoignage d'une lésion chronique du rein. Il est plus fréquent encore de voir éclater des *accidents urémiques* chez des sujets atteints d'insuffisance rénale, accidents provoqués d'une façon soudaine par l'infection grippale. Le régime lacté, la lactose, l'eau d'Évian, la théobromine, le tannin, l'opothérapie rénale, les purgatifs drastiques, la saignée, peuvent, suivant les indications, être employés successivement.

Les uréthrites, les pyélo-néphrites doivent être traitées par les balsamiques, la térébenthine, les capsules de Harlem, le benzoate de soude, etc. La cystite réclame aussi l'emploi de tous ces moyens avec addition de lavages de la vessie, au moyen de solutions variées.

La *prostatite* sera traitée par les bains chauds, les sangsues au périnée, les lavements chauds et le cathétérisme avec une sonde à béquille n° 15.

Les *pyodermites*, acné, furoncles, eczéma, ecthyma, doivent, d'après Leloir, être combattues par le calomel, le benzo-naphtol et de petites doses de quinine. On pourrait y joindre la levure de bière et les préparations arsénicales.

L'*aortite aiguë* doit être dépistée de bonne heure et traitée énergiquement par des révulsifs (petits vésicatoires, pointes de feu, badigeonnages iodés), plus tard par des doses suffisantes d'iodure de potassium.

La *phlébite grippale* nécessitera le repos au lit pendant plusieurs semaines, des applications externes de pommade iodurée, d'une solution concentrée de chlorhydrate d'ammoniaque, l'enveloppement ouaté, l'emploi d'une gouttière, plus tard la révulsion sur le trajet du cordon veineux, un massage doux (effleurage), les bains généraux additionnés de sels de Bagnoles-de-l'Orne, les granulés de Bagnoles à l'intérieur, l'extrait fluide d'*hamamelis virginica* et l'antisepsie gastro-intestinale.

Les complications dans la sphère du système nerveux central et périphérique sont, on le sait, fréquentes et souvent sévères. L'*asthénie*, qu'on peut considérer comme un stigmate de la grippe, se manifeste à la première heure et se prolonge parfois d'une manière désespérante coïncidant avec l'atonie gastro-intestinale. Pendant la période fébrile, nous ne voyons pas de grands inconvénients à prescrire déjà la teinture de quinquina, de coca et de kola, l'infusion de maté, de café, la liqueur anodine d'Hoffmann, la solution officinale d'acétate d'ammoniaque, médicaments dont on secondera l'action par l'usage de certains vins généreux, champagne, porto, malaga, samos, xérès, etc. Plus tard, l'emploi un peu prolongé du vieux bordeaux et du bourgogne sera associé à une alimentation réparatrice, jaunes d'œufs délayés, laitage, pâtes alimentaires, viande crue râpée, maigre de jambon cru, volaille hachée, képhyr, etc. Le sérum de Chéron pourra être injecté à petites doses, de même le glycéro-phosphate de chaux injectable. On prescrira aussi de l'ovo-lécythine granulée, la teinture de noix vomique, les granules de sulfate de strychnine à 1 milligramme (2 à 4 *pro die*), les injections sous-cutanées de cacodylate de soude. Il ne faudra pas négliger les frictions générales avec la brosse de flanelle imbibée d'un peu d'eau de Cologne ou d'alcool de lavande.

Le *délire nerveux, sine materia*, sera apaisé par la balnéation tiède (bains de tilleul ou de valériane), la valérianate d'ammoniaque (0,10 à 0,20 centigrammes, associée à l'extrait de valériane), le valérianate de zinc aux mêmes doses, la teinture de castoreum, le bromure de potassium, le bromure de camphre (0,30 à 0,60 centigrammes). En cas d'insomnie avec agitation, on prescrira le trional ou l'hédonal (1 gramme).

Les *phénomènes douloureux ou algies*, céphalalgie, brisement, courbature, douleurs musculaires, témoignages probables d'un certain état d'irritation cérébro-spinale, sont d'ordinaire combattus par l'antipyrine associée à la quinine, le pyramidon (0,50 à 0,75 centigrammes), le salophène associé à la phénacétine (2 ou 3 grammes de salophène et 0,30 centigrammes de phénacétine *pro die*). Le salycilate de pyramidon (0,30 à

0,40 centigrammes) paraît avoir une réelle efficacité dans les douleurs rhumatoïdes de la grippe.

Le Professeur Bourget, de Lausanne, qui considère la grippe comme ayant certaines affinités
avec le rhumatisme, conseille d'utiliser la voie
cutanée, en faisant pratiquer des frictions sur le
dos et le thorax avec le liniment suivant dont la
formule nous paraît très heureuse :

Acide salycilique........	4	grammes.
Salycilate de méthyle..	10	—
Essence d'eucalyptus....	5	—
Essence de sauge........	3	—
Beurre de cacao........	5	—
Huile camphrée........	30	—
Alcool de genièvre.....	120	—

Les frictions doivent être pratiquées assez énergiquement en vue de l'absorption cutanée. Le
malade doit passer de temps en temps la tête hors
de la couverture pour que la médication puisse
agir sur les muqueuses nasale et bronchique.

Quand il s'agit de *méningisme*, état morbide
curable et bien difficile à préciser, il est bien rare
que le médecin ne mette pas en œuvre une thérapeutique intensive ; aussi, la médication se
confond-elle, la plupart du temps, avec celle des
encéphalopathies grippales, *méningites vraies* ou
troubles cérébro-méningés. Il faut avoir alors recours
à ce que Grasset appelle les méthodes de vitesse.

On se trouve en face de phénomènes d'une gravité particulière, délire violent, opisthotonos, contracture douloureuse, dysphagie, asphyxie, etc. On peut employer le chloral, l'antipyrine, les bains tièdes prolongés, la glace sur la tête, la digitale, la caféine, l'iodure de potassium. La ponction lombaire ne paraît pas avoir, à son actif, de résultats bien efficaces.

Dans un cas de troubles cérébro-méningés manifestes avec fièvre septicémique, céphalalgie, vomissements, etc., Carrieu et Pelon, de Montpellier, ont vu guérir le malade, nous l'avons déjà dit, après des injections sous-cutanées de sérum de Marmorek; il y avait, il est vrai, des streptocoques dans les crachats.

Il existe une *forme bulbaire grave* caractérisée par des syncopes répétées (Duflocq), un vertige intense, de la douleur et de la raideur de la nuque, une dyspnée singulière sans lésion pulmonaire, du ralentissement du pouls, etc. Un vésicatoire à la nuque ou des pointes de feu dans la même région paraissent indiqués dans ce cas. Le *sulfate de strychnine* en injections sous-cutanées doit être immédiatement employé. Huchard recommande, en outre, la trinitrine en injections sous-cutanées :

Solution alcoolique de trinitrine au 100° .... 40 gouttes.
Eau distillée .... 10 grammes.

Injecter trois ou quatre fois par jour le quart d'une seringue de Pravaz.

La *rachialgie* violente peut être l'indice d'une véritable myélite. On sait que le syndrome de Landry (paralysie ascendante aiguë) n'est pas rare dans la grippe. Les ventouses sèches, les pointes de feu sur la région lombaire rendront de réels services. Lorsque l'infection a envahi la moelle, la situation est grave. On peut administrer le salol, l'iodure de potassium, l'arsenic. Il faut prévenir les eschares par un matelas d'eau ou tout autre moyen analogue. On pourrait, dans ces cas, faire usage de l'argent colloïdal en frictions au pli de l'aine (15 grammes de collargol pour 100 grammes d'axonge).

Dans un cas de *tétanie grippale*, R. Gomez a obtenu la guérison avec le lavage du sang.

Les *polynévrites* sont surtout, comme nous l'avons vu, motrices. Elles sont justiciables des courants continus qu'on associe quelquefois à la faradisation, tout cela avec ménagement. Le massage, les frictions excitantes, les bains salés ou sulfureux viendront en aide à l'électrothérapie. La strychnine, a été aussi employée avec succès.

Les *névralgies* peuvent survivre à la convalescence de la grippe, marchant de pair avec la dépression physique, intellectuelle et morale, avec l'asthénie médullaire et génitale, l'hystérie et la neurasthénie. Les névralgies faciales, à accès paroxystiques, sont justiciables, d'après Gilles de la Tourette, du bromhydrate de quinine, un vrai spécifique, à doses progressivement croissantes, puis décroissantes. Le traitement doit durer trente jours environ.

La *tachycardie* avec tremblement, rappelant un peu le syndrome de Basedow, a été traitée avec succès par la liqueur de Fowler, le bromure de sodium, la phénacétine, l'antipyrine, la glace sur la région thyroïdienne et la galvanisation du pneumogastrique (Sansom).

TRAITEMENT DE LA CONVALESCENCE. — « La grippe, dit Huchard, aime le système nerveux. » Cette vérité, nous l'avons démontrée en énumérant les troubles nerveux si variés qu'entraîne cette maladie ; elle est encore évidente dans la convalescence. C'est ce que démontre le Dr Mancel dans sa thèse récente sur la *Dépression nerveuse post-grippale*. Les méningites ou les maladies de la moelle, constate cet auteur, ne sont pas rares dans la convalescence de l'influenza. Les névralgies et les névrites sont encore beaucoup plus communes. Nous avons vu que l'hystérie et les psychoses, qu'il s'agisse d'excitation maniaque ou de psychoses idiopathiques, peuvent éclater à l'occasion de cette maladie infectieuse. De toutes ces névroses, la plus fréquente, sans conteste, c'est la *neurasthénie* (Dreschfeld). Ce qui domine, c'est l'affaiblissement marqué de l'énergie musculaire, aboutissant souvent à un véritable anéantissement. Delahunt énumère l'insomnie, l'anorexie, le vertige accompagné de vomissements, la dyspnée au moindre effort, des sueurs profuses. L'amaigrissement peut être extrême (Lévy). Byrne signale l'abaissement de la température et la diminution de la fréquence du pouls.

Mancel a relevé les troubles du sommeil avec cauchemars et rêves pénibles, des secousses électriques comme dans le mal de Bright, la névralgie précordiale, la rachialgie, la céphalée en casque et les sueurs profuses. Il s'agit, en somme, de troubles neurasthéniques poussés à l'extrême, parfois jusqu'à la psychasthénie. Le facies est anxieux, suppliant, c'est la « limite d'expression » de Delahunt. « Un fait important à signaler, dit « Huchard, c'est que cette asthénie généralisée « ou ces asthénies localisées ne sont pas toujours « en rapport avec la sévérité ou la gravité des « attaques de grippe. » Certains cas frustes de grippe, d'après Mancel, ne se traduiraient que par un état d'anéantissement survenant peu à peu. Heureusement, dans la plupart des cas, le pronostic est bénin et la guérison est la règle ; mais la durée de l'affection peut être longue. Parmi les moyens curatifs, Mancel place en première ligne l'hydrothérapie intensive. Ce n'est plus, dit le

30

Dr Lemarchand, cité dans la thèse, un simple ba-
digeonnage à l'eau froide, mais une percussion
énergique, fouettant la périphérie nerveuse,
congestionnant les téguments et dégorgeant les
viscères ainsi que les centres nerveux. Comme
moyens adjuvants, Mancel préconise la surali-
mentation et le séjour à la campagne. Quant
aux agents médicamenteux, il recommande,
comme Huchard, les préparations de strychnine, de caféine et le phosphure de zinc (2 ou
3 granules par jour). On peut ajouter à cela les
frictions excitantes, l'arsenic, le fer, le quinquina et le kola :

Extrait fluide de coca...   120 grammes.
Extrait fluide de kola...   80   —

Deux cuillerées à café par jour dans du lait ou
mélangées à du curaçao (G. Lyon).

La teinture de Mars tartarisée, affectionnée par
Charcot, peut être prescrite à la dose de dix gouttes
au début des deux principaux repas. Signalons
encore l'ovolécythine et les injections sous-cutanées de cacodylate de soude.

Contre les *névralgies tenaces,* on peut mettre en
œuvre successivement les opiacés à bonne dose,
l'antipyrine ou le pyramidon, l'aspirine, le
bromhydrate de quinine, le bleu de méthylène.
Les moyens externes les plus efficaces sont les
suivants : pulvérisations de chlorure de mé-

thyle par la méthode du stypage en surface, celle du Dr Bailly, de Lambly ; les compresses chaudes, au besoin de petits vésicatoires morphinés ou non, les liniments calmants : chloroforme, térébenthine avec huile d'olive, le menthol, le gaïacol à petites doses, le salycilate de méthyle. Par voie hypodermique, on peut utiliser la morphine, la cocaïne, l'antipyrine ; on préconise aussi depuis peu les injections épidurales avec de très minimes doses de cocaïne. On peut utiliser encore les bains de chaleur radiante avec l'appareil de Dowsing. Quant à l'électricité (galvanisation avec larges électrodes, faradisation, électricité statique), elle sera mise en œuvre par un spécialiste autant que possible.

TRAITEMENT DE LA GRIPPE INFANTILE. — Nous avons vu, en parlant des remarquables travaux de Comby notamment, que la grippe était particulièrement bénigne chez les enfants. Ici, l'*antipyrine* est le médicament de choix ; on peut la prescrire à la dose de 1 gramme en potion. La quinine doit être administrée en suppositoires.

La bronchite pouvant quelquefois entraîner la broncho-pneumonie, on peut, au point de vue préventif, employer les bains chauds répétés, suivant la méthode du Professeur Renaut, de Lyon. On ne saurait trop préconiser cette médication utilisée un peu trop timidement encore par les praticiens. La révulsion devra consister en cataplasmes sinapisés ét, s'il y a lieu, en enveloppements froids du thorax. L'ipéca, l'alcool, la terpine devront être employés avec ménagements. C'est surtout chez les enfants qu'on constate des troubles cérébraux d'apparence grave, épisodes toujours dramatiques qui, trop souvent, sont combattus avec une énergie fâcheuse ; il s'agit la plupart du temps de *méningisme ;* ici, la balnéation tiède est encore la médication la plus rationnelle. Le calomel, le bromure de potassium et l'infusion de valériane sont des moyens adjuvants d'une certaine efficacité. Mais il serait déplorable d'employer les sangsues, les vésicatoires et l'iodure de potassium.

Il va sans dire que dans la période d'activité de la grippe, l'alimentation sera surtout lactée.

D'après le Dr L. Furst, le spécifique de la grippe chez les enfants serait la salipyrine qu'on peut administrer à la dose de 0,25 centigrammes, trois fois par jour, jusqu'à cinq ans.

Le traitement des *complications oculaires,* réclamant des notions toutes spéciales, ne saurait être exposé dans ce travail. Nous estimons, par contre, que, pour ce qui concerne les *troubles auriculaires,* quelques données thérapeutiques peuvent être accessibles à tous les praticiens.

Dans l'*otite externe,* le Professeur Moure recommande des fomentations d'eau chaude, des lavages au sublimé (1 pour 1000). S'il y avait lieu de pratiquer une incision précoce, il serait bon de s'adresser à un otologiste.

Dans la *myringite*, hémorragique ou autre, le même auteur recommande des bains locaux d'eau bouillie tiède, des instillations de glycérine phéniquée au 10º, après avoir opéré un nettoyage complet du conduit avec une solution de sublimé à 2 ou 3 pour 1000. Après l'incision pratiquée, cela va sans dire, par un spécialiste, on pourra insuffler un peu d'iodoforme finement pulvérisé.

Dans le traitement de l'*otite moyenne*, catarrhale, exsudative, simple ou hémorragique, certains otologistes sont opposés à la paracentèse et se bornent à l'emploi des antiphlogistiques, des diaphorétiques, l'insufflation d'air dans la caisse avec la poire de Politzer, etc. Au contraire, quelques auteurs sont partisans d'une prompte intervention chirurgicale, en s'inspirant d'ailleurs des circonstances. La paracentèse est indiquée en cas de douleurs vives avec tendance à la perforation du tympan.

Dans certaines *mastoïdites* violentes, l'intervention doit être rapide, sous peine de voir éclater des complications graves, notamment du côté de la cavité crânienne. L'opération sera confiée, bien entendu, à un chirurgien expérimenté.

En terminant cet exposé thérapeutique, nous croyons nécessaire de rappeler que la grippe est, par excellence, une maladie à rechutes et qu'on ne saurait trop prendre de précautions pour éviter les agressions nouvelles de la maladie.

Nous considérons comme indispensable de garder la chambre dès qu'en temps d'epidémie surgit la moindre indisposition, quelques frissons, du coryza, par exemple. On ne saurait trop insister sur la gravité des rechutes dans la grippe. Les malades ne devront affronter l'air extérieur qu'après une apyrexie réelle datant de deux jours au moins et lorsque l'auscultation des poumons ne laissera plus la moindre inquiétude au médecin. C'est là le meilleur moyen, comme nous le disons volontiers aux patients étreints par l'influenza, d'éviter le deuxième ou même le troisième acte de ce drame.

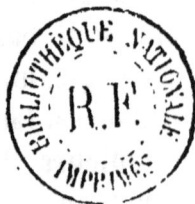

FIN

TABLE DES MATIERES

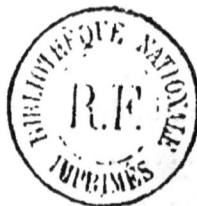

Toulouse, Imp. J. FOURNIER, 62, boulev. Carnot.

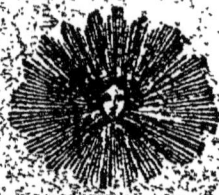